2. BASIM

SAĞLIKTA KALİTE YÖNETİMİ

(Türkiye'den ve İspanya'dan EFQM Modeli Uygulama Örnekleri İle)

Yazarlar
Dr. F. Meltem Yurtseven
Doç. Dr. Mine Afacan Fındıklı

nobel bilimsel

SAĞLIKTA KALİTE YÖNETİMİ
(Türkiye'den ve İspanya'dan EFQM Modeli Uygulama Örnekleri İle)

Dr. F. Meltem Yurtseven - Doç. Dr. Mine Afacan Fındıklı

Yayın No.: 512
ISBN: 978-625-7296-24-3
E-ISBN: 978-625-7296-25-0
Basım Sayısı: 2. Basım, Kasım 2022

Genel Yayın Yönetmeni: Nevzat Argun -nargun@nobelyayin.com-
Genel Yayın Koordinatörü: Gülfem Dursun -gulfem@nobelyayin.com-

Sayfa Tasarım: Dicle Korkmaz -dicle@nobelyayin.com-
Redaksiyon: Dilek Gezgin -dilek@nobelyayin.com-
Kapak Tasarım: Mehtap Yürümez -mehtap@nobelyayin.com-
Baskı Sorumlusu: Yavuz Şahin -yavuz@nobelyayin.com-

Kütüphane Bilgi Kartı

Yurtseven, F. Meltem., Afacan Fındıklı, Mine.
SAĞLIKTA KALİTE YÖNETİMİ
(Türkiye'den ve İspanya'dan EFQM Modeli Uygulama Örnekleri İle)
F. Meltem Yurtseven - Mine Afacan Fındıklı
2. Basım, XIV+ 188 s., 16x23,5 cm. Kaynakça var, dizin yok.
ISBN: 978-625-7296-24-3
E-ISBN: 978-625-7296-25-0
1. EFQM 2. Sağlıkta Kalite 3. SKS Hastane

Genel Dağıtım

ATLAS AKADEMİK BASIM YAYIN DAĞITIM TİC. LTD. ŞTİ.
Adres: Bahçekapı Mh. 2465 Sk. Oto Sanayi Sitesi No:7 Bodrum Kat, Şaşmaz/ANKARA
Telefon: +90 312 278 50 77 - **Faks:** 0 312 278 21 65
Sipariş: siparis@nobelyayin.com- **E-Satış:** www.nobelkitap.com - esatis@nobelkitap.com
www.atlaskitap.com - info@atlaskitap.com

Dağıtım ve Satış Noktaları: Alfa, Kırmızı Kedi, Arkadaş, D&R, Dost, Kika, Kitapsan, Nezih, Odak, Pandora, Prefix, Remzi

Baskı ve Cilt: Repro Bir Matbacılık Kağ. Rek. Tasarım Tic. Ltd. Şti.
İvedik OSB Matbaacılar Sitesi 1514 Cad. No: 23-25 Yenimahalle/ANKARA
Tel: 0.312 395 20 29 - Sertifika No.: 47381

ÖN SÖZ

Günümüzde küresel ölçekte sağlık kuruluşları ve hastanelerin kalite uygulamalarının JCI (Joint Commision International), ISO (International Organization for Standardization), akreditasyon ve dış denetim ziyaretleri üzerinde yoğunlaştığı görülmektedir. Bununla birlikte, EFQM Mükemmellik Modeli (EFQM MM) yukarıda adı geçen uygulamalara kıyasla daha bütüncül ve kapsamlı bir içeriğe sahiptir. Kalite performansının arttırılmasında önemli bir araç olarak kabul edilmesinin yanı sıra "yapı-süreç-sonuç" yaklaşımına en iyi şekilde uyum sağladığından, EFQM MM özellikle Avrupa ülkelerindeki hastaneler tarafından yaygın biçimde kullanılmaktadır.

Türkiye'de kalite çalışmaları, ağırlıklı olarak 2003 yılında *Sağlıkta Dönüşüm Programı* çerçevesinde uygulanmaya başlamıştır. Bu çalışmalar kapsamında Sağlık Bakanlığı tarafından hastanelerin kalite standartlarının değerlendirilmesinde *Sağlıkta Kalite Standartları* belirlenmiştir.

Kitabımızın konusu, sağlık kurumlarının kalite performansını arttırmaya yönelik kullandıkları iki değerlendirme aracı olan SKS Hastane Versiyon 5 (SKS HV5) ve EFQM MM'nin, sahip oldukları boyut ve bölümler ile puanlandırma metodolojisi açısından karşılaştırılmasıdır. İki değerlendirme aracının karşılaştırmasını yapabilmek için İstanbul ilinde bulunan 3 kamu hastanesinin yöneticileriyle yapılandırılmış derinlemesine görüşme tekniği çerçevesinde mülakatlar gerçekleştirilmiştir. Aynı zamanda hastanelerin SKS HV5 değerlendirme raporları incelenmiştir. Bu karşılaştırmaya göre; SKS HV5'e göre 85/100 üzerinde puan alarak çok iyi performans sergileyen üç kamu hastanesinin, EFQM MM kriterleri kapsamında değerlendirildiklerinde "Mükemmellikte Yetkinlik" seviyesinin başlangıç aşamasında oldukları tespit edilmiştir. Kamu hastaneleriyle görüşmelere ve değerlendirmelere başlanmadan önce yazarlar, değerlendirici sıfatıyla ilerlemek ve süreçleri objektif ve doğru biçimde değerlendirebilmek için EFQM Mükemmellik Modeli Değerlendirici (EAT) sertifikasını almıştır. Değerlendirmeler sonucunda elde edilen sonuçlarla alakalı KalDer'de görev alan EFQM MM değerlendiricisi iki uzmandan olumlu yönde görüşleri alınarak elde edilen sonuçlarla alakalı mutabakat sağlanmıştır. Böylece, kurumların kalite süreçlerinin EFQM MM perspektifinden değerlendirildiğinde geliştirilmesi gereken hususların doğru biçimde ortaya çıkarılması hedeflenmiştir. İki modelin birbirini tamamlayıcı unsurları olduğu dikkate alındığında, SKS HV5 ve EFQM MM felsefelerinin ve unsurlarının bir arada kullanıldığında sağlık kurumlarımız açısından kalite performansının daha üst seviyelere taşınabileceğine inanılmaktadır.

Ayrıca, kitabımızda Avrupa Kalite Yönetimi Vakfı Mükemmellik Modeli (EFQM MM)'nin uygulama süreçlerine yönelik iyi örnekler verebilmek adına İspanya'da EFQM MM değerlendirme kriterlerine göre +500 puan almış bir kamu hastanesi ve Türkiye'de İzmir ilinde EFQM MM'ni kullanan ve "Mükemmellikte Yetkinlik 5 Yıldız" seviyesinde olan bir özel hastane ile bağlantıya geçilmiş, bu iki hastanenin iyi uygulama örnekleri ve hâlen geliştirmeye çalıştıkları alanlarla ilgili bilgiler paylaşılmıştır. Böylece, hâli hazırda hastanelerde yönetici olarak çalışan profesyonellere, kalite konusuna ilgi duyan ve kurumlarında kalite performansını arttırmayı hedefleyenlere bir yol haritası sunabilmek hedeflenmiştir.

Sağlık Kurumları Yöneticiliği ile ilgili eğitimine devam eden lisans ve yüksek lisans öğrencilerine ve hâlihazırda sağlık kurumlarında yöneticilik yapan profesyonellere yardımcı bir kitap olarak planlanan kitabımızın fayda sağlaması ve keyifle okunması dileğiyle…

Eylül 2020

SUNUŞ

Yönetim derslerimizde sıklıkla öğrencilerimize verdiğimiz "Fil" hikâyesini çoğumuz hatırlarız. Hikâyede karanlık bir odada bir fil bulunmaktadır ve bu fili el yormadıyla tanımaya, anlamaya çalışan gözleri bağlı insanlardan bahsedilmektedir. Dokunduklarının ne olduğunu tahmin etmeye çalışan bu kişilerden biri filin kulağına dokunur ve "bu bir oluktur" der, başka biri ayağına dokunur ve "bu bir direğe benzer" der, bir diğeri sırtını eller ve " bu bir tahttır" der. Böylece herkesin dokunduğu yere göre yorumlarında farklılıklar ortaya çıkar. El yordamıyla dokundukları yere göre ve bireysel algıları bakımından herkesin yorumu doğru kabul edilebilir. Ancak hikâyede de vurgulandığı üzere -tek bir avuç ile filin bütünü hakkında tam olarak bilgi sahibi olunamayacağından- gerçek anlamda karşı karşıya kalınan süreç ya da olgu hakkında doğru bir tanımlama yapılamaz.

Bu bakış açısıyla, hikâyede geçen fili "kalite yönetimi" kapsamında ele aldığımızda, kalitenin etkin yönetilebilmesi için tüm unsurları ile birlikte ele alınması gerektirdiği sonucuna varırız. Sürekli hızlı bir değişimin yaşandığı iş hayatında, ürün ve hizmetin ortaya çıkarılışında ve sunumunda paydaş yelpazesinin giderek arttığı gözlemlenmektedir. Artık yalnızca işletme içerisindeki paydaşlarımızdan değil, iş ekosisteminde birbiri ile hem rekabet eden hem de yararlandıkları kaynaklar açısından birbirlerine bağlı iş ortaklıkları ile işletme stratejileri gerçekleşmektedir. Bu bağlamda, müşteri tanımı ve kalite yönetimindeki yeri, önemi de giderek öne çıkmıştır.

Müşteri tanımı, sağlık hizmetleri açısından hasta ve yakınlarını, sigorta kuruluşlarını, sivil toplum kuruluşlarını, finans kuruluşlarını, devlet kurumlarını kapsamaktadır. Bunun yanı sıra sağlık hizmeti uluslararası düzeyde veriliyorsa bu kapsam daha da genişleyecektir. Dolayısıyla kalitenin standardizasyonunu ve iyileştirilmesini sağlamak tüm paydaşlar açısından giderek daha da zorlu bir sınav hâline dönüşmüştür. Bu anlayış çerçevesinde, Türkiye'de kamu sağlık kuruluşlarında, kalitenin yönetilmesinde yararlanılan SKS HV5 kriterlerinin EFQM MM anlayışı ile nasıl geliştirilebileceğini sorgulamak istedik.

Sağlık yöneticileri ve bu yolda eğitim alanlara faydalı bir rehber olması dileğiyle..

İÇİNDEKİLER

TABLOLAR LİSTESİ

ŞEKİLLER LİSTESİ

KISALTMALAR

ABD	:	Amerika Birleşik Devletleri
DENGELI SKOR KART	:	Balanced Scorecard (Dengeli Skor Kartı)
CİMER	:	Cumhurbaşkanlığı İletişim Merkezi
ÇMA	:	Çalışan Memnuniyeti Anketi
ÇSBG	:	Çalışma ve Sosyal Güvenlik Bakanlığı
DAP	:	Deming Application Prize (Deming Uygulama Ödülü)
DÖF	:	Düzenleyici Önleyici Faaliyetlerimiz
EFQM	:	European Foundation For Quality Management (Avrupa Kalite Yönetim Vakfı)
EFQM MM	:	Avrupa Kalite Yönetim Vakfı Mükemmellik Modeli
FAO	:	Food and Agriculture Organization (Gıda ve Tarım Örgütü)
GOÜ	:	Gelişmekte Olan Ülkeler
GSS	:	Genel Sağlık Sigortası
GSYİH	:	Gayri Safi Yurt İçi Hasıla
HBYS	:	Hastane Bilgi Yönetim Sistemi
HIMSS 6	:	Health care Information and Management Systems Society-Stage 6
HMA	:	Hasta Memnuniyeti Anketi
ILO	:	International Labour Organization (Uluslararası çalışma Örgütü)
IMF	:	International Monetary Fund (Uluslararası Para Fonu):
ISO	:	International Organization of Standardization
ISQua	:	International Society for Quality in Health Care
JCI	:	Joint Commision International (Uluslararası Birleşik Komisyon)
KALDER	:	Türkiye Kalite Derneği
KHK	:	Kanun Hükmünde Kararname
KMS	:	Kamu Mali Yönetim Sistemi
MBNQA	:	Malcolm Baldrige National Quality Award (Malcolm Baldrige Ulusal Kalite Ödülü)
MKYS	:	Malzeme Kaynakları Yönetim Sistemi
NQA	:	National Quality Award (Ulusal Kalite Ödülü)
OECD	:	Organisation for Economic Co-operation and Development (Ekonomik İş birliği ve Kalkınma Örgütü)
RADAR	:	Results Approach Deployment Assessment Review
SABİM	:	Sağlık Bakanlığı İletişim Merkezi

SAS	:	Sağlıkta Akreditasyon Standartları
SB	:	Sağlık Bakanlığı
SDP	:	Sağlıkta Dönüşüm Programı
SKS	:	Sağlıkta Kalite Standartları
SSK	:	Sosyal Sigortalar Kurumu
TDMS	:	Tek Düzen Muhasebe Sistemi
TİG	:	Teşhis İlişkili Gider
TKY	:	Toplam Kalite Yönetimi
TRSM	:	Toplum Ruh Sağlığı Merkezi
TSE	:	Türk Standartları Enstitüsü
UNEP	:	United Nations Environment Programme (Birleşmiş Milletler Çevre Programı)
UNICEF	:	United Nations International Children's Emergency Fund (Birleşmiş Milletler Çocuklara Yardım Fonu)
WHO	:	World Health Organization (Dünya Sağlık Örgütü)

GİRİŞ

Küresel anlamda sağlık bakım alanının gelmiş olduğu noktada sağlık hizmeti kalitesi oldukça gündemdedir. Bununla beraber sağlık alanında gerçekleştirilen çalışmalar, ülkelerin sağlık harcamalarını arttırmalarına rağmen tıbbi hataların hâlâ yüksek olduğunu ve hasta memnuniyetinin de hedeflenen düzeyde olmadığını öne sürmektedirler (Dahlgaard 2011, 673-681). Özellikle Amerikan Tıp Enstitüsü'nün 2000 yılında yayınlamış olduğu "To err is human: Building a safer health system" isimli rapor tıbbi hataların sıklığını ortaya koyması bakımından bir dönüm noktası olmuştur. Rapor, tüm teknolojik ilerlemelere rağmen insanların hata yaptığı gerçeğini gözler önüne sermiştir. Rapora (2000) göre, Amerika'da her yıl 44.000-98.000 kadar hasta ölümle sonuçlanan önlenebilir hatalara maruz kalmaktadır. Bu rakam, Daniel ve Makary'nin (2016) yaptığı çalışmalar neticesinde 251.454 olarak ifade edilmiştir. Dolayısıyla, önlenebilir hataların ortaya çıkış nedenlerini anlayabilmek ve çözüm üretebilmek sağlık hizmetleri açısından bir gerekliliktir.

Sağlık alanında baş aktör olan hastanelerin kaliteli hizmet sunmada belirli standartları en iyi şekilde yerine getirmesi önemli bir konudur. Bununla birlikte "sıfır hata" ile çalışması gereken hastanelerin kalite güvencesine odaklanarak standartları en iyi şekilde karşılamaları mükemmellik yolculuğunda yeterli olmamaktadır. Bu sebeple, kalite yönetiminin daha geniş açıdan ele alınmasında hem yerel hem de küresel ölçekte sağlıkta kalite odaklı yönetim modellerinin kullanıldığını görmek mümkündür.

Bilindiği gibi hastanelerin matriks organizasyon yapıları farklı branştan meslek gruplarının eş zamanlı iş birliği yapmalarını gerekli kılar. Tıbbi hata riskini önemli ölçüde azaltacak olan "sıfır hata" ile çalışma prensibi sağlık alanında bir zorunluluktur. Bu sebeple, kalite çalışmalarının önemi daha da anlaşılır hâle gelmektedir. Türkiye'de 2003 yılında Sağlıkta Dönüşüm Programı çerçevesinde hastaneler Sağlıkta Kalite Standartlarını (SKS) uygulamaya başlamışlardır. SKS'nin alana kattığı birçok yenilik ve kalite kültürü oluşturmada olumlu etkileri olsa da birtakım zorlukların hâlâ gündemde olduğu yetkililerce ifade edilmektedir. Çekinik tıp uygulamaları, malpraktis (yanlış tedavi), hasta ve çalışan güvenliğini sağlamada zorluklar, çalışanların artan iş yükü ile iş/yaşam dengesinin sağlanamaması gibi çıktılar bahsedilen zorluklara örneklerdir.

Bu anlayış çerçevesinde, temel sağlık kriterleri açısından OECD ülkeleri arasında son sıralardan (Daştan, Çetinkaya 2015) yukarılara çıkmayı hedefleyen hastane yöneticilerinin, bakış açılarını genişletmeleri bu zorlukları aşmalarında faydalı olabilecektir. Günümüzde Türkiye gibi sağlık alanında büyük potansiyeli olan bir ülkenin çeşitli kalite odaklı performans yönetim araçlarından yararlanması bu açıdan önemlidir. Yararlanılan kalite yönetimi araçlarından biri de EFQM Mükemmelik Modelidir (EFQM MM).

EFQM MM sanayi ve diğer hizmet sektörlerinde başarılı bir şekilde kullanıldığı gibi dünyada sağlık alanında da başarı ile kullanılmaktadır (Gene Badia ve ark, 2001; Faveretti ve ark, 2015; Ferrandiz ve ark. 2018). Model, Türkiye'de her ne kadar kamu hastaneleri arasında sınırlı bir uygulama alanı bulsa da geçmişte modeli uygulamış olan hastaneler incelendiğinde iş sonuçları üzerinde olumlu ve anlamlı katkılar sağladığı gözlemlenmiştir (Gönen 2012, 215; Yurtseven 2019, 189). Bütünsel öz değerlendirme süreci ile kurumların net olarak iyileştirme alanlarını tanımlayabilmeleri, ilerlemenin izlenebilmesi, lider ve çalışan düzeyinde kalite odaklılık ve sürekli iyileştirmelere olan sürekli etkisinin kontrol edilebiliyor olması bu katkılardandır (Gené-Badia vd. 2001, 407-409).

Sağlıkta kalitenin önemini vurgulamak üzere doktora tez süreci ile başlayan bu serüvende kitabımızın temel amacı; sağlık yönetimi alanındaki liderlere çıktıkları *kalitede mükemmellik* yolculuklarında bütüncül bakış açısının kazandırılmasında rehberlik edebilmektir.

Kitabın birinci bölümünde, kısaca kalitenin tanımlarına ve gelişim sürecine değinilmiştir. Yine bu bölümde sağlıkta kalitenin tanımlarına, gelişim sürecine değinildikten sonra, Türkiye'de sağlıkta kalitenin gelişimi kapsamında ele alınan *Sağlıkta Dönüşüm Programı* ve *Sağlıkta Kalite Standartları* hakkında bilgi verilmiştir.

İkinci bölümde, sağlık hizmetlerinde kalite yönetimi çerçevesinde kullanılan performans ölçüm araçlarından *Dengeli Skor Kart* (Balanced Scorecrd), *Altı Sigma* (Six Sigma) ve *Avrupa Kalite Yönetimi Vakfı Mükemmellik Modeli* (EFQM MM)'ne yer verilmiştir. Ayrıca *Akreditasyon, ISO, Dış Değerlendirme* süreçleri hakkında bilgiler sunulmuştur.

Kitabın üçüncü bölümünde, Donabedian'ın sağlıkta kaliteyi tanımlarken kullandığı "yapı-süreç-sonuç" yaklaşımına en iyi şekilde uyum sağlayan EFQM MM'nin iyi uygulama örneklerine Türkiye ve İspanya'da bulunan kamu ve özel hastaneler üzerinden tüm detaylarıyla değinilmiştir. Kitabın dördüncü ve son bölümünde ise elde edilen sonuçlara yer verilmiştir. Buna göre; SKS Hastane Versiyon 5 süreç odaklı yaklaşım sergileyerek hasta ve çalışan güvenliği ve sağlığına yönelik gerçekleştirilmesi gereken standartları ile daha operasyonel (taktiksel) bir strateji izlemiştir. Bu bağlamda kalite güvencesinin sağlanmasında etkili bir araçtır. Bununla birlikte kurumların kalite güvencesinden kalite yönetimine, başka bir deyişle ne yapıldığından çok nasıl yapıldığına odaklanmaları kurumların üstün performans sergilemelerini sağlayacaktır. Bu bakımdan EFQM Modeli gibi sistemlerin sağladıkları bütünsel bakış açısının sağlık kurumlarının yönetilmesinde bir sinerji yaratacağı düşünülmektedir.

BİRİNCİ BÖLÜM

SAĞLIK HİZMETLERİNDE KALİTE VE GELİŞİM SÜRECİ

Sağlık kurumlarında yaşanan hızlı değişim, dinamik yapıları gereği sağlıkta kalite uygulamalarına da yansımaktadır. Sağlıkta kalite çalışmalarının temel hedeflerinin başında hizmet sunumunun zamanında, hakkaniyetli, güvenli, hasta odaklı, etkili, israfın yapılmadığı şekilde gerçekleştirilmesi sayılabilir (Sağlık Bakanlığı 2009, 9). Sağlık hizmetlerinde kalitenin giderek önem kazanması, etkin uygulamalar ile kurumların hedeflerine ulaşma çabasını da beraberinde getirmektedir. Bu bakımdan sağlıkta kalite anlayışının sağlam bir temele inşa edilmesi önemlidir ve aşağıda yer alan bölümlerde kalite tanımları ile kalite kavramının gelişimine değinilmiştir.

1.1. Kalite Kavramı ve Kalitenin Evreleri

Kalite kavramı incelendiğinde bu kavramın insanlık tarihi kadar eski olduğu görülmüştür. Bunun temel sebebinin insanın içinde her zaman daha iyisine ve daha güzeline ulaşma arzusunun bulunması olmuştur (İpekten ve Kutlu 2003, 367). Her ne kadar mükemmele ulaşmanın peşinde olunsa da insanlar ve sistemler hata yaparlar. İşte bu gerçek, kalite kavramının da temelini oluşturmaktadır (Sarp 2014, 14).

Kalite kelimesinin kökeni Latince olup "nasıl oluştuğu" anlamına gelen "qualitas" kelimesinden gelir. Literatürde birçok tanımı yapılmış olan bu kavrama yönelik aşağıda sıklıkla karşılaşılan tanımlara yer verilmiştir;

Alman Standartlar Enstitüsüne göre; "*Bir ürünün öngörülen ve şart koşulan standartlara uyum kabiliyetidir.*"

Avrupa Kalite Kontrol Birliği'ne (EOQC) göre; "*Belirli bir malın veya hizmetin tüketicinin isteklerine uygunluk derecesidir.*"

Japon Sanayi Standartları Komitesi (JIS)'ne göre; "*Ürün veya hizmeti ekonomik bir yoldan üreten ve tüketici isteklerine cevap veren bir üretim sistemidir.*"

Amerikan Kalite Kontrol Derneğine göre (ASQC); "*Bir mal veya hizmetin belirli bir gereksinimi karşılayabilme yeteneklerini ortaya koyan karakteristiklerin tümüdür.*"

ISO (Uluslararası Standardizasyon Örgütü) 9000 Kalite sözlüğünde geçen tanımı ise "Ürün ya da hizmetin belirlenen ya da olabilecek gereksinimleri karşılama niteliğine dayanan özelliklerin toplamıdır." şeklinde ifade edilmektedir.

W. Edwards Deming kaliteyi, müşterinin gelecekteki istek ve beklentilerinin isabetli bir şekilde tahmin edilmesiyle yapılan yenilikler olarak tanımlamaktadır (Sarp 2014, 35).

Bu tanımlar çerçevesinde kalitenin üzerinde fikir birliği sağlanmış çok net bir tanımının olmadığı anlaşılmaktadır. Kalite müşterinin beklentisinin üzerinde, müşteriye değer sağlayan ürün ve hizmetlerin sunulmasında yararlanılan tüm yapı, süreç ve çıktılarda varlığını göstermektedir.

Bu bakımdan ürün veya hizmet sunumunda olabildiğince geniş bir açıdan ürün veya hizmete odaklanmak gerekir. Bu sayede başarılı sonuçlar elde edilmesi mümkündür. İşin nasıl yapıldığı alınacak sonucu direk olarak etkilemektedir (Drucker 2000; 7).

Kurum içinde kalite anlayışının içselleştirilmesi bu sebeple rekabet avantajı sağlayabilecek en kritik unsurların başında gelmektedir. Garvin de bu düşünceyi doğrular biçimde kalitenin kurumlara rekabet avantajı sağlayabilecek en kritik unsurlarını şöyle sıralamıştır (Garvin 1987, 104-110);

- Performans (ürün/hizmetin temel fonksiyonları)
- Özellikler (ürün/hizmetin ikincil fonksiyonları)
- Güvenilirlik (ürün/hizmetin arızalanma/yanılma sıklığı)
- Uygunluk (ürünün tasarımcının tasarımına uygunluğu)

- Sağlamlık-Dayanıklılık (ürünün bozulma süresine kadarki kullanım ömrü)
- Servis Kolaylığı (ürünün onarım kolaylığı)
- Estetik (dış görünüş)
- Algılanan Kalite (ürünün itibarı)

Kalitenin müşteri açısından tanımı gerek kişinin beklentisi gerekse deneyimleri doğrultusunda yapabileceği subjektif değerlendirmeler sebebiyle algılarla şekillenir. Bu sebeple kalite, işletme yönetiminin en önemli konularından biri olmuştur.

Müşterinin üründen ve hizmetten beklentisini karşılamak ve kalite algısını yüksek tutmak işletmelerin sürekli biçimde kaliteyi yönetme doğrultusunda ilerlemelerine sebep olmuştur. Kalite kavramı kuruluşlar için başlarda üretilen ürünün müşteriye ulaşmadan önceki kontrollerini kapsamaktaydı. Zamanla müşteri istek ve beklentileri dikkate alınarak girdi süreçlerinde de kalite kavramının yer alması gerektiği ortaya çıktı ve bu aşamada da çalışanların da kalite yönetiminde önemli olduğu anlaşıldı. Kalitenin evrimsel sürecini oluşturan bu aşamalara aşağıdaki gibi değinmek mümkündür.

Kalitenin evrimsel süreci incelendiğinde sanayileşme ile birlikte ortaya çıkan ilk meslek olan "*Muayenecilik*" ile devreye girdiği görülmektedir. Diğer bir ifadeyle kalite kavramı işletmelerde üretim aşamasının sonucunda elde edilen ürün müşteriye ulaşmadan önce hatalı ürünlerin ayrıştırılması ve ürünün kontrol edilmesini içermekteydi. Bu aşamada yapılan kalite kontrol çalışmaları her ne kadar müşteriyi korusa da işletme sahibi için oldukça maliyetliydi (Yurtseven 2019; 14). Kalite yönetimine doğru bir sonraki aşamanın 1932 yılında W.A. Shewhart tarafından başlatıan *İstatistiki Kalite Kontrol* aşaması olduğu anlaşılmaktadır. Ancak Shewart'ın bu çalışmaları 1980'li yıllara kadar kurumların tüm süreçlerine etki eden bir yönetim anlayışı oluşturamamıştır (Grant 1994, 26). Endüstri devrimine gelindiğinde ise artan üretim kapasitesi nedeniyle atölyelerin yerini fabrikalar almıştır. Kalite konusuna endüstri devrimi sonrası bilimsel katkıyı yapan kişi ise Frederick Taylor olmuştur. Taylor üretimin verimliliğini sağlamaya odaklanarak işleri parçalara ayırmış ve bireylerin uzmanlaşmasına dayanan bir yönetim anlayışı getirmiştir. Bu dönemdeki kalite çalışmalarına; bir çalışanın veya bir bölümün sorumluluğunda seyreden daha çok istatistiksel kalite kontrol süreçlerine odaklanan bir anlayış hüküm sürmüştür. Kalite çalışmalarının bu aşamasında, bireyin süreçlere katkısının ve öznelliğinin ikinci plana atıldığı görülmektedir (Özevren 1997, 6-7).

Kalitenin istatistiki kontrolünden "*Kalite Güvencesine*" geçiş süreci ise İkinci Dünya Savaşı yıllarına dayanır. Savaşta kullanılmak üzere tedarik edilecek bir mühimmatın kalitesi bir ordu için hayati önemde olduğundan o ürünün belirli standartları karşılıyor olması bir gereklilikti (Stora ve Montaigne 1986, 25-27). Bu aşamada belirli standartların sağlanması ve aynı zamanda bakım süreçlerinde yeterlilik, etkililik ve uygunluk şartları da aranmaktaydı (Lalonde 1982, 352-53). Bu aşamada belli standartlara uymayan tüm durumlar vaka araştırmaları ve benzer ürünlerin değerlendirilmesi ile incelenmektedir (Patton 2018, 148). 1950'li ve 1960'lı yıllarda kalite çalışmalarıyla öne çıkan isimlerden; Philip Crosby, Edward Deming, Joseph Duran, Armond Feingenbaum, Kauro Ishıwaka'nın yapmış oldukları kalite çalışmaları ve kaliteye yönelik geliştirdikleri fikirleri küreselleşmenin de etkisiyle kurumların tüm süreçlerinde kalite kavramının etkili olmasını sağlamıştır (Koçel 2015; 438).

Amerika İkinci Dünya Savaşı yıllarında kalitenin sağlanmasında gerek kalite kontrolünün gerek istatistik çalışmalarının işletmelerin tüm süreçlerinde uygulanmasının gerektiğinin farkındaydı. Bu bakış açısı ile üretilen ürünlerdeki "Made in USA" damgası adeta bir kalite güvencesi sembolü hâline gelmişti. Savaş bitiminde Japonya ise kötü durumda idi ve kalite çalışmalarına başlamanın önemine Amerika'nın başarısı sayesinde inanıyorlardı. Bunun için, Amerikalı uzmanlardan danışmanlık aldılar. Japonya için kalite kavramı "müşteriye verilen söz" olarak tanımlanmaktaydı. Bu süreçte müşteriye verilen sözün yerine getirilmesinde çalışanların da payı olduğuna inanılmaktaydı. Amerika'dan alınan kalite süreçlerine yönelik danışmanlık hizmeti Japon uzmanların elinde şekillenerek işçi eğitimleri ve Kalite Kontrol Çemberleri (KKÇ) gibi çalışmalarla gelişmiştir. Kauro Ishiwaka'nın katkılarıyla başlatılan işçi eğitimleri ve KKÇ çalışmaları Japonya'nın dünya ticaret sahnesinde parlamalarını sağlamıştır. Özellikle optik, elektronik ve otomotiv sektöründe elde ettikleri başarılar onları 1980'li yıllarda dünya lideri konumuna getirmiştir. Japonya'nın bu başarısının sağlayıcısı olan/arkasındaki *Toplam Kalite Yönetimi*'nin varlığı dünyaya duyurulmuştur. Bu sayede TKY anlayışı çerçevesinde hareket eden işletmelerin rekabet üstünlüğü sağlayabildiği de anlaşılmıştı (Efil 2010; 23).

Şimdiye kadar ifade edilmiş olan kalitenin geçirmiş olduğu evrelere yönelik anlatımları bir şekil üzerinden özetlemek mümkündür:

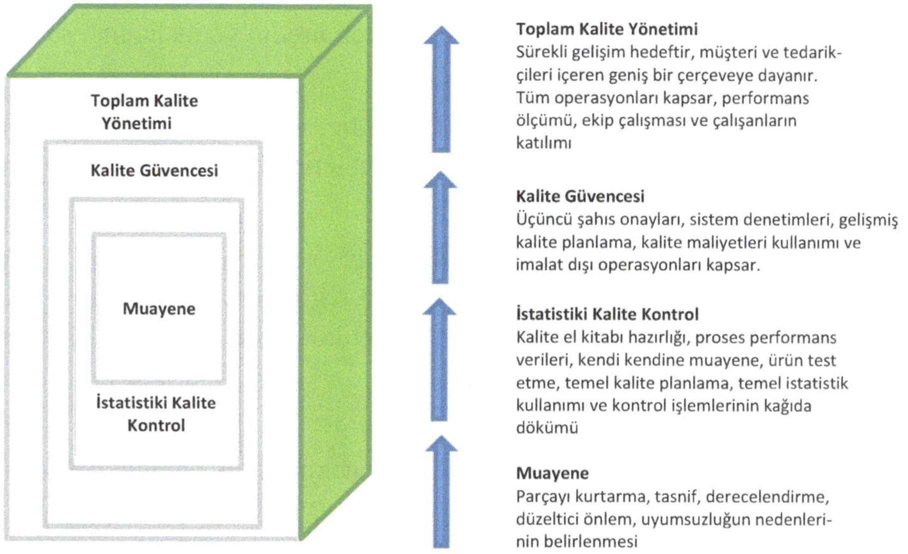

Şekil 1: Kalite Evrelerine Bakış

Kaynak: Şimşek, M. (1992). Kalite: ISO 9000/BS 5750 Nedir ve Nasıl, *Mühendis ve Makine Dergisi*, 33(392), 18-23.

1.2. Toplam Kalite Yönetimi (TKY) Anlayışına Genel Bakış

1956 yılında ilk defa Arman Feigenbaum tarafından "Toplam Kalite Kontrol" terimi kullanılmıştır. Feigenbaum bu terimi kullanırken 1951'de Josep Juran tarafından yayınlanan "Kalite Kontrol El Kitabı" isimli çalışmasından yararlanmış ve Juran'ın çalışmalarını geliştirmiştir. Feigenbaum'a göre kalite sadece imalat bölümünün işi değildir ve kalite kavramı pazarlama, satın alma gibi kurumun birçok bölümü tarafından içselleştirilmeli ve sahiplenilmelidir. TKY fikri bütünsel olarak tüm bölümler tarafından değerlendirilmelidir.(Garvin 1987, 101-102).

Kaizen çalışmalarıyla tanınan ve Japon organizasyon teorisyeni ve yönetim danışmanı olan Masai Imai ise TKY çalışmalarının insan ile başladığını ifade etmiştir. Imai'ye göre donanım ve uygulama süreçleri, insanın kurum içindeki rolünün doğru bir şekilde verilmesi sağlanmadan doğru yönetilemez. Bu bakımdan kalitenin kalbinde "insana kaliteyi işlemek" yatar. Bir kurum ancak bu sayede doğal olarak kaliteli üretim ya da hizmet sunabilir (Türkiye Kalite Derneği 2014; 41-42).

TKY'nin sahip olduğu felsefe ve kullandığı istatitiksel tekniklerle; kurum performansında artış ve ürün/hizmet süreçlerinde kalitenin olumlu yönde geliştiği görülmüştür. (Robert 1994, 26).

Edward Deming'e göre işletmenin süreç ve çıktılarında anlamlı ve önemli etkiye sahip olan kalite yönetilmesi gereken bir süreçtir, kalite tesadüfi olarak oluşmamaktadır ve kalitenin yönetilmesinde aşağıdaki 14 aşama izlenmelidir (Hitt 1994, 632):

1. Yönetim sürekli gelişmeyi hedeflemelidir
2. Sürekli gelişmeye yönelik bakış açısı kurumun bütünü tarafından sahiplenilmelidir.
3. Kalitenin süreci istatistiksel yöntemler ile takip edilmeli ve elde edilen sonuçlar karar aşamasında kullanılmalıdır.
4. Kurumun süreçleri değerlendirilirken sadece fiyat odaklı olunmamalıdır.
5. Gerek üretim gerek hizmet süreçlerinde sorunların varlığı kabul edilmeli ve bu aşamada sürekli iyileşmeye odaklanılmalıdır.
6. Çalışanlara yönelik eğitimler işbaşındayken verilmelidir.
7. Liderler rakamlarla beraber kaliteye de odaklanmış bir liderlik anlayışına sahip olmalıdır.
8. Kurumlarda çalışanların yaratıcılıkları geliştirilmeli ve güvene dayalı bir atmosfer hâkim olmalıdır.
9. Kurumun tüm bölümleri bir ahenk içinde iyi bir iletişim kurarak, uyum ile bir arada çalışabilmelidir.
10. Verimliliğin arttırılması için çeşitli teknikler geliştirilmelidir.
11. Kurum amaçlarını belirlerken hedefler rakamlarla ifade edilmemelidir.
12. Çalışanların kurumlarıyla gurur duymaları sağlanmalıdır.
13. Kurumda kişisel gelişim çalışmaları desteklenmelidir.

14. Yönetim kademesi tüm bunların hayata geçirilmesini garanti edecek bir anlayış geliştirmelidir.

Özet olarak klasik yönetim anlayışı ile TKY kabulleri arasındaki farklara bakmak okuyucuya yönetim anlayışında kalitenin etkilerini hissettirmektedir. Bu bakımdan aşağıdaki tablo dikkate değerdir:

Tablo 1: Klasik Yönetim Anlayışı ile TKY Arasındaki Başlıca Farklar

	KLASİK YÖNETİM	TKY
Örgütsel Yapı	Hiyerarşik ve katıdır	Esnek ve yatay eksenlidir
Değişime Bakış	Var olan duruma bağlıdır	Sürekli gelişmeyi hedefler
İş gören açısından Üstünün konumu	Çalışanların üstü, amiri olarak çalışır	Kolaylaştırıcı, öğretici, yönetici bir lider profili oluşturur.
Ast-Üst İlişkisi	Bağımlı, korkuya dayalıdır	Güven ve anlayışa dayalıdır
İş gören Çabaları	Bireysel ve rekabete dayalıdır.	Takım hâlinde çalışmayı esas alır.
İşgücü Çabaları	İşgücü ve geliştirmeyi maliyet olarak görür	İşgücü varlıktır ve geliştirme de bir yatırımdır
Temel Karar	Yöneticilerin deneyimlerine dayalıdır	Gerçeklere, sağlam bilgiye ve yöntemlere dayalıdır.
Kaliteyle İlgili Karar	Üst yönetim kalite ile ilgili karar verir.	Kalite müşteri tarafından belirlenir.

Kaynak: Tuna, M. ve Güler, İ. (2012). Kalite Yönetim Sistemleri, Detay Yayıncılık, Ankara, 22.

Kalite ve TKY anlayışına değindikten sonra kalitenin sağlık hizmetleri alanında nasıl bir yeri olduğuna kitabın bundan sonraki bölümünde değinilmiştir. Sağlıkta TKY anlayışının özellikle 1980'li yılların sonuna doğru yaygınlaştığı sürecin nasıl geliştiğine aşağıdaki gibi yer vermek mümkündür.

1.3. Sağlıkta Kalite Tanımları ve Kalitenin Gelişim Sürecine Genel Bakış

Sağlık alanında kalite kavramının anlaşılabilmesi, yönetilmesi için gerekli bir durumdur. Bu sebeple, sağlık alanında yapılan kalite tanımlarının çerçevesini çizmekte fayda vardır (Kaya vd. 2013). Sağlıkta kalitenin alanyazında yer almış birçok tanımına rastlanmaktadır. Sağlıkta kalitenin öne çıkan tanımlarına ise aşağıdaki örnekler çerçevesinde değinmek mümkündür.

Sağlıkta kalite alanında yaptığı çalışmalarla bir duayen olarak kabul edilen Donabedian kaliteli sağlık hizmetini; "*hizmet sürecinin bütün aşamalarındaki beklenen kazançlar ve kayıplar dengesini hesaba katıldıktan sonra, hastanın iyilik hâlinin kapsamlı bir ölçüsünü en üst düzeye çıkarması*" şeklinde ifade etmektedir (Donabedian 1980, 5-6). Donabedian sağlıkta kaliteden bahsetmenin öne çıkan üç ögesini; teknik hizmet kalitesi; hasta ve sağlık hizmeti sunan kişi arasındaki kişiler arası ilişki; hizmetin rahatlık ve konfor faktörleri olarak belirlemiştir. Ayrıca Donabedian sağlık hizmetlerinde kaliteyi bu alanın sahip olduğu bilim ve teknoloji unsurlarının varlığı ile bunların uygulaması sırasında gerçekleşen bir ürün olarak ifade etmiş ve bu ürünün de özelliklerini yedi madde ile tanımlamıştır. Bu özellikler; etkenlik, etkililik, verimlilik, optimallik, kabul edilebilirlik, yasallık ve hakkaniyettir (Donabedian 1990, 1115-19).

Sağlıkta kalite çalışmalarının duayeni olarak kabul edilen Donabedian, sağlık kuruluşlarının kalitesini değerlendirmek için öncelikle kalitenin nasıl tanımlanacağına karar verilmesinin gerektiğine dikkat çekerek üç unsuru öne çıkarmıştır. Bunlar; bakımın gerçekleştiği ortamların yapısal özellikleri, bakımın süreçleri ve bakımın sonuçları olarak belirlemiştir. (Donabedian 1988, 1743). Öte yandan 1988'de Donabedian'ın yaklaşımına eş zamanlı olarak Avrupa endüstrisinin 14 önde gelen firması kalite konusunun önemini gündemine almış ve şu soruları sormuştur; "Kalite nasıl değerlendirilir?" ve "Kurumlarda kaliteyi nasıl arttırabiliriz?". İşte bu sorular kitabımıza konu olan EFQM MM'nde yer alan dokuz kriterin ayrı olarak değerlendirmesinin önemini ortaya çıkararak bir kurumun süreçlerinin belirlenmesini sağlamıştır. Sonuçlar için de finansal, operasyonel, müşteri memnuniyeti, insanların ve toplumun memnuniyeti ayrımı kullanılmıştır. Yapı için ise liderlik, strateji, insan yönetimi ve kaynaklar temaları belirlenmiştir.

ABD Tıp Enstitüsü (Institute of Medicine) ise 100 farklı tanım ve kalite parametresi ile yaptığı çalışma sonucunda (1990) sağlık hizmetlerinin kalitesini, "*bireylere ve topluma sunulan sağlık hizmetlerinin, arzulanan sağlık düzeylerine ulaşma olasılığını artırma ve şimdiki profesyonel bilgiyle tutarlı olma derecesi*" olarak tanımlamıştır (Kaya 2005, 14-15). ABD Tıp Enstitüsü 2001 yılında yayımlanan raporunda sağlık bakım alanında kalite açısından iyileştirilmesi gereken 6 boyutu güvenlik; etkililik; hasta merkezlilik; zamanlılık; verimlilik; adalet olarak daha geniş bir açıdan değerlendirmiştir (Committee on Quality of Health Care in America 2001, 2-3).

Sağlık hizmetlerinde farklı çalışmalar tarafından ortaya konulan kalite unsurlarının; müşteri kalitesi, profesyonel kalite ve yönetim kalitesini içermesi gerekliliği öne çıkmıştır (Ovretveit 1998, 4).Tanımlardan da anlaşılacağı üzere, sağlık hizmetlerinde kalite kavramı oldukça geniş bir yelpazeden ele alınması ve incelenmesi gereken, bütüncül bir bakış açısıyla uygulamada yer bulması gereken interdisipliner bir yaklaşım gerektirir. Sağlıkta kalite tanımlarından sonra sağlıkta kalitenin tarihsel gelişimine de kısaca değinmekte fayda vardır.

Sağlıkta kalitenin tarihsel gelişimi Hammurabi kanunlarının 215. ve 220. maddelerine kadar geri gitse de (Eren 1996, 12-13) Hipokrat'ın M.Ö. beşinci yy da mesleki kuralları, M.Ö. 2000'lerde Mısır'da papirüslerde yazılı olan tıbbi faaliyet standartları uzak tarihimiz açısından örnek teşkil etmektedir (Kaya, 2005: 17-18). IX . yy'da Florence Nightinagle'nin sağlık hizmetinde kalitenin iyileştirilmesine yönelik gerçekleştirdiği istatistiksel çalışmaları kalite programlarının temelini oluşturmuştur (Graham 1995, 5). 1910 yılında, kalite standardizasyon çalışmaları için hastane sonuçları izlenmeye başlanmış ve süreç içerisinde "Surgeon Association" kurulmuştur. Kalite kontrol çalışmaları birçok hastanenin üyeliği ile ülkeye yayılmıştır ve ilk akreditasyon kurumu "Joint Commision on Acredition of Hospitals" 1951 yılında Amerika'da oluşturulmuştur. Sonradan adı "Joint Commision on Acredition of Healthcare Organization" olarak değiştirilen kurumun iyi uygulamaları ABD dışındaki ülkeleri de etkisi altına almış ve başka ülkelerin de bu standartları kullanabilmesi için 1998 de Joint Commision International (JCI) örgütü kurulmuştur. 1950 ve 1965 yılları arasında Amerika'da çeşitli kalite örgütleri kurulmuş olsa da bu kuruluşlar varlıklarını sürdürememişlerdir.

Kalitenin yalnızca çıktıların istatistiksel açıdan incelenmesiyle sağlanamayacağının anlaşılması ile sağlıkta Toplam Kalite Yönetimi çalışmaları başlamıştır. TKY ile 1987 yılında Harvard Üniversitesi öncülüğünde sağlık alanında kalite iyileştirme çalışmaları da başlamıştır. Böylece 1987 yılında Harvard Üniversitesi öncülüğünde sağlıkta TKY çerçevesinde kalite iyileştirme çalışmaları başlamıştır (Değer 2012, 31). Sağlık hizmetlerinin sunulması esnasında meydana gelebilecek hataların insan hayatına mal olabileceği ve barındırdığı riskler sağlıkta kalitenin önemini giderek arttırmıştır.

Amerika'da sağlık kurumlarında dışarıdan denetimlerin başladığı dönemler 20. yüzyılın başlarına denk gelmiş ve özellikle 1980-2000'li yıllarda hızlı şekilde yaygınlaşmıştır. Avrupa ülkelerinde de kalite yönetimi çerçevesinde gerçekleştirilen dış değerlemelerin Avrupa Kalite Yönetimi Vakfı (European Foundation for Quality Management- EFQM) ve Uluslararası Standardizasyon Teşkilatı (International Organization for Standardization- ISO 9000) uygulamalarında yoğunlaştığı görülmektedir.(Schyve 2000, 255). Özellikle hastanelerde en çok kullanılan ISO 9001 ve küresel ölçekte en tanınan JCI Akreditasyon standartları olmuştur (Sabahattin vd. 2008, 65). Dünya'da bilinen en eski akreditasyon kuruluşu olan Joint Commission International (JCI)'a ait dünya üzerinde 2017 yılı rakamlarına göre toplamda 69 ülkede var olan 993 kuruluşun JCI akreditasyonu vardır. Uluslararası arenada en başta akla gelen akreditasyon olan ISO serisinin 2000 versiyonu incelendiğinde EFQM modeline yaklaştığı ifade edilmektedir (Kavak 2018, 16).

Küresel rekabetle birlikte gelişen kalite, maliyet bilinci, teknolojik gelişme unsurları hastaneleri tedavi edici ve koruyucu sağlık hizmeti sunmalarının yanı sıra kâr odaklı faaliyetlere odaklanmalarını da beraberinde getirmiş (Godiwalla vd. 1997, 202–207) ve performansın ölçümü kalite yönetimi kapsamında değerlendirilmeye başlamıştır. Özellikle sağlık hizmetlerinde yaşanan hızlı değişim ve dönüşüm süreciyle beraber uzayan yaşam süreleri, tüketicilerin bilgiye erişiminin kolaylaşması ile bilinçlenmeleri ve ortaya çıkan yeni teknolojilerle birlikte sağlık hizmetlerinde artan niceliğin yanında nitelik de öne çıkmıştır (İleri 2018, 79). Bu sebeple, hem kamu hem özel hastanelerde hizmet kalitesini iyileştirmede öncelikle dikkate alınacak paydaşlardan biri hastalardır. Diğer hizmet sektörleri gibi hasta tatmini kalitenin en önemli göstergelerinden kabul edilmektedir (Ramirez Valdivia ve Crowe 1997, 208). Özellikle hastanın sağlık hizmeti kalitesi algısı üzerinde hem hasta memnuniyeti hem de hasta güvenliği arasında anlamlı ve pozitif bir etki olduğunu söylemek mümkündür (Alrubaai ve Alkaaida, 2011, 103).

Hizmet kalitesinin soyut ve değişken özelliklerinin olması kalite algısı ve müşteri memnuniyetini tam olarak ölçmeyi ve net biçimde değerlendirmeyi önemli derecede etkilese de sağlık sektöründe esas amaç müşterinin/kullanıcının talep ve ihtiyaçlarının karşılanmasıdır (Devebakan 2001,

54). Bu bakımdan, sağlık hizmetlerinde bir paradigma değişimi yaşanmıştır. Yaşanan paradigma değişiminin temel sebepleri; iş gören katılımını sağlama, tüm kurum çalışanlarının rol ve sorumluluklarının açık ve net olması gerektiği düşüncesinin gelişmesi, önleyici süreçlere kaynak ayırma gibi konuların önem kazanması olmuştur (Yavas ve Romanova 2005, 198).

Modern tıp, sadece hastalığı iyileştirmek yerine "iyi/sağlıklı olma" kavramına doğru değişim göstermiştir (Özkan ve Akduran, 2014;3-5). Bu değişimde 1950'lerden itibaren hastayı yaşadığı aile/toplumla birlikte değerlendiren "toplumsal iyilik " hedefi ve bireyin kendi sağlığına olumlu katkılar sağlayabilmesini teşvik eden "pozitif sağlık" kavramı öne çıkmıştır. Ülkelerin sağlık politikaları da hasta temelli yapıdan toplum temelli yapıya doğru bir paradigma değişimi gelişmiştir (Dağhan 2017, 108).

Günümüzde hâlen yıkıcı etkisiyle baş etmekte olduğumuz Covid – 19, paradigma değişimi açısından toplum temelli sağlık politikalarının ne denli önemli olduğunu acı bir şekilde tecrübe etmemize neden olmuştur. WHO tarafından 11 Mart 2020'de pandemi olarak ilan edildiğinde Covid-19 virüsü 114 ülkede, 118.000'den fazla vakada görülmüş, 4291 kişinin hayatını kaybetmesine ve binlerce kişinin hastanelerde yaşam mücadelesi vermesine neden olmuştu (WHO, 2020b). Bu tür salgınların sağlığımıza olumsuz etkilerinin yanı sıra tutumsal, davranışsal, fiziksel ve psikolojik etkilerinin de toplumlara yansımaları olmaktadır (Morgül vd. 2020; 7). Bu açıdan ülkelerin pandemi koşullarında sağlıkta kriz yönetimi süreçlerini bütünsel bir yaklaşımla ele almaları gerektiğinin önemini ortadadır.

Paradigma değişiminin bir unsuru da yıllar boyunca, sağlık hizmetlerinde sürece yönelik önlemlerin ve sonuç ölçümlerinin geliştirilmesiyle çok çarpıcı iyileştirmeler yapılamamış olmasıdır. Şimdi görüyoruz ki sağlık liderleri artık değere odaklanıyor. Aslında yaşanılan bir bakıma, kontrol edilecek kutucuklar olduğunu kabul etmenin ötesinde bu kutucukları kontrol ederek onay işaretlerinin bakımı iyileştirip iyileştirmediğini görmeye doğru bir geçiştir. Bu perspektiften hareketle sağlık liderleri bakış açılarını kalite kriterleri kutucukları onaylamaktan, sağlık hizmetinde değer yaratmaya doğru dönüştürmektedirler (Mercano 2020, 65).

Bu bağlamda sağlık hizmeti sunumunda değer temelli sağlık hizmetlerine bir geçiş yaşanmıştır. Sağlık kuruluşları hasta memnuniyetini sağlamanın yanında sağlık sonuçlarını iyileştirme, hasta ve çalışan deneyimlerini iyileştirme, maliyetlerini azaltmayı içeren bu dörtlü amaca odaklanmıştır (Modica 2020, 106).

Dünyada sağlık hizmetlerinin gelişimine kısaca değindikten sonra Türkiye'de sağlıkta kalite yönetiminin tarihsel sürecine aşağıda değinilmiştir.

1.4. Türkiye'de Sağlıkta Kalitenin Gelişimi

Türkiye Cumhuriyeti Anayasası'na göre sağlık hizmeti devletin görev alanındadır ve Sağlık Bakanlığı'nın sorumluluğundadır. Bu bakımdan sağlık hizmeti bir kamu malı niteliği taşımaktadır. Sağlık hizmeti sunumu ise kamu, yarı kamu, özel ve kâr amacı gütmeyen vakıf kuruluşlarınca karşılanırken, finansmanı vergiler, sosyal güvenlik primleri (SGK), özel sigorta primleri ve cepten ödeme ile sağlanmaktadır (Pekten 2006, 2).

1980'li yıllarda Türkiye'de yaşanan teknolojik gelişmeler ve toplumsal beklentinin artması ile sağlık harcamalarında da artışlar meydana gelmiştir (Filiz 2010, 25-27). Sağlık kurumlarının 1982 yılında Anayasa'da yapılan değişiklikler ile mali ve idari bakımdan özerklik kazanması sağlanmıştır. Ayrıca sağlık kurumlarının verimliliğinin artışını sağlamak üzere hazırlanan Sekizinci Beş Yıllık Kalkınma Planı (2000-2005) ve 2003 yılında yürürlüğe giren Sağlıkta Dönüşüm Projesi (SDP)'nin etkisiyle de kişi başı sağlık harcamalarında artışlar görülmüştür (Filiz 2010, 42-48). Tüm bu yaşanan gelişmeler Türk sağlık sisteminin daha liberalleşmeye başlamasıyla birlikte sağlık harcamalarındaki artışın temel nedenlerinden olmuştur (Erol ve Özdemir 2014, 13-14).

Sağlık Reformu projesi olarak anılan uygulamaların temel ilkeleri şunlar olmuştur;

- ✓ Herkese hakkaniyetli şekilde sağlık hizmeti sunulurken Genel Sağlık Sigortası (GSS) ile hizmetin sunulduğu kurumlar olan hastanelerin değil, vatandaşın hizmet ihtiyacını karşılamak,
- ✓ Hastanelerin merkeziyetçilikten uzak daha özerk bir yapı içinde kendi gelir giderlerini karşılayabilen, sınırlarını yine devletin belirlediği bir alanda rekabetçiliği sağlamak,
- ✓ Aile Hekimliği modeli ile koruyucu hizmetlere önem vermek,

✓ Sağlık Bakanlığı'nın rolünün sağlık politikalarını belirlemek, izlemek, tedaviye değil koruyucu hizmete odaklanmak ve bu hizmetin sunumunu sağlayan bir anlayışa kavuşturmaktır.

Sağlık Reformu Projesi ile amaçlananlar; sağlık finansmanında kurumların özerk bir işletme yapısına kavuşturulması, Aile Hekimliği ve Birinci Basamak sağlık hizmetleri sistemi, Sağlık Bakanlığı'nda yeniden yapılanmanın gerek merkez gerek taşra teşkilatlarında sağlanmasıdır (Yücel 1990, 80).

Sağlık alanında meydana gelen yeniden yapılanma süreci ve Dünya'da sağlık hizmetlerinde kaliteye verilen önemin giderek artması da Türkiye'de kalite çalışmalarının ilerlemesinde etken olmuştur. Kalite ile ilgili çalışmalar kapsamında Türkiye'de Sağlık Bakanlığı tarafından 30 Ekim 2001 tarihinde hasta memnuniyetini ölçebilmek için "Yataklı Tedavi Kurumları Kalite Yönetimi Hizmet Yönergesi" yürürlüğe geçirilmiştir (Kasapoğlu 2016, 150; Kaya 2003). Türkiye'de sağlıkta kalite standartlarına (SKS) dair çalışmaların temelini SDP'nin "nitelikli ve etkili sağlık hizmeti için kalite ve akreditasyon " hedefi kapsamında gerçekleştirilen faaliyetler oluşturmaktadır (www.kalite.saglik.gov.tr). Bu açıdan sağlıkta kalite standartlarına değinmeden önce Sağlıkta Dönüşüm Programına dair bilgiler aşağıda aktarılmıştır.

1.5. Türkiye'de Sağlık Hizmetlerinde Dönüşüm

Devletlerin sağlık hizmeti sunumunda görev kapsamları açısından geçmişten günümüze doğru bir değişim görülmektedir. Geleneksel devlet anlayışı sağlık hizmetinin finansman ve üretimine odaklanırken, yönetimin tekelden yapıldığı ve hizmetin direk olarak devlet tarafından üretildiği bir model benimsenmiştir. Günümüze geldiğimizde ise devletin sağlık alanındaki rolünün değiştiğini görüyoruz. Sağlık alanında geleneksel anlayışta genel prensipler devlet tarafından benimsenirken, günümüzde devletlerin koruyucu sağlık hizmetini vermeye odaklı olduğu, tedavi ve rehabilitasyonu piyasa ekonomisine devrettiği bir yapı söz konusudur (Aktan ve Işık 2007, 7-8). Bu değişimde küresel aktörlerin iş birliklerinin yer aldığı görülmektedir.(örn:WHO, UNICEF, UNEP, ILO, FAO, OECD, IMF). Türkiye de bu iş birlikleri içinde yer almıştır. Sağlık politikalarına yön vermek üzere hazırlanmış en bilinen bildirge WHO tarafından hazırlanan Ljubljana Bildirgesi'dir (WHO 1996, 1). Özellikle sağlıkta reform hareketine yön veren kuruluşlardan biri olan Dünya Bankası 1980'de yayımladığı bir rapor ile sağlıkta reform hareketini "piyasa merkezli" olarak şekillendirmek üzere çeşitli raporlar, doküman ve fonlar ile bu bildirgeyi ve hareketi desteklemiştir. Dünya Bankası'nın bu görüşü özellikle gelişmekte olan ülkelerde (GOÜ) bu değişimi sağlamak için Uluslararası Para Fonu (IMF) tarafından desteklenmektedir (Altay 2007, 41).

Günümüzde sağlıkta dönüşüm süreci kapsamında alınan krediler, hukuki düzenlemeler dikkate alındığında DBG (Dünya Bankası Grubu)'nun dikkat çekici bir etkisi olduğu görülmektedir. Şehir hastaneleri ve entegre kampüs hastanelerinin yapımında kamu-özel ortaklığı söz konusu olup bu yapılar IFC (Uluslararası Finans Kurumu) ortaklı firmalar tarafından gerçekleştirilmiştir. Böylece IFC kamu-özel ortaklı bu yapıların bina, kazanç ve donanımda da ortaklık hakkı kazanmaktadır. Bu yapılar Türkiye Cumhuriyeti Devleti garantilidir (Savaş 2020, 154).

Türk sağlık sistemi 2003 yılında başlayan "Sağlıkta Dönüşüm" programı ile yeniden yapılanmaya giderek Sosyal Güvenlik Reformu ile Genel Sağlık Sigortası sistemleri yürürlüğe girmiştir. Bu sisteme geçişle birlikte düşük gelir seviyesine sahip olanların korunması amaçlanmış ve aynı zamanda sağlık hizmeti alımında vatandaşlara kolaylıklar sağlanmıştır (OECD 2008, 75-87). 2003 yılında "Acil Eylem Planı" kapsamında "Herkese Sağlık" başlığı altında yer alan sağlık hedefleri dönemin hükûmeti tarafından aşağıdaki gibi açıklanmıştır (Bostan 2009, 34);

- İdari ve işlevsel olarak Sağlık Bakanlığı'nda yeniden yapılanma
- Genel Sağlık Sigortası (GSS) kapsamına tüm yurttaşların dâhil edilmesi
- Tüm sağlık kurumlarının tek bir çatı altında toplanması
- Hastanelerin gerek idari gerek mali olarak özerkliğinin sağlanması
- Aile hekimliği uygulamasının gerçekleştirilmesi
- Koruyucu hekimliğin daha çok yaygınlaşması ve aile çocuk sağlığına daha çok önem verilmesi
- Sağlık sektörüne özel sektör yatırımlarının teşvik edilmesi
- Kamu kuruluşlarında yetki devrinin sağlanması
- Sağlık çalışanı eksiğinin öncelikli bölgelerde giderilmesi
- Sağlıkta e-dönüşüm projesinin devreye girmesi

SDP taslağı yukarıdaki hedefler dâhilinde Sağlık Bakanlığı (SB) ve Çalışma ve Sosyal Güvenlik Bakanlığı (ÇSBG) ortaklığı ve İş birliği ile hazırlanmıştır (Sağlık Bakanlığı 2003, 2). SDP'nin uygulamaya girmesindeki temel faktörler sağlık hizmet sunumunda maliyet artışı, kamu yönetiminin yurttaş tarafından eleştirilmesi, kamu ödeme kaynaklarının limitli olmasıdır (SDP 2012, 55-56). SDP'nin temelde üç amacı vardır, bunlar sağlık hizmetlerinde verimlilik, etkililik ve hakkaniyettir. Bu amaçlar doğrultusunda sağlık hizmetinin sunumunu yaparken de uygun finansal kaynakların sağlanması programın hedefi durumundadır. SDP'nin temel ilkelerini kısa başlıklar ile özetlemek gerekirse; İnsan Odaklılık; Sürdürülebilirlik; Sürekli Kalite iyileştirme; Katılımcılık; Uzlaşmacılık; Gönüllülük; Güçler Ayrılığı; Ademi Merkeziyetçilik ve Hizmette Rekabetin sağlanmasıdır (SB 2003, 24-29).

SDP'nin amaçları doğrultusunda 2006 yılında hazırlanan 9. Kalkınma Planı (2006-2011) kapsamında da sağlık hizmetlerine erişimin kolaylaştırılması, sunulan hizmetin kalitesinin arttırılması, akılcı ilaç ve malzeme kullanılması ve Sağlık Bakanlığı'nın denetim ve planlama alanındaki görevlerinin ağırlık kazanması ele alınmıştır. (Akdağ 2008, 9). Sağlıkta Dönüşüm Programı'nın bu denli gündemde olmasının en önemli sebebi sürekli değişen ve dönüşen sağlık hizmetlerini karşılama ihtiyacıdır (SDP 2012, 8). Sağlık Bakanlığı SDP'nin Türk sağlık sektöründe sağlıkta bilgi sistemleri, hizmet sunumu, finansman, insan gücü gibi birçok alanda köklü değişiklikler yapılması için uygulandığını ifade etmiştir. SDP'nin tasarlanmasındaki amaç Türk sağlık sektörünün mücadele ettiği sorunları çözmektir. (Sağlık Bakanlığı 2012, 51; OECD & Dünya Bankası 2008, 36).

SDP, sorunların çözümünde üç ayaklı kapsam ile hareket etmiştir. SDP'nin üç sac ayağı aşağıdaki gibidir;

1. Genel Sağlık Sigortası (GSS)
2. Aile Hekimliği Modeli
3. Kamu Hastaneler Birlikleri

GSS: SDP öncelikli olarak Bağ-Kur, Emekli Sandığı, SSK (Sosyal Sigortalar Kurumu)'yı aynı çatı altına toplamak için 2006 yılında GSS (Genel Sağlık Sigortası) programını uygulamaya almıştır (OECD ve World Bank, 2008, 36-39). Bu uygulamalar hem hizmet sunucusu ile alıcısının ayrılmasını sağlamak hem de sağlık hizmetlerinde erişimin eşitlik kapsamında ele alınmasını sağlamak için gerçekleştirmiştir. Bu uygulamaların gündeme gelmesiyle sağlık hizmetlerinde meydana gelebilecek talep artışını karşılayabilmek için de Sağlık Bakanlığı hastanelerinde "Performansa Dayalı Ödeme Sistemi"ne geçilmiştir. Bu uygulamanın temel amacı kaynakların etkili kullanımı ve harcamaların dengede kalması, sağlık hizmetini sunarken hem arz hem talepte artışın sağlanmasıdır (Sülkü 2011, 10). GSS ile hizmet üretimi ve finansmanı kesin olarak ayrılmıştır. Öte yandan özel sağlık kurumlarıyla yapılan anlaşmalar ile özel kurumlara sevk olanağı ile sağlık hizmeti satın alma anlayışını gündeme getirmiş ve özel kurumlara yönelim teşvik edilmiştir (Ataay 2008, 171).

Aile Hekimliği Modeli: Sağlıkta reformlar kapsamında Dünya Bankası (2003) tarafından önerilen ikinci temel adımı Aile Hekimliği modeli oluşturmuştur. Modele göre birinci basamak sağlık hizmetinin koruyucu hekimlik hizmetinin topluma yönelik olarak sunulmasını sağlamak üzere sağlık ocakları yerine toplum sağlığı merkezleri gelmiştir. Bireye yönelik koruyucu sağlık hizmeti ise aile hekimleri tarafından sağlanmaya başlanmıştır. Bu tür bir uygulamanın özelliği hastanın tedavisinde ilk basamak olmasıdır (Çavmak ve Çavmak 2017, 53).

Kamu Hastaneler Birlikleri: SDP'nin üçüncü temel adımını ise merkeziyetçi bir yapıda olan Sağlık Bakanlığı'nın denetleyiciliğini ön plana çıkaran Kamu Hastaneler Birliklerinin kurulmasını sağlamak oluşturmuştur. Bu reform ile ikinci ve üçüncü basamak sağlık kurumları 663 sayılı 'SB ve Bağlı Kuruluşlarının Teşkilat ve Görevleri Hakkında Kanun Hükmünde Kararname'(2 Kasım 2011 Resmi Gazete) ile Sağlık Bakanlığı çatısı altında "Kamu Hastaneler Birliği" ile yeniden yapılandırılmış ve düzenlenmiştir (Acar 2018, 709-710). Bu şekilde merkezi teşkilatta eskiye nazaran daha çok kurumsal uzmanlaşma ile idari pozisyonların sayı ve çeşitliliğinde artış ve taşraya yetki devri verilerek birçok alandaki sorumlulukları daha üst düzeyde temsil edilmiştir. Bununla birlikte 663 sayılı KHK ile sözleşmeli yöneticilerin de istihdam edilebilirliği gündeme gelmiştir (Sevinç ve Özer, 2016, 1381). Ancak bu dönüşüm 2011 ve 2017 yılları arasında uygulamada yaşanan aksamalar nedeniyle amacına ulaşamamış ve bu bağlamda 694 sayılı KHK ile sağlık teşkilatında yapılan değişimler ile eski sisteme geçiş sağlanmıştır (Acar 2018, 721).

SDP'nin sağlık alanındaki gerek hizmet sunucuları gerek alıcıları üzerindeki etkilerine yönelik olarak gerçekleştirilen çalışmalar ve bulguları aşağıda kısaca özetlenmektedir.

Pala 2003 ve 2005 yıllarında yayınladığı makalelerinde; neoliberal sağlık politikalar kapsamında gerçekleştirilen SDP'nin sağlık hizmetlerini özelleştirdiğini ifade etmiş ve sağlık hizmetlerinin sosyal devlet anlayışı kapsamında ele alınmasından uzaklaştığı yönünde eleştirilerini belirtmiştir. Diğer makalesinde SDP'nin toplum sağlığı göstergelerinde önemli bir iyileşme sağlayamadığını belirlemiştir (Pala 2003, 119; Pala 2015, 141).

Çelikay ve Gümüş (2011) Eskişehir ilinde yaptıkları anket çalışmasında; Devlet, Özel, Tıp Fakültesi ve Üniversite Hastaneleri, Aile Hekimliği ve diğer sağlık kurumlarının sunduğu sağlık hizmetlerinden sosyal güvenceleri ya da kendi olanakları ile faydalanan 500 vatandaşın sağlık sisteminde yaşanan dönüşüm sürecini sağlık hizmetinin sunumu ve finansmanı açısından olumlu ancak bazı uygulamalarda yaşanan verimsizlik ve aksaklıklar yaşanması bakımından yetersiz bulduklarını öne sürmüşlerdir (Çelikay ve Gümüş 2011, 55).

Akıncı ve arkadaşları (2012) SDP'nin ana bileşenlerinin paydaşlar üzerindeki etkisini incelemiş ve en çok ilerleme bilgi sistemlerinde yaşanırken liderlik kapasitesi alanında en yavaş ilerleme sağlandığını tespit etmişlerdir (Akıncı vd. 2012, 21).

Atun ve arkadaşlarının (2013) çalışması ise SDP'nin olumlu etkilerini ifade eden bir çalışma olmuştur. Bu bağlamda hasta memnuniyetinde, sağlık hizmetine erişimde artış yaşanırken, anne ölüm oranı, 5 yaş altı bebek ve yenidoğan ölüm oranlarında azalmaya yardımcı olduğu yönündeki bulgulara değinilmiştir (Atun vd. 2013, 65).

Aka (2012), Kerman ve Eke (2014), Bıyık ve Tekin (2015), Kırılmaz ve arkadaşları (2015) yaptığı çalışmalarla SDP'nin çalışanlar üzerinde özellikle hekim ve hemşirelerde iş yükünü arttırdığı yönünde tespitler yapmışlardır (Aka 2012, 185; Bıyık ve Tekin 2015, 103; Kerman, Eke, 2014, 65; Kırılmaz vd. 2015, 91). Bu bağlamda SDP'ye yöneltilen eleştirilerin başında sağlık alanındaki çalışanlar üzerindeki negatif etkileri üzerine olmuştur (Etiler 2015, 10; Yaşar 2011, 110).

Daştan ve Çetinkaya'nın 2015 yılında yaptığı araştırmada OECD'nin 2014 sağlık verilerine göre Türkiye'nin OECD ülkelerine kıyasla kişi başı sağlık harcamalarının (satın alma gücü paritesine göre) ; 984 $ iken OECD ortalaması olan 3500$'ın altında olduğunu; kişi başı sağlık harcamaları ve GSYİH'daki payı:%5.4 iken OECD ortalaması olan %9'un altında olduğunu ifade etmişlerdir. Aynı zamanda "Doğuşta beklenen yaşam süresi" bakımından Türkiye'nin OECD ülkelerinin ortalamasına yaklaşmakla birlikte oranı en düşük ülkeler arasında yer aldığını göstermişlerdir. Bebek ölüm hızları bakımından OECD ülkelerinin neredeyse tamamında bebek ölüm hızları çok düşükken, Türkiye, Meksika, Şili gibi GOÜ'lerde bebek ölüm hızları hâlen OECD ülkelerinin ortalamasından çok daha yüksektir (Daştan ve Çetinkaya 2015, 110-126).

Koçak ve Tiryaki'nin 2015 yılında yaptıkları SDP'nin halk tarafından nasıl değerlendirildiğine dair çalışmalarının sonuçları genel olarak değişikliğin %70 oranında "iyi" olarak değerlendirildiğini, eczanelerdeki aksamalar nedeniyle ilaç alımındaki memnuniyetsizlik oranının %47 olduğunu belirlemişlerdir (Koçak ve Tiryaki 2011, 82).

Özgülnar 2015 yılında SDP'nin kadın sağlığı üzerine etkilerini araştırmış ve anne ölüm oranının "durağandan hafif artmış" ve "artmakta" eğilimi gösterdiğine dikkat çekmiştir. Ayrıca özellikle kadına yönelik hizmetlerin sayısından çok niteliğine önem verilmesi gerektiğini vurgulamıştır (Özgülnar 2015, 120).

Avşar ve arkadaşlarının (2017) yaptığı bir çalışma 2003-2013 yılları arasında Türkiye'nin sağlık göstergelerinde gerçekleştirdiği gelişime rağmen OECD ülkelerinin gerisinde olduğunu göstermiştir. Örneğin "doğumda beklenen yaşam süresi" 2013 yılında %76,6 iken OECD ülkelerinde bu rakam; 80.5'tir. Türkiye'de bebek ölümleri 2013 yılında her bin doğumda 10 iken OECD ortalaması; 3,8'dir. Bu rakamlarda her ne kadar OECD ülkelerinden geri kalsak da 2003-2013 yılları arasında Türkiye'nin kendi istatistiklerine göre gelişim gösterdiği sağlık indikatörleridir. Bunun yanı sıra bazı sağlık indikatörlerinde negatif yönde artışlar da görülmüştür; 2003-2013 yılları arasında obezitenin %12'den %22'ye, alkol kullanımının 1,4 litreden 1,8 litreye yükselmesi gibi (Avşar vd. 2017, 16).

Bostan ve Ağaç (2019) çalışmalarında SDP kapsamındaki Kamu Hastaneler Birliği uygulamalarının hastane çalışanları ve yöneticileri tarafından önemli ölçüde benimsendiği ancak sağlık çalışanlarının uygulanan bu dönüşüm sürecinden yetersiz pay aldıklarını ifade etmişlerdir (Bostan ve Ağaç 2019, 152).

Çalışmalar, genel olarak vatandaşların SDP'yi daha olumlu olarak değerlendirdikleri, öte yandan sağlık çalışanlarının iş yüklerinin artmasına bağlı olarak daha olumsuz yönde değerlendirdiklerini göstermektedir. Bununla birlikte OECD ülkeleri arasında bebek ölümlerinde son sıralarda yer alırken, doğuşta beklenen yaşam süresi açısından ortalamaya yaklaştığımız ifade edilmiştir. Ayrıca, Türkiye'nin kendi istatistiksel verilerine kıyasla SDP çerçevesinde temel sağlık göstergelerinde gelişim gösterdiği ifade edilmektedir.

1.5.1. Türkiye'de Sağlıkta Kalite Standartları (SKS)

Türkiye'de 2003 yılında başlayan Sağlıkta Dönüşüm Programı hedeflerinin başında sağlıkta hizmet kalitesinin geliştirilmesi ve sürekliliğinin sağlanması bulunmaktadır. 2003 yılında ilk defa sağlık hizmetlerinde performansa dayalı ek ödeme uygulamasına geçilmiştir. 2003-2008 yılları arasında bu kapsamda kamu hastaneleri denetlenirken 2009 yılında özel hastanelerin de denetimlerinin yapılmasını sağlamak üzere "Özel Hastane Hizmet Kalite Standartları" uygulanmıştır (Kuş 2012, 28-30). Sağlık Bakanlığı hastanelerde hizmet kalitesini ölçebilmek için 2005 yılında "Hizmet Kalite Standartları Ölçeği" ni uygulamaya alarak 2009 yılı itibariyle hastaneleri bu ölçek kapsamında yılda iki kez değerlendirmiştir. Sağlık Bakanlığı 2007 yılı itibariyle de "Sağlık Bakanlığı Yataklı Tedavi Kurumları Kurumsal Kaliteyi Geliştirme ve Performans Değerlendirme Yönergesi" çıkarılmıştır. Bu yönerge ile değerlendirmelerde belirleyici olarak kullanılan dört unsurun katsayısı dikkate alınmıştır; Muayeneye Erişim Katsayısı, Kurum Alt-yapı ve Süreç Değerlendirme Ölçütleri Katsayısı, Kurum Verimlilik Katsayısı Hasta ve Hasta Yakınları Memnuniyet Anket Sayısı (Ulutaş, 2011).

Türkiye'de sağlıkta hizmet kalite standartlarının hazırlanmasındaki temel amaçlar, sağlık hizmetinin iyileştirilip geliştirilmesini sağlamak için rehberlik yapması ve sağlık hizmetinin bütünsel olarak tüm süreçleriyle kalitesinin değerlendirilebilmesidir (Tarcan vd. 2009, 24-25). Sağlık Bakanlığı hastanelerin performansını kurum, birim ve çalışan perspektifinde değerlendirmektedir. Sağlık çalışanlarının verimini sağlamak ve hizmet sunumunda kaliteyi yaygınlaştırmak için süreçlerin ve sunulan hizmetin ölçülebilmesi önemlidir (Özveri vd. 2018, 21). Bu sebeple, Sağlık Bakanlığı'nın kalite alanında rehberlik niteliği taşıyan kurallar ve standartları içeren SKS Hastane seti belirli aralıklarla (2005, 2007, 2008, 2011, 2015 ve 2016 yılları) geliştirilmiştir. 2016 yılında SKS Hastane Seti (Versiyon-5, Revizyon-01) ile son hâline kavuşmuştur. Bu değerlendirme seti oluşturulurken Dünya Sağlık Örgütü hedefleri ve Türkiye'nin öncelikli ihtiyaçları göz önünde bulundurulmuştur. (Sağlık Bakanlığı 2019, https://kalite.saglik.gov.tr/ TR, 12680/guncel-standartlar.html)

SKS'de standartların belirlenmesindeki temel hedefler üç tanedir; Hasta ve Çalışan Güvenliğinin Sağlanması, Hasta ve Çalışan Memnuniyetinin Sağlanması, Etkinlik ve Etkililiğin Sağlanmasıdır. SKS bu hedeflere ulaşmak için ise kalite yönetim sisteminin kurulması ve ölçüm kültürünün sağlanması olmak üzere iki araç kullanmaktadır (https://dosyamerkez. saglik.gov.tr/Eklenti/ 3801,sks-isiginda-saglikta-kalite-cilt-1pdf.pdf?0, 2012). Bu kapsamda SKS seti özellikle kalite yönetim sistemi bakımından sürekli olarak yenilik ve değişimlere uyum sağlayabilmek adına yenilenen versiyonları ile revize edilebilmektedir.

Çalışmamıza konu olan SKS Hastane Seti (Versiyon-5)'e aşağıda değindikten sonra son versiyonu olan SKS Hastane Seti (Versiyon-6)'dan da kısaca bahsedilmiştir.

1.5.2. SKS Hastane (Versiyon-5)

SKS - Hastane Seti (Versiyon-5) ve sonrasında (2016) geçirdiği ilk revizyon da olmak üzere 10 hedef üzerinden temellendirilmiş, 5 boyut, 39 Bölüm, 557 Standart, 1100 değerlendirme ölçütünden oluşmaktadır (https://kalite. saglik.gov.tr/TR, 12680/guncel-standartlar.html 2019).

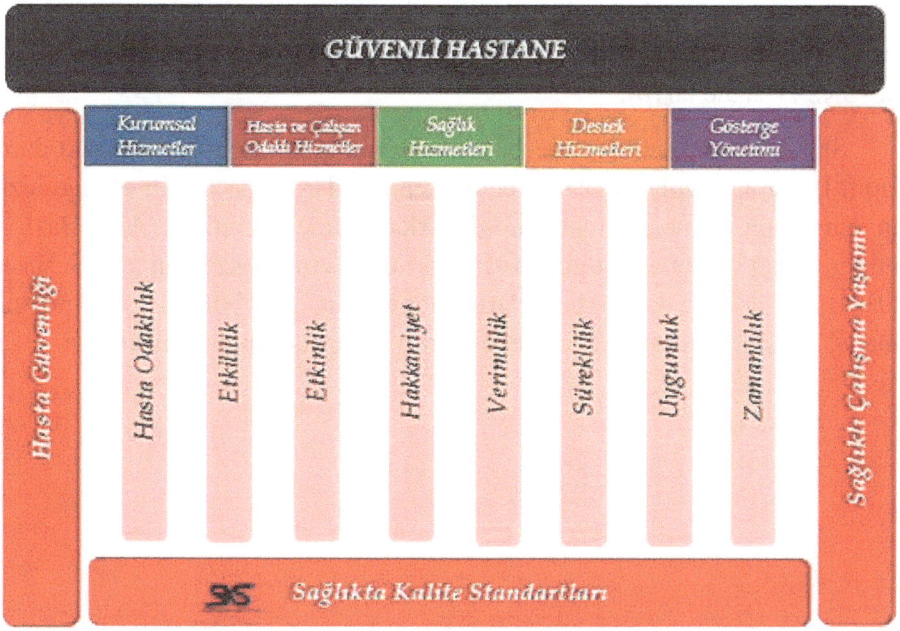

Şekil 2. SKS-Hastane'nin 10 Hedefi ve 5 Boyutu

Kaynak: Sağlıkta Verimlilik, Kalite ve Akreditasyon Daire Başkanlığı, Ağustos 05, 2019 tarihinde https://kalite. saglik.gov.tr/TR, 12680/guncel-standartlar.html sayfasından uyarlanmıştır.

Şekilde görülen on hedef kurum performansı ve doğrudan hizmet alanlar ile ilgili olmak üzere iki temel kategoriye ayrılmaktadır. Kurum performansı hedefleri; etkililik, etkinlik, verimlilik ve sağlıklı çalışma yaşamı olarak ifade edilirken, doğrudan hizmeti alanlara yönelik olarak belirlenen hedefler ise; hasta güvenliği, hakkaniyet ve hasta odaklılıktır (www.kalite.gov.tr). SKS boyutlarına baktığımızda Kurumsal Hizmetler boyutu; standartlara yönelik olarak yapılan tüm uygulamaların kurumun bütünsel olarak tüm alanlarında var olmasını amaçlar, Hasta ve Çalışan Odaklı Hizmetler boyutu; uyguladığı standartlar ile hasta haklarının, güvenliğinin ve memnuniyetinin sağlanmasını amaçlarken, çalışanlara da sağlıklı bir çalışma hayatı sunmaya odaklanır. Sağlık Hizmetleri boyutu; SKS Hastane hedefleri ışığında, tıbbi hizmetlerin tamamının sunulmasını amaçlar, Destek hizmetleri; gerekli teknik alt yapı olanaklarıyla tıbbi süreçlerin tümünde güvenilirlik ve sürekliliği amaçlarken son boyut olan Gösterge

Yönetimi boyutu ise; süreçlerle ilgili kalite iyileştirmede sürekliliği sağlayan standartlar aracılığıyla performansın değerlendirmesine ve izlenmesine odaklanır (SKS Hastane 2016).

SKS Hastane Seti'nde her boyutun ilgili olduğu bölümler tanımlı durumdadır. Bölümlere yönelik olarak belirlenen standartlar da ilişkili olduğu hizmetin sunulduğu alanlarda uygulanıp değerlendirilmek suretiyle (Alan Bazlı Bölümler hariç) boyutların tüm hastaneye nüfuz etmesi sağlanır (SKS Hastane 2016). Aşağıdaki tabloda boyutların altında yer alan bölümler ve bölümlere yönelik oluşturulan standart ve değerlendirme ölçütleri belirtilmektedir;

Boyut ve Bölümler	Standart Sayısı	Değerlendirme Ölçütü Sayısı
Kurumsal Hizmetler	58	160
Kurumsal Yapı	8	12
Kalite Yönetimi	13	41
Doküman Yönetimi	5	16
Risk Yönetimi	5	9
Güvenlik Raporlama Sistemi	5	11
Acil Durum ve Afet Yönetimi	13	46
Eğitim Yönetimi	5	18
SosyalSorumluluk	4	7
Hasta ve Çalışan Odaklı Hizmetler	38	98
Hasta Deneyimi	13	33
Hizmete Erişim	5	15
Yaşam Sonu Hizmetler	8	12
Sağlıklı Çalışma Yaşamı	12	38
Sağlık Hizmetleri	233	640
Hasta Bakımı	23	70
İlaç Yönetimi	15	44
Enfeksiyonların Önlenmesi	12	28
Sterilizasyon Hizmetleri	11	31
Transfüzyon Hizmetleri	11	37
Radyasyon Güvenliği	15	44
Acil Servis	14	52
Ameliyathane	12	22
Yoğun Bakım Ünitesi	10	21
Yenidoğan Yoğun Bakım Ünitesi	12	33
Doğum Hizmetleri	7	17
Diyaliz Ünitesi	14	28
Psikiyatri Hizmetleri	15	46
Biyokimya Laboratuvarı	15	41
Mikrobiyoloji Laboratuvarı	18	45
Patoloji Laboratuvarı	15	43
Doku Tipleme Laboratuvarı	14	38
Destek Hizmetleri	71	192
Tesis Yönetimi	15	37
Otelcilik Hizmetleri	16	45
Bilgi Yönetim Sistemi	16	53
Malzeme ve Cihaz Yönetimi	9	26
TıbbiKayıt ve Arşiv Hizmetleri	7	13
Atık Yönetimi	5	14
Dış Kaynak Kullanımı	3	4
Gösterge Yönetimi	157	10
Göstergelerin İzlenmesi	7	10
Bölüm Bazlı Göstergeler	68	
Klinik Göstergeler	82	
TOPLAM	557	1100

Şekil 3. SKS Hastane Boyut ve Bölümlerinin Standart ve Değerlendirme Ölçütü Sayıları Tablosu

Kaynak: Sağlıkta Verimlilik, Kalite ve Akreditasyon Daire Başkanlığı, Sağlıkta Kalite Standartları, Ağustos 05, 2019 tarihinde https://dosyamerkez. saglik.gov.tr/Eklenti/3460,skshastane setiv5r1pdf.pdf?0 sayfasından uyarlanmıştır.

SKS - Hastane puanlandırma matrisinde ise kullanılan 3 unsur; Standartların puanlandırılması, Standartların Karşılanma Düzeyinin Belirlenmesi ve Kalite Puanının Belirlenmesidir. Standartları puanlarken 10'luk puanlama sistemi kullanılır ve puanlamada kullanılan beş kategori vardır. Bu kategoriler aşağıdaki gibidir (SKS - Hastane 2016);

- Kategori – 1 (Çekirdek Standart): 50 puan değerindeki bu standartlar Bakanlık açısından karşılanması son derece önemli olup hasta ve çalışan güvenliği ile hizmet sunumu açısından kritiktir ve karşılanmazsa hastanenin kalite puanını doğrudan etkiler.
- Kategori – 2 : 30 puan değerindeki bu standartlar bölüme has süreçleri doğrudan etkiler.
- Kategori – 3 : 20 puan değerinde olan bu standartlar bölüm bazlı ve klinik göstergelerden oluşur.
- Kategori – 4 : 10 puan değerindeki bu standartlar bölüme has süreçleri dolaylı yoldan etkiler.
- Kategori – 5 (Opsiyonel Standartlar): uygulama zorunluluğu olmayan bu standartlar hastanenin kalite puanını pozitif olarak etkiler.

Standartların karşılanma düzeyleri ise üç kategoride tanımlanmıştır; bu kategoriler; Karşılanıyor (K), Kısmen Karşılanıyor (KK) ve Karşılanmıyor (KM) olarak belirlenmiştir. Karşılanan her standart tanımlı olan tam puanını alırken, kısmen karşılanmışsa tanımlı puanın yarısı, karşılanmamışsa sıfır puan alması söz konusudur. Tüm bu süreçlerden sonra 0 ile 100 puan arasında hesaplanan kalite puanı oluşur. Bu puan ile hastaneler gelişimlerini takip edebilmekte, diğer hastaneler ile durumlarını karşılaştırabilmekte ve derecelendirilmektedirler. Kalite puanını hesaplamak için kullanılan formül ise aşağıdaki gibidir;

Kalite Puanı: (SKS'de değerlendirilmiş bölümlerden gelen puanlar toplamı/(SKS'de değerlendirilen bölümlere ait standartların toplam puanı – SKS'de değerlendirmesinde bölümlere ait standartlardan değerlendirme dışı bırakılan puan toplamı))*100+/- Kalite puanını etkileyen unsurlar.

Kalite puanını etkileyen bazı unsurlar vardır. Bu unsurlar aşağıdaki gibidir;

- Çekirdek standartlar karşılanmaz ise karşılanmayan her standart için kalite puanı 5 puan düşürülür.
- Eğer çekirdek standartların 6 ve üzeri karşılanmazsa kalite puanı 30 puan düşürülür.
- Hastane kalite puanı 80 ve üzerinde iken; kalite puanına opsiyonel standart için 0,5, opsiyonel gösterge için 0,25 puan eklenir. Bu şekilde hastane kalite puanına toplamda en fazla 7 puan eklenebilir.
- Hastane kalite puanı 100'ü geçerse kalite puanı 100 olarak ele alınır (SKS Hastane 2016).

Hasta ve çalışanın güvenliği ile memnuniyetini odağına alarak süreçler bazında performans iyileştirmeye dayalı olan SKS Hastane V 5 hakkında bilgi verdikten sonra performans ölçüm sistemlerine de değinmekte fayda olacaktır.

SKS Hastane V5'in odağında hasta güvenliği ve memnuniyeti ile çalışan güvenliği ve memnuniyeti olduğunu söylemek mümkündür. Bu iki temel paydaşın güvenliği ve memnuniyeti için de SKS Hastane V5'in süreç odaklı performans iyileştirme kabiliyetini kurumlara aşıladığını görmekteyiz. Bu bağlamda SKS Hastane Versiyon 5 gelişmeye devam etmektedir. SKS Hastane Versiyon 5 seti özellikle süreç yönetimi bazında geliştirilerek SKS Hastane (Sürüm 6) Seti'ne yönelik çalışmalar tamamlanmıştır. Bu yeni versiyona ise on yeni bölüm eklenmiş olup bu bölümler; Kurumsal Verimlilik, Kimyasal, Biyolojik, Radyolojik ve Nükleer (KBRN) Tehlikelerin Yönetimi, İstenmeyen Olay Bildirimi, Toplum Ruh Sağlığı Hizmetleri (TRSH), Kemoterapi Hizmetleri, Terapötik Aferez, Organ ve Doku Nakli Hizmetleri, Fiziksel Tıp ve Rehabilitasyon Hizmetleri, Palyatif Bakım Kliniği, Evde Sağlık Hizmetleridir. Kurumsal Verimlilik, KBRN Tehlikelerin Yönetimi, İstenmeyen Olay Bildirimi Kurumsal Boyutta yer alırken, geri kalan bölümler Sağlık Hizmetleri Boyutunda yer almaktadır. (Sağlık Bakanlığı, 2020). SKS Hastane (Sürüm 6) Seti için çalışmalar tamamlanarak sağlık hizmeti sunan tüm kamu, üniversite ve özel hastaneleri kapsamına almak suretiyle ve 64047795-041.02-E.474 sayılı makam onayı alarak 14.03.2020 tarihinde yayınlanmıştır. Bu bağlamda kapsamına aldığı tüm kurumların uygulamalarını son sürüm doğrultusunda gerçekleştirmeleri gerekmektedir. (Sağlık Bakanlığı, 2020).

Sağlıkta Kalite Standartları sürekli gelişmeye devam ederken temelinde hasta ve çalışan memnuniyeti sağlayarak tüm süreçlerde iyileştirmelerin ve verimlilikte artışın hedeflendiği görülmektedir. Hâl böyle olunca performans ölçüm sistemlerine de değinmekte fayda vardır.

KAYNAKÇA

Acar, O.K. (2018). Sağlıkta Dönüşüm Programı Sonrası Sağlık Bakanlığı Teşkilat Yapısı; Isparta İli Üzerinden Nitel Bir Analiz. *Manas Sosyal Araştırmalar Dergisi*, 7(3), 703-722.

Aka, A. (2012). Neoliberal Dönüşümün Sağlıktaki İzdüşümleri: Temel Sağlık Aktörlerince Bu İzdüşümlerin Algılanma Biçimleri. *Toplum ve Sosyal Hizmet*, 23(1), 167-186.

Akdağ, R. (2008). Türkiye Sağlıkta Dönüşüm Programı İlerleme Raporu, T.C. Sağlık Bakanlığı Yayını, Ankara.

Akıncı, F., Mollahaliloğlu, S., Gürsöz, H. ve Oğücü, F. (2012). Assessment of the Turkish Health Care System Reforms: A Stakeholder Analysis. *Health Policy*, 107(1), 21-30.

Aktan, C.C. ve Işık, K. (2007). Sağlık Hizmetlerinde Devletin Değişen Rolü Sağlık Ekonomisi ve Sağlık Yönetimi, Aura Kitapları, İstanbul.

Alrubaiee, L., Alkaaida, F.(2011) The Mediating Effect of Patient Satisfaction in the Patient Perceptions of Healtcare Quality-Patient Trust Relationship, İnternational Journal of Marketing Studies , 3(1), 103-127.

Altay, S. (2007). Sağlık Hizmetlerinin Sunumunda Yeni Açılımlar ve Türkiye Açısından Değerlendirilmesi. *Sayıştay Dergisi*, 64, 33-58.

Ataay, F. (2008). Sağlık Reformu Ve Yurttaşlık Hakları. *Amme İdaresi Dergisi,* 41(3), 169-184.

Atun, R., Aydın, S., Chakraborty, S., Sümer, S., Aran, M. ve Gürol, I. (2013). Universal Health Coverage in Turkey: Enhancement of Equity. *The Lancet*, 382(9886), 65-99.

Avşar, S.T., Erdem, R. ve Akkaş, E. (2017). Evaluatıon of The Healthtcare Transformation Programme ın Turkey as a Strategy for Better Health. *Journalof International Health Scıences and Management*, 3(1), 11-19.

Bıyık, E. ve Tekin, K. (2015). Sağlıkta Dönüşüm Programı'na ilişkin sağlık personelinin görüşlerinin karşılaştırılması. *Health Care*, 2(2), 103.

Bostan, S. (2009). Sağlıkta Dönüşüm Programının Hastane İşletmeleri Üzerindeki Değişim Etkisi, Doktora Tezi, Karadeniz Teknik Üniversitesi.

Bostan, S. ve Ağaç, G. (2019). Kamu Hastaneler Birliği Yapılanmasının Sağlık Hizmeti Sunum Süreçlerine Etkisinin Yönetici ve Çalışan Açısından Değerlendirilmesi. *İşletme Bilim Dergisi (JOBS)*, 7(1), 151-174.

Committee on Quality of Health Care in America (2001). Institute of Medicine, Crossing the Quality Chasm: A New Health System for the 21st Century.

Çavmak, Ş., Çavmak D. (2017) Türkiye'de Sağlık Hizmetlerinin Tarihsel Gelişimi ve Sağlıkt Dönüşüm Programı , Sağlık Yönetimi Dergisi, 48-57 (2017).

Çelikay, F. ve Gümüş, E. (2011). Sağlıkta Dönüşümün Ampirik Analizi. *Journal of the Faculty of Political Science*, 66(3), 55-92.

Dağhan, Ş. (2017) Halk Sağlığı Hemşireliği Felsefesiyle Hmeşire Olmak " Anlamı Nedir?, DEUHFED 2017, 10(2), 107-112.

Dahlgaard, J.J., Pettersen, J. ve Dahlgaard-Park, S.M. (2011), Quality and Lean Health Care: A System for Assessing and Improving the Health of Healthcare Organisations *Total Quality Management and Business Excellence*, 22(6):1-17.

Daştan, İ. ve Çetinkaya, V. (2015). OECD Ülkeleri ve Türkiye'nin Sağlık Sistemleri, Sağlık Harcamaları ve Sağlık Göstergeleri. *Sosyal Güvenlik Dergisi*, 5(1), 104-134.

Daştan, İ. ve Çetinkaya, V. (2015). OECD Ülkeleri ve Türkiye'nin Sağlık Sistemleri, Sağlık Harcamaları ve Sağlık Göstergeleri. *Sosyal Güvenlik Dergisi*, 5(1), 104-134.

Değer, Ç. (2012). Kano Modeli ile bütünleştirilmiş Servqual Analizinin Kalite Fonksiyon Yayılımına Uygulanarak Hizmet Kalitesinin İyileştirilmesi ve Bir sağlık Kuruluşunda Uygulanması, Yüksek Lisans Tezi, Dokuz Eylül Üniversitesi.

Devebakan, N. (2001), Sağlık İşletmelerinde Algılanan Hizmet Kalitesi ve Ölçümü, Yüksek Lisans Tezi, Dokuz Eylül Üniversitesi.

Donabedian, A. (1990). The Seven Pillars of Quality, *Archives of Pathology and Laboratory Medicine*, 114, 1115-1119.

Donedebian, A. (1980). Explorations in Quality Assessment and Monitoring, The Definitions of Quality and Approaches to Its Assessment, Health Administration Press, Michigan.

Dünya Sağlık Örgütü, (1996), Ljubljana Bildirgesi, Mayıs 19, 2019 tarihinde www.who.int sayfasından uyarlanmıştır.

Eren, N. (1996). Çağlar Boyunca Toplum, Sağlık ve İnsan, Somgür Yayıncılık Ankara.

Etiler, N. (2015). Neoliberal Politikalar ve Sağlık Emek Gücü Üzerindeki Etkileri. *Mesleki Sağlık ve Güvenlik Dergisi (MSG)*, 11(42). 1-11.

Eskildsen, J.K, Kristensen, K, Juhl, H. J. (2004). Private Versus Public Secttor Excellence, *The TQM Magazine*, 16(1), 50-56.

Favaretti, C., De Pieri, P., Torri, E., Guarrera, G., Fontana, F., Debiasi, F. ve Flor, L.(2015). An EFQM Excellence Model for Integrated Healthcare Governance, *International Journal of Health Care Quality Assurance*, 28(2), 156-172.

Ferrándiz Santos, J.A., Pardo Hernández, A., Navarro Royo, C., Moreno Maté, E. ve Prados Roa, F. (2018). EFQM Model İn The Hospitals Of Madrid Regional Health Service: Full Self-Assessment Cycle, *Journal of Healthcare Quality Research*, 33(5), 298-304.

Gené-Badia, J., Jodar-Solà, G., Peguero Rodríguez, E., Contel-Segura, J.C. ve Moliner-Molins, C. (2001). The EFQM Excellence Model is Useful for Primary Health Care Teams, *Family Practice*, 18(4), 407–409.

Godiwalla, Y.H., Batra, H.C., Johnson, J.A. ve Charleston, C. (1997). Managing Hospitals in Dynamic Environments. *International Journal of Health Care Quality Assurance,* 10(5), 202–207.

Gönen, Ö.Z. (2012). Örgüt Kültürü ve EFQM mükemmellik modeli arasındaki ilişki; Sağlık Bakanlığı'na bağlı dört farklı doğum hastanesinde bir uygulama, Yüksek Lisans Tezi, Dokuz Eylül Üniversitesi.

Graham, O.N. (1995). Quality Trends in Health Care, Quality in Healt Care, Theory Application and Evolution, (Ed. N.O.Graham), Aspen Publishers,Inc., Maryland.

https://dosyamerkez.saglik.gov.tr/Eklenti/3801,sks-isiginda-saglikta-kalite-cilt-1pdf.pdf?0 (2012), SKS Işığında Sağlıkta Kalite, 1. Cilt 2012. Ağustos 5, 2019 tarihinde uyarlanmıştır.

İleri, Y.Y. (2018) Sağlık Kurumlarında Yönetimsel Etkinlik ve Yerleşim Planının Önemi, Eğitim Yayınevi, Konya.

Kaplan, R. S., D. P. Norton. (2009). Der effektive Strategieprozess: Erfolgreich mit dem 6-Phasen-System, Bielefeld: Campus Verlag.

Kaplan, R S., D.P., Norton. (1997). Balanced Scorecard: Strategien erfolgreich umsetzen, Stuttgart: Schäffer-Poeschel Verlag.

Kaplan, R S., D.P., Norton. (1992). The balanced scorecard measures that drive performance, Harvard Business Review, Jan.- Feb., pp. 71- 79.

Kasapoğlu, A. (2016). Türkiye'de Sağlık Hzimetlerinin Dönüşümü. *Sosyoloji Araştırmalar Dergisi*, 19(2), 131-174.

Kavak, D.G. (2018). Türkiye Sağlık Hizmetleri Kalite ve kreditasyon Enstitüsü Sağlıkta Akreditasyon Standartları , Sağlıkta Kalite ve Akreditasyon Dergisi, 14-20 (2018).

Kaya, S. (2005). Sağlık Hizmetlerinde Sürekli Kalite İyileştirme, Pelikan Tıp ve Teknik Kitapçılık Ltd. Şti., Ankara.

Kaya, S. (2003). Sağlık Hizmetlerinde Kalite Yönetimi: Çeşitli Ülkelerdeki Uygulamalara Genel Bir Bakış, Hacettepe Sağlık İdaresi Dergisi, Ağustos 5, 2019 tarihinde http://web.firat.edu.tr/shmyo/edergi/ciltikisayialti/aslantekinveark6.pdf sayfasından uyarlanmıştır.

Kaya, S. (2005). Sağlık Hizmetlerinde Sürekli Kalite Geliştirme, Pelikan Yayınları, Ankara.

Kerman, U. ve Eke, E. (2014). Sosyal Devletten Neoliberal Devlete Türk Sağlık Sektöründeki Paydaşların Sağlıkta Dönüşüm Algısı. *Süleyman Demirel Üniversitesi İktisadi ve İdari Bilimler Fakültesi Dergisi*, 19(1), 65-80.

Kırılmaz, H., Bağış, M., Salim, B. ve Şimşir, İ. (2015). Sağlık Yöneticilerinin Değişim Sürecine Bakış Açılarını Belirlemeye Yönelik Bir Araştırma. *Uluslararası Yönetim İktisat ve İşletme Dergisi*, 11(25), 91-113.

Koçak, O. ve Tiryaki, D. (2011). Sosyal Devlet Anlayışında Sağlık Politikalarının Önemi ve Sağlıkta Dönüşüm Programının Değerlendirilmesi: Yalova Örneği. *İstanbul Ticaret Üniversitesi Sosyal Bilimler Dergisi,* 19, 55-88.

Makary, M., Daniel, M. (2016). Medical error- the third leading cause of death in the US. British Medical Journal, 10.1136/bmj.i2139, (15.08.2016).

Mercado, S. (2020) NAHQ's Perspective on Healthcare Quality as Business Strategy, Journal for Healthcare Quality: March/April 2020 - Volume 42 - Issue 2 - p 65

Modica, C. (2020) The Value Transformation Framework: An Approach to Value-Based Care in Federally Qualified Health Centers, Journal for Healthcare Quality: March/April 2020 - Volume 42 - Issue 2 - p 106-112

OECD, (2008). OECD Reviews of Health Systems-Turkey: The Performance of the Turkish Health System and its Determinants, Temmuz 31, 2019 tarihinde, http://www.oecd.org/document/60/0 3746,en_2649_33929_42235452_1_1 _1_1,00.html sayfasından uyarlanmıştır.

OECD, (2008). OECD Reviews of Health Systems-Turkey: The Performance of the Turkish Health System and its Determinants, Temmuz 31, 2019 tarihinde, http://www.oecd.org/document/60/0 3746,en_2649_33929_42235452_1_1 _1_1,00.html sayfasından uyarlanmıştır.

Ovretveit, J. (1998). Health Service Quality: An Introduction to Quality Methods for Health Services, Blackwell Science, Oxford.

Özkan, H.A., &Akduran, F. (2014). Hemşirelikte paradigmaların önemi - ımportance of paradigms in nursing. Hemşirelikte Eğitim ve Araştırma Dergisi,11(2),3-5.

Özveri, O. Kayışkan, D. Dağ, S., Arslan, B. ve Hisar, A., (2018). Sağlıkta Performans Sisteminin Hekimler Tarafından Değerlendirilmesi. *Hukuk ve İktisad Araştırmalar Dergisi*, 10(2), 18-29.

Pala, K. (2003). Dünya Bankası'nın Türkiye İçin Sağlık Politikası ve Genel Sağlık Sigortası. *Toplum ve Hekim*, 18(2), 115-119.

Pala, K. (2015). Sağlıkta Dönüşüm Programının Toplum Sağlığı Göstergeleri Açısından Performansı. *Toplum ve Hekim,* 30(2), 141-149.

Ramirez Valdivia, M.T. ve Crowe, T.J. (1997). Achieving Hospital Operating Objectives in the Light of Patient Preferences, *International Journal of Health Care Quality Assurance*, 10(5), 208–212.

Sağlık Bakanlığı (2003), Sağlıkta Dönüşüm Projesi Konsept Notu, Personel Yönetim Daire Başkanlığı, Ankara.

Sağlık Bakanlığı (2003), Sağlıkta Dönüşüm Projesi Konsept Notu, Personel Yönetim Daire Başkanlığı, Ankara.

Sağlık Bakanlığı (2012), Sağlıkta Dönüşüm Programı, Personel Yönetim Daire Başkanlığı, Ankara.

Sağlık Bakanlığı (2012), Sağlıkta Dönüşüm Programı, Personel Yönetim Daire Başkanlığı, Ankara.

Savaş N. (2020) Dünya Bankası'nın Sağlık Reformları Üzerine Etkisi; Türkiye'de Sağlıkta Dönüşüm Örneği. ESTÜDAM Halk Sağlığı Dergisi. 2020;5(1):142-57

Schyve, P. M. (2000). The evolution of external quality evaluation: observations from the Joint Commission on Accreditation of Healthcare Organizations. *International Journal for Quality in Health Care*, 12(3), 255–258.

Sülkü, S.N. (2011). Türkiye'de Sağlıkta Dönüşüm Programı Öncesi ve Sonrasında Sağlık Hizmetlerinin Sunumu, Finansmanı ve Sağlık Harcamaları. Maliye Bakanlığı Strateji Geliştirme Başkanlığı, Ankara.

T.C. Sağlık Bakanlığı, Sağlıkta Verimlilik, Kalite ve Akreditasyon Dairesi Başkanlığı, Ağustos 6, 2019 tarihinde, https://kalite.saglik.gov.tr/TR,8847/isqua-tarafindan-akredite-edilen-standart-setleri-ve-degerlendirici-egitim-programi-kitaplari-hakkinda-duyuru.html sayfasından uyarlanmıştır.

T.C.Sağlık Bakanlığı (2009). Özel Hastaneler Hizmet Kalite Standartları, Performans göbekliYönetimi ve Kalite Geliştirme Dairesi Başkanlığı, Matsa Basımevi, Ankara.

Tarcan, M.-Tekingündüz, S.-Ertong, G.- Kavak, D. G.-Karataş, S. T.-Gül, Y.- Mercan, F. ,Sağlıkta Performans ve Kalite Uygulamaları, Ankara,2009.

Ulutaş, Ç.Ü. (2011). Proleterleşme ve Profesyonelleşme Tartışmaları Işığında Türkiye'de Sağlık Emek Sürecinin Dönüşümü, Notabene, Ankara.

Yaşar, G.Y. (2011). Health Transformation Programme'in Turkey: An Assessment. *The International Journal of Health Planning and Management*, 26(2), 110-133.

Yavas, U. ve Romanova, N. (2005). Assessing Performance Of Multihospital Organizations: A Measurement Approach, *International Journal of Health Care Quality Assurance,* 18(3), 193-203.

Yavuz, M. (2015). Sağlıkta Dönüşüm Programı ve Toplum Sağlığına Etkileri. *Toplum ve Hekim*, 30(2), 83-85.

Yurtseven, F.M. (2019). Sağlık Bakanlığı tarafından uygulanan sağlıkta kalite standartları hastane versiyon 5'in efqm mükemmellik modeli ile karşılaştırılmasına yönelik durum çalışması, Doktora Tezi, Beykent Üniversitesi.

İKİNCİ BÖLÜM

SAĞLIK HİZMETLERİNDE KALİTENİN ÖLÇÜLMESİNDE KULLANILAN YÖNTEMLER VE KALİTE ODAKLI PERFORMANS ÖLÇÜM MODELLERİ

Bu bölümde öncelikli olarak kalitenin ölçülmesinde yararlanılan *yöntemlerden* olan Altı Sigma, ISO, Akreditasyon ve Dış Değerlendirme yöntemlerine değinilecektir. Daha sonrasında kalite odaklı performans ölçüm *modellerinden* olan Dengeli Skor Karta değinilecek ve ardından kalitenin ölçülmesinde kullanılan yöntemleri kurumun strateji ve hedefleri doğrultusunda bir şemsiye altında toplayarak tek bir yönetim modeli olarak bütünleştirebilen EFQM MM hakkında bilgiler verilecektir (KalDer EFQM MM Eğitimi 2018).

2.1. Kalite Odaklı Performans Ölçüm Yöntemleri

Artan küresel rekabet içinde büyüklüğü, amacı ve sektörü ne olursa olsun bütün kuruluşların değişime uyum sağlamaları gerekmektedir. Değişime ayak uydurabilmede ise beklenen bazı kurumsal özellikler;

1. Kalite liderliğini üstlenme; yapıyı ve süreçleri geliştirmeye yönelik kalite liderliğini kurumun tüm paydaşları ile sürdürebilme ve paylaşılan bir vizyonun devamlılığını sağlayabilme,

2. Kalite kültürünün içselleştirilmesi ve öğrenen bir organizasyon yaratabilme; sürekli öğrenme yoluyla adım adım iyileştirmeleri gerçekleştirme, yenilikçi davranış sergileme
3. Öz değerleme araçları yardımıyla kurum performansının düzenli olarak ölçülmesi ve önleyici yaklaşımlarla oluşabilecek hataların, aksaklıkların azami ölçüde azaltılmasıdır.

Günümüz iş ekosistemlerinde müşterinin odak noktası olarak alınması, iş birlikçi davranış ve kaynak bağımlılıkları sebebiyle tedarikçiler, rakipler, üniversiteler vb. paydaşlarla kurulan stratejik ortaklıklar, sürekli gelişme ve inovasyon arayışı, ürün ve hizmetlerde kalitenin değerini de en üst seviyeye taşımıştır. Hatırlanacağı gibi Toplam Kalite Yönetimi (TKY), müşteri ve çalışan memnuniyetinin sağlanabilmesi, toplumda olumlu etkilerin ortaya çıkması ve iş sonuçlarında mükemmelliğe ulaşılabilmesi için politika ve stratejilerin, çalışanların, kaynakların ve süreçlerin uygun bir liderlik anlayışıyla yönetilmesi ve yönlendirilmesi sürecidir (Bolat, 2000). TKY, stratejik hedeflere ulaşmanın etkili bir yolu olduğu kadar, müşterilerin, çalışanların ve toplumun beklentilerini de kapsayan bir yönetim felsefesidir de.. (Benavent, Balbastre 2006). Bu sebeple, yöneticiler açısından "**VUCA**" *(Volatile, Uncertain, Complex, Ambigious- Değişken, Belirsiz, Karmaşık, Muğlak)* dünyasında müşteriye doğru değeri yaratırken, mevcut kaliteyi iyileştirmede doğru hedefler ortaya koymak ve bu hedeflere ulaşmak önemlidir. Dolayısıyla, kurumların kendilerini yenilemeleri ve değişime ayak uydurabilmeleri için sürekli ve düzenli olarak iç ve dış çevreye yönelik analizler yapmaları, iş süreçlerini kontrol etmeleri diğer bir ifadeyle, süreç yönetimini etkin şekilde yürütmeleri gerekmektedir. Etkin bir süreç yönetimi uygulayabilmek için işletme yöneticilerinin yararlandıkları yöntem/araç/teknikler; ISO Kalite Yönetim Sistemleri, Denetim Sistemleri, Dış Denetçi Ziyaretleri, Altı Sigma (Six Sigma) olarak örneklendirilebilir.

Altı Sigma ile başlayarak bu yöntemlere kitabın bu bölümünde değinilecektir.

2.1.1. Altı Sigma'nın Gelişim Süreci ve Sağlıktaki Yeri

Altı Sigma yaklaşımı günümüzde birçok şirket tarafından benimsenmiştir. Bu gelişmeler ışığında Altı Sigma sağlık sektöründe de uygulanmaya başlamıştır. Özellikle Amerika Birleşik Devletleri'ndeki sağlık kuruluşlarında hizmet kalitesi ve performansının arttırılmasında yararlanılan yönetim araçlarından biri Altı Sigma (Six Sigma) yaklaşımıdır (Ninerola vd. 2020; 438). Sağlık hizmetlerinde hataya yer olmaması, kaynakların israf edilmemesi, verimliliğin arttırılması bir tercih değil zorunluluk olduğundan bu tür mükemmeliyetçi performans yönetim modellerinin yaygınlaşmasına ihtiyaç vardır (Deniz vd 2016; 1).

Bu bölümde Altı Sigma yaklaşımının nasıl ortaya çıktığı, literatürdeki tanımları, sigma seviyeleri ve Altı Sigma yaklaşımında önemli bir konu olan değişkenlik faktörü ve Altı Sigma yaklaşımının ilkeleri, uygulama metodolojisi ve kuşak kavramına, son olarak da Altı Sigma'nın sağlıktaki yerine değinilecektir.

Altı Sigma Motorola tarafında 1980'li yıllarda ürün ve hizmet kalitesinin ölçülmesi ve iyileştirilmesi için geliştirilmiş bir yaklaşımdır (Bandyyopadhyay Coppens 2005; 2). Bu yaklaşımın kurumlarda kullanılma amacı ise; maliyetleri düşürmek, verimliliği arttırmak, müşteri memnuniyetini sağlamak olup süreçte aksama yaşanılan tüm alanlarda uygulanması mümkündür (Satı Gülay 2012; 144).

Motorola, kısaca Altı Sigma'yı uygulamanın temel amacının "hayatta kalmak" olduğunu ifade eder (Breyforgle, 1999; 3).

Altı Sigma'nın literatürde yapılmış birçok tanımı bulunmaktadır. Bu tanımların başlıcaları aşağıdaki gibidir;

"Müşterileri tanımladığı hataların oranında önemli düşüşler sağlayan, bunun için de bilimsel ve istatistiki yöntemlere başvuran, stratejik süreç iyileştirmelerini sağlayan ve/veya yeni ürün geliştirmek için kullanılan sistematik bir yöntemdir" (Linderman vd 2003; 195).

"İmalatta tasarımda ve hizmette kaliteyi iyileştirmeye yarayan ve belirli varsayımlarla milyonda 3,4 hatayı hedefleyen bir yönetim felsefesidir" (Gürsakal 2005;3).

''Altı Sigma daha sıkı çalışmak için değil ama daha akıllıca çalışmak için bir felsefe, bir işletme stratejisidir'' şeklindedir (Wyper ve Harison, 2000: 722).

"İşte başarıyı yakalamak, sürdürmek ve en üst düzeye ulaştırmak için kapsamlı ve esnek bir sistemdir. Altı Sigmayı işleten benzersiz mekanizma, müşteri ihtiyaçlarını derinlemesine anlama; gerçekleri, verileri ve istatistiksel analizleri bir disiplin çerçevesinde kullanma; iş süreçlerini yönetme, iyileştirme ve yeniden keşfetmekten ibarettir" (Pande vd. 2012;13).

Altı Sigma, operasyonları düzene sokarak, kaliteyi geliştirerek ve organizasyon çapındaki her süreçte hataları ortadan kaldırarak müşteri memnuniyetini ve karlılığı artırmaya yönelik tanımlanmış ve disiplinli bir iş metodolojisidir" (Six_Sigma_Revealed_by_International_Six_Sigma_Institute.pdf)

Altı Sigmayı tanımlamanın bir başka etkili yolu da onun ne olmadığını tarif etmektir. Bu bakımdan Altı Sigma kesinlikle bir kalite sertifikasyon sistemi (ISO 9000 vs.) değildir. Dolayısıyla kurumların Altı Sigma sertifikasına sahip olduğunu iddia etmesi mümkün değildir (Goh 2011; 221).

Öte yandan sigma tanımı üzerinden de Altı Sigma yaklaşımını açıklamak faydalı olacaktır. Yunan alfabesinde yer alan sigma harfi - σ- bir topluluk için "standart sapma"yı ifade eden istatistiksel bir semboldür. Standart sapma en basit anlatımla herhangi bir sürecin ya da nesnenin "değişkenlik" ya da "tutarsızlık" durumunu gösterir. Örneğin bir mağazadan aldığınız elbiselerin bedenleri aynı olduğu hâlde birinin daha bol gelmesi ya da aynı kahve dükkanından içtiğiniz bir kahvenin her zamanki aromatik tatta olmaması gibi. Bunun gibi doğada ve yaşam deneyimlerimizde çok fazla değişkenlik ya da tutarsızlık örneği verilmesi mümkündür. Çünkü hayatın kendisi değişkenlikler üzerine kuruludur. Değişkenlik doğal bir durum olsa da kurumlar açısından bu değişkenlik müşterilere yansıyorsa bu bir kurum için kötü sonuçlar doğuracaktır. Örneğin internet üzerinden alışveriş yaptığınız bir kurum gönderilmemiş bir kargonuzla ilgili şikâyetinize bir iki hafta içinde dönüş yapacağı geri bildiriminde bulunuyorsa (ki bu tarih aralığı onların süreç yönetiminde oldukça fazla değişken olduğunu gösterir) sonraki alışverişlerinizde onlarla devam edip etmeme kararınızda büyük etkiye sahip olacaktır (Pande vd., 2016;54).

İlgili yazında, Altı Sigma metodolojisinde "*değişkenliklerin*" yanlışların temel kaynağı olduğu kabul edilir (Emekli vd., 2016;81) ve Altı Sigma'da temel hedefin; değişkenliğin standart sapmasını müşterinin beklentilerinden hareketle saptanan sınırlar içerisinde tutmak ve değişkenliğe yol açan faktörleri olabildiğince minimize etmek olduğu ifade edilmektedir (Pande vd. 2016; 55).

Bir kurumda uygulanan Altı Sigma yaklaşımının ne düzeyde başarılı olduğunu takip etmek için sigma seviyeleri kullanılmaktadır. Buna göre sigma seviyesinin artması ile fire, hata miktarı gibi olumsuz göstergeler azalır. Bir başka deyişle süreçte meydana gelen aksaklıklar, hatalar belirlenip en aza indirildikçe sigma seviyesi yükselmektedir. Bu bakımdan Altı Sigma yaklaşımında temel hedef ifade edilecek DPMO (Defects per Million Opportunity-Milyon Fırsat Başına Kusur) değerinin azalması istenmektedir. Kurumlar milyon olasılıktaki (fırsattaki) hata sayılarını (DPMO) tespit ederler ve sigma dönüşüm tablolarından yararlanarak sigma seviyelerini bulmaktadırlar (Deniz vd. 2016;13).

Tablo 2: Sigma Dönüşüm Tablosu

Süreç Sigması	Milyon Olasılık Başına Düşen Hata (DPMO)	Verim
6	3,4	%99,99966
5	233	%99,98
4	6.210	%99,4
3	66.807	%93,3
2	308.538	%69,1
1	691.462	%30,9
0	933.193	%6,7

Kaynak: Eckes,2007:30;126-128

Aşağıdaki bir diğer tabloda sigma seviyeleri ile hata sayıları arasındaki ilişkinin daha iyi ifade edilebilmesi için bazı örneklere yer verilmiştir.

Tablo 3: %99 Kaliteye Karşılık Altı Sigma Performans Sonuçları

%99 Performans Hedefleri Sonuçları	Altı Sigma İle Elde Edilecek Sonuçlar
Gönderilen her 300.000 mektupta: %99 ile 3000 hatalı gönderi	Altı Sigma ile 1 hatalı gönderi
Açılan her 500.000 bilgisayarda: %99 ile 4100 çökme	Altı Sigma ile < 2 çökme
500 yıl boyunca yapılan ay sonu hesaplarında: %99 ile 60 ay hesap hatası	Altı Sigma ile .018 ay hesap tutmaması
Haftalık tv yayınında: %99 ile 1.68 saat yayın boşluğu	Altı Sigma ile 1.8 saniye yayın boşluğu

Kaynak: Pande vd 2016;42.

Tabloda bir kurum %99 oranında kaliteyi hedeflediğinde meydana gelen hata sayıları ile Altı Sigmaya (%99.9997) ulaşıldığında meydana gelen hata sayıları karşılaştırılmıştır. Sonuçlar arasında çarpıcı bir fark olduğu görülmektedir. Dolayısıyla bir kurum %99.9997 (mükemmellikteki) Altı

Sigma performansına ne derece yakın olduğunu bu şekilde ölçebilir. Altı Sigma seviyesi her kurumun hayal ettiği ancak ulaşılması oldukça güç bir seviyedir (Pande vd., 2016; 41).

Altı Sigma'nın Temel Altı İlkesi

Altı Sigma'nın ilkeleri, firmaların tüm çıkar gruplarını (müşterileri, çalışanları, tedarikçileri, sahipler vb.) memnun edecek ve ihtiyaçlarını karşılayacak faaliyetleri içermektedir (Lagrosen ve Lagrosen, 2000: 940). Altı Sigma'nın ilkeleri aşağıdaki gibidir;

- **Müşteri Odaklılık:** Kurumların ana müşteri gruplarını belirledikten sonra müşterilerinin kurumdan tam olarak ne beklediklerini öğrenmeleri ve değişen ihtiyaç ve beklentilerinin de farkında olmaları Altı Sigma yaklaşımında çok önemli bir süreçtir (Pande vd., 2000; 81).
- **Verilere Dayalı Yönetim:** Altı Sigma uygulamalarında hataların bulunması ve ortadan kaldırılması için sadece tecrübe veya içgüdülerle değil, kapsamlı verilere dayanarak ve istatistiksel analizler ile karar vermek esastır (Turan vd., 2008: 57). Altı Sigma hataların tespit edilmesinde ve tekrar etmemesinde verilere dayalı analizler ile yöneticilerin karar vermesini sağlamayı amaçlar (Turan vd., 2008; 57).
- **Sürece Odaklanma, Yönetim ve İyileştirme:** Kurumlardaki bütün uygulamalar ve bu yönde kullanılan kaynakların süreç odaklı yönetilmesi Altı Sigma açısından önemlidir. Bu bakımdan kurumun sahip olduğu tüm süreçlere yönelik göstergelerin analizi doğrultusunda iyileştirmeleri yapılmalıdır (Deniz vd. 2016; 18).
- **Proaktif Yönetim:** Proaktif olmak demek kısaca; olaylardan önce harekete geçmektir. Bir başka deyişle tepkiselin karşıtıdır. Altı Sigma, kurum yöneticilerinin (geleneksel) tepkisel anlayışın tersine dinamik, duyarlı ve proaktif yönetimi benimsemeleri üzerine kurgulanmıştır (Pande vd., 2012; 46).
- **Sınırsız İş Birliği:** Altı Sigma yaklaşımında kurumların tüm paydaşları ile gerek kurum gerek tüm paydaşlar özelinde kazanımların elde edildiği bir İş birliği söz konusudur. Böylece bu olumlu iletişim ve İş birliği sayesinde değer yaratma kültürü de oluşacaktır (Işığıçok 2011; 27).

- **Mükemmele Yöneliş, Başarısızlığa Karşı Hoşgörü**: Kurumların mükemmellik seviyesine ulaşmalarındaki en önemli faktör yenilikçi fikirlerin ve yaklaşımların ortaya çıkmasını sağlayan bir kurum kültürünün oluşmasıdır. Bunun için de kurum risk yönetimi kapsamında bedeli başarısızlık da olsa yeni yollar denemeye açık olmalıdır (Pande vd., 2012; 47).

Altı Sigma Yaklaşımında Süreç İyileştirme Metodolojisi

Altı Sigma yaklaşımında süreç iyileştirme metodolojisi olarak TÖAİK (Tanımlama-Ölçme-Analiz-iyileştirme-Kontrol) ya da İngilizce karşılığının baş harflerinden oluşan DMAIC (Define-Measure-Analyze-Improve-Control) kullanılmaktadır. Bu metodolojiyi aşağıdaki gibi özetlemek mümkündür (Bandyopadhyay Coppens 2005; ve; Gupta 2004; 24-25).

Tanımlama (Define): Bu aşamada hangi alanların iyileştirileceği ve bu yöndeki hedefler, müşteri beklentileri ve süreçlerin tanımlanması yapılır. Buna göre iyileştirme projeleri ve projenin çalışanları belirlenir ve belirli eğitimlerden geçirilir (Bandyopadhyay Coppens 2005; ve; Gupta 2004; 24-25).

Tanımlama aşamasında problemin tanımının yapılabilmesi için çeşitli analizler kullanılır. Bunlar; proje planı, iletişim planı, SIPOC diyagramı (Supplier - Input – Process – Output – Customer; Tedarikçiler-Girdi-Süreç-Çıktı-Müşteri) sebep sonuç diyagramı, Müşterinin Sesi (Voice of customer) olarak ifade edilebilir (Avunduk 2019; 637).

SIPOC ve Müşterinin Sesi analizlerine aşağıdaki gibi uygulama örnekleri verilebilir:

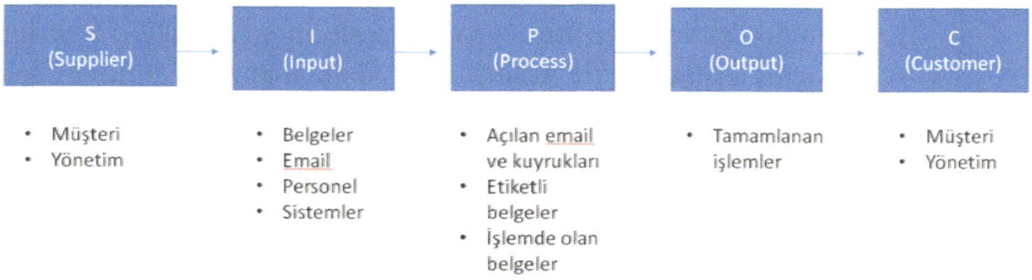

Şekil 4: Altı Sigma SIPOC Örneği

Kaynak: https://www.sixsigmainstitute.org/contents/Six_Sigma_Revealed_by _International_ Six_Sigma_Institute.pdf)

"Müşterinin Sesi" için birtakım tekniklere örnek vermek gerekirse; odak grup görüşmeleri, anketler, mülakatlar, öneriler ve gözlemler sayılabilir.

Aşağıda "Müşterinin Sesi" uygulamasına bir örnek verilmiştir.

Tablo 4: Müşterinin Sesi uygulaması örneği

Müşterinin İfadeleri	İhtiyaç	Gereksinim
Sipariş ettiğim pizzayı istiyorum	Doğru kişiye doğru pizza	Doğruluk
Burada olacağını söylediğin zamanda pizzamı istiyorum	Müşteriye söz verildiği gibi zamanında teslimat	Dakiklik
Teslimatı yapanın arkadaşça davranmasını istiyorum	Servis elemanında kibar davranışların varlığı	Şikâyetler
Bu pizza için çok ödeme yapmak istemiyorum	Fiyatın diğer şirketlerin pizzalarına kıyasla eşit ya da daha ucuz olması	Fiyat

Kaynak: https://www.sixsigmainstitute.org/contents/Six_Sigma_ Revealed_by_ International _Six_Sigma_Institute.pdf)

Tanımlama aşaması temel olarak hangi süreçlerin iyileştirilmesi gerektiğini doğru tespit edebilmemiz gereken önemli bir aşamadır. Bu sebeple kullanılacak yöntemlerden olan SIPOC ve Müşterinin Sesi uygulamaları Altı Sigma yaklaşımında oldukça sık kullanılmaktadır.

- **Ölçme(Measure):** Bu aşamada iyileştirmelerin yapılacağı alanlar müşterinin sesi dinlenerek belirlenir (Bandyopadhyay Coppens 2005; ve; Gupta 2004; 24-25). Ölçme aşamasında ölçüm sistemleri doğrulandıktan sonra prosesler ve proseslerin yeterlilikleri belirlenir ve proses çıktılarının da yeterliliğine dair analizler yapılır. Ölçme aşamasının son durağında da performans amaçları belirlenir. Bu amaçla; beyin fırtınası, sebep-sonuç analizi, FMEA (Failure Mode and Effect Analysis; Hata Türü ve Etkileri Analizi) gibi birtakım tekniklerden yararlanılır ve proje planı ve aşamaları tekrar gözden geçirilmiş olur (Işığıçok, 2008; 12).
- **Analiz (Analyze):** Analiz araçları olarak pareto analizi, sebep-sonuç diyagramı gibi araçlar kullanılarak toplanan veriler analiz edilir. Müşterinin beklentilerini karşılayabilmek adına hizmet/ürün tasarı-

mına yönelik aksiyonlar alınır. Ölçme ve analiz adımları "süreç karakterizasyonu" olarak da ifade edilirler (Bandyopadhyay Coppens 2005; v2; Gupta 2004; 24-25).

Analiz aşamasında kurum en iyi ürün/hizmeti sunmak için hangi faktörlerin en öncelikli ve gerekli olduğunu tespit edebilmek üzere kök neden analizleri yapılmaktadır. Bu aşamada elde edilen veriler yoğun olarak istatistiki araçlarla analiz edilmektedir. Verilerin normal dağılıma sahip olanları tespit edilip bu veriler kullanılır. Sonrasında ise normal dağılıma sahip olan veriler kullanılır. Böylece tanımlama, ölçme aşamasında tespit edilen girdilerin sonuçlar üzerinde yarattıkları etkiler analiz edilmiş olur. Analiz aşamasının temel amacı girdi faktörlerinin azaltılması ile sonuç faktörleri üzerinde en çok etkiye sahip olan girdilerin belirlenmesidir (Çağlar Kurt 2016; 16).

Analiz sürecinin aşamalarını aşağıdaki gibi ifade etmek mümkündür: (Avunduk, 2019; 638).

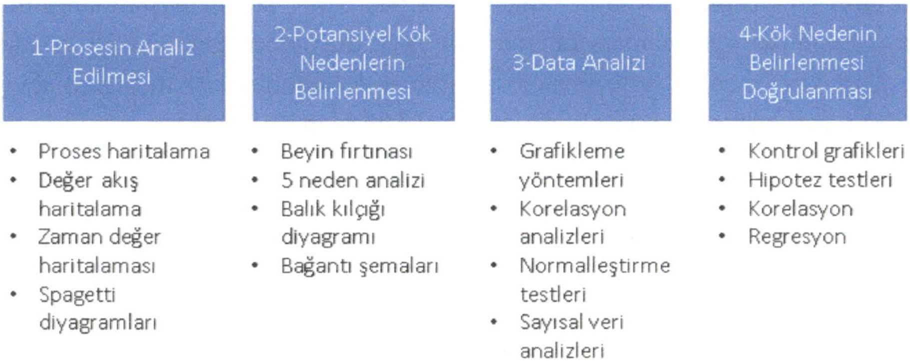

İyileştirme (Improve): Bu aşamada, şimdiye kadarki süreçlerle analiz edilerek tespit edilmiş sorunlar üzerine gerekli süreç iyileştirmeleri yapılır (Bandyopadhyay Coppens 2005 ve Gupta 2004; 24-25). Ayrıca alternatif oluşturabilecek farklı çözüm yollarına da odaklanılır. Farklı çözüm yolları uygulanırken oluşabilecek hataların belirlenmesi ve ortadan kaldırıldıktan sonra yeniden uygulanması süreçleri de yine bu aşamada yerine getirilir (Akarslan, 2015; 55).

Kontrol (Control): Şimdiye kadar yapılan süreçlere yönelik iyileştirmelerin sürekliliğinin sağlanması için gerekli takipler çeşitli kalite yönetim metotları kullanılarak yapılır (Bandyopadhyay Coppens 2005; ve Gupta 2004; 24-25).

Altı Sigma'da son aşama olan kontrol fazı ile gerçekleşen iyileştirmelerin ve değişikliklerin etkisinin ne düzeyde olduğu kontrol edilir.

Kontrol aşaması;

- ✓ gözlem ve kontrol sistemlerinin tanımlanması ve devreye alınması,
- ✓ standart ve prosedürlerin geliştirilmesi,
- ✓ istatistiksel süreç kontrolünün tamamlanması,
- ✓ süreç yeterliliğinin sağlanması,
- ✓ sağlanan karın, maliyet tasarruflarının gerçekleşmesi ve
- ✓ projenin kapatılıp ilgili dokümantasyonun sonuçlandırılması adımlarını bünyesinde barındırır.

Kontrol aşaması tamamlandıktan sonra tüm süreçler yeni baştan Altı Sigma seviyesine ulaşılana kadar tekrar başlatılır. Tekrar başlatma aşamasının kesintiye uğramaması önemle üzerinde durulması gereken bir konudur. Aksi takdirde süreç iyileştirmeleri sağlanarak hedeflenen Altı Sigma seviyesine ulaşılması mümkün olamayacaktır (Akarslan 2015, 58).

İyileşme ve kontrol adımları ise "süreç optimizasyonu" olarak tanımlanır (Bandyopadhyay, Coppens 2005; Gupta 2004; 24-25).

Bu metodoloji aynı zamanda teknik araçlardır. Altı Sigma uygulamasında karşımıza çıkan kuşak kavramı açısından bu teknik araçlar uygulamada kullanılmaktadır. Kuşaklar; şampiyon, kara kuşak ve yeşil kuşak olarak tanımlanmıştır ve kuşaklar arasında bir hiyerarşi söz konusudur. Her bir üst kuşak bir alt kuşağın eğitiminden sorumludur ve danışmanıdır. Kısaca kuşakların görevlerine değinecek olursak; şampiyon kuşaklar projelerin seçimi, takibi ve onayından sorumluyken yeşil kuşalar lojistik hizmeti ile ilgilenirler. Kara kuşaklar ise teknik olarak oldukça yetkin olan adeta bir problem çözme ustalarıdır (Ağın 2020; 115-118).

Kuşakların görev dağılımını açıklayan tabloya aşağıda yer verilmiştir.

Tablo 5: Kuşakların Görev Dağılımı

Şampiyon	Uzman Kara Kuşak	Kara Kuşak	Yeşil Kuşak
Şirketin Altı Sigma vizyonunu oluşturmak	Kara Kuşakların eğitimine ve sertifikalandırılması na yardımcı olmak	Proje engellerini belirlemek	Günlük işlerin yanında, Yeşil Kuşak fonksiyonlarını yerine getirmek
Altı Sigma uygulama yolunu tanımlamak	Şampiyonlarla işbirliği kurmak	Projenin gerçekleştirilmesinde ekipleri yönlendirmek ve yönetmek	Kara Kuşakların projelerine katılarak, sorumluluklarını yerine getirmek
Stratejileri uygulamak için eğitim planı geliştirmek	Örgütün birçok seviyesindeki personeline eğitim vermek	Liderlere gelişmeleri rapor etmek	Projelerin uygulanmasında Altı Sigma metotlarını öğrenmek
Etkisi yüksek olacak projeleri belirlemek	Proje tanımlamasına yardımcı olmak	Gerektiğinde şampiyonlardan yardım talep etmek	Projelerin tamamlanmasından sonra da Altı Sigma metot ve araçlarının öğrenimini sürdürme
İstatistiksel düşünce sistemini geliştirmek	Proje çalışmalarında Kara Kuşakları desteklemek	Uygulamada kullanılacak en etkin araçları belirlemek	
Kara Kuşakları denetlemek	Gerekli olduğunda teknik danışmanlık verebilmek üzere proje incelemelerine katılmak		

Kaynak: Harry ve Schroeder, 2000:198-199

Altı Sigma yaklaşımının uygulanmasında, öncelikle seçilmiş olan personel, yeşil kuşak veya kara kuşak eğitiminden geçirilmelidir (Gupta, 2004:24-25).

Altı Sigmanın uygulamada nasıl bir seyir izlediğine değindikten sonra özellikle sağlık hizmetleri alanında nasıl bir yeri olduğuna da değinmekte fayda vardır.

Sağlık Hizmetlerinde Altı Sigma'nın Yeri ve Önemi

Altı Sigma yaklaşımı ilk olarak imalat sektöründe kullanılmış olsa da hizmet sektöründe de kullanılmaktadır. Özellikle hastaneler, hava yolu şirketleri, bankalarda kullanımı söz konusudur (Antony Kumar 2008; 24). Altı Sigma'nın sağlık sektöründe kullanılmaya başlanmasının önemli nedenlerinden biri, giderek artan sağlık harcamaları karşısında kurumların baskı altında kalmaları ve gerekli tasarruf önlemlerini almanın yollarını aramaları olmuştur (Memiş, 2012;1). Sağlık hizmetlerinde maliyetlerin azaltılması ve tüm kaynakların verimli şekilde kullanılmasını sağlamak için verimlilik, etkililik, tekrarlayan işlerin tespit edilip azaltılması, tedaviye yönelik maliyet kalemlerinin azaltılması, israfın engellenmesi, tıbbi hataların ortadan kaldırılması, sağlık hizmetlerinin kalitesinin arttırılması giderek önemli olmuştur. Tüm bu uygunsuzlukların ortadan kaldırılması ya da minimize edilmesinde Altı Sigma gibi kalite odaklı performans ölçüm yöntemleri sağlık kurumlarında kullanım alanı bulmuştur (Deniz vd., 2019; 134).

Altı Sigma, sağlık hizmetlerindeki kalite performansının arttırılmasında geniş bir yelpazeden ele alınmaktadır. Altı Sigma ile sağlık kurumlarının faaliyet alanlarını kapsayan hemşirelik hizmetleri, hekimlik hizmetleri, laboratuvar hizmetleri, radyoloji hizmetleri, otelcilik, idari ve destek hizmetleri gibi tüm hizmet alanlarında iyileştirmeler yapılabilir. İyileştirmelerin yapılabileceği alanlara birçok örnek verilebilir; personel verimliliğinin arttırılmasından, hasta bekleme sürelerinin azaltılmasına, cerrahi kapasitenin arttırılmasından gelir döngüsünün iyileştirilmesine, tıbbi hataların azaltılmasından, hasta memnuniyetinin arttırılmasına kadar gerek klinik süreçler, gerek idari ve mali süreçlerde Altı Sigma kullanılabilir (Deniz vd. 2016; 135-136).

Sağlık hizmetleri alanında Altı Sigma'nın sıklıkla kullanıldığı alanlar ameliyathane ve radyoloji hizmetleri olmuştur. Bu alanlarda gerçekleştirilen çalışmalar, hizmette bekleme ve tedavi sürelerinin kısalmasında, maliyetlerin ve hataların azaltılmasında, hizmet kalitesinin iyileştirilmesinde ve hasta memnuniyetinin arttırılmasında olumlu yönde etkili olmuştur (Ninerola vd. 2020; 438).

Sağlık hizmetlerinde Altı Sigma'nın kullanım alanlarına yönelik aşağıda verilmiş örneklerle modelin kullanımının yarattığı değer ortaya çıkmaktadır:

Sunder ve Kunnath, sağlık kurumlarına dış kaynaklı (outsource) sağlık hizmeti sunan kurumlarda Altı Sigma uygulamasının yetersiz düzeyde olduğunu tespit etmişler ve bu konuda bir bilimsel araştırma yapmışlardır. Çalışmanın amacı, sağlık hizmetlerinde tam zamanlı teslimatın kritik olduğu dış kaynaklı firmaların Altı Sigma kullanımını araştırmak ve modeli kullananların sağladıkları finansal değeri tespit etmektir. Gerçekleştirilen vaka çalışmasında, Altı Sigma kullanımının yönetsel hataların azaltılmasında yardımcı olduğu ve 530 bin ABD doları tasarruf sağlandığı ortaya konmuştur (Sunder ve Kunnath 2020; 496).

Sağlık, yönetilmesi en karmaşık sistemlerin başında gelmektedir. Özellikle son yıllarda süreçlerin başarı ile yönetilmesi, kontrollerinin sağlanması ve yönetim modellerinin oluşturulması sağlık yönetiminde kalitenin öne çıkan unsurlarıdır. Sağlık hizmetlerinde en sorunlu alanlardan biri, hasta bekleme sürelerinin yönetimi ve ortaya çıkan memnuniyetsizlikler sebebiyle hastaların randevularına gelmemeleridir. Hastaların randevularına gelmemesi bilindiği gibi sağlık kurumları açısından zaman ve kaynak israfına neden olmaktadır. Bu bakış açısıyla İmporta ve arkadaşları hasta randevularında, çifte randevu stratejisini bir çözüm olarak sunmuşlardır. Bu öneriden hareketle gerçekleştirilen araştırmada çevik üretim ile Altı Sigma uygulamaları birleştirilmiştir. Kullanılan modelin sağlık yöneticileri için hastalara daha hızlı bir hizmet sunmaya imkân verdiği tespit edilmiştir (Improta vd., 2020; 1052).

Bu araştırmaya benzer diğer bir örnek, North Shore Üniversite hastanesi acil servisi örneğidir. Hastanenin acil servisine ayaktan başvuran hastaların ortalama 187 dakika beklediği tespit edilmiştir. Çalışanlara göre hastaların bekleme sebebi yetersiz personelin olmasıdır. Yaşanan soruna çözümü için sorunun kök sebeplerini tespit etmede hastane yönetimi, Altı Sigma metodolojisi ile veri toplayıp süreci analiz etmiştir. Elde edilen bulgular sonucunda, hasta akışında bazı sıkıntılar tespit edilmiştir. Hasta bekleme sürelerinin uzamasındaki esas aksaklıkların hekimlerden ve kayıt görevlilerinden kaynaklandığı anlaşılmıştır. Altı Sigma ile yapılan analiz ile gecikmelerin asıl sebebi yetersiz personel değil, verimsiz süreçler olarak tespit edilmiştir. Bu çalışmanın ardından gerçekleştirilen iyileştirmelerle hasta bekleme süreleri %37 azalmıştır (https://www.villanovau.com/resources/six-sigma/why-six-sigma-is-ideal-for-the-healthcare-industry/).

Virtua Sağlık Sistemi: Kurum mükemmeliyet programı çerçevesinde hedeflerini gerçekleştirmenin bir parçası olarak Altı Sigma projesi oluşturdu ve kardiyovasküler hastalığı bulunan 70 milyon Amerikalı'yı ilgilendiren ilaç yönetim süreçleri üzerine çalıştı. Ekip hataların dokümantasyon sürecinde yaşanan sorunlardan kaynaklandığını tespit etti. Altı Sigma ilkeleri kullanılarak bakım süreçleri iyileştirildi, hemşirelerin kardiyak ilaçlara yönelik bilgileri arttırıldı ve bakımın daha iyi bir dokümantasyonu sağlandı. (https://www.villanovau.com/resources/six-sigma/why-six-sigma-is-ideal-for-the-healthcare-industry/).

Altı Sigma yaklaşımı çerçevesinde diğer hastanelerin kalite iyileştirme çalışmalarında elde ettikleri başarılara aşağıdaki örnekleri de ilave etmek mümkündür. Kalite iyileştirme çabalarının bir parçası olarak Altı Sigma'yı başarıyla benimseyen birkaç sağlık kuruluşu şunlardır (https://www. villanovau.com/resources/six-sigma/six-sigma-improving-healthcare/):

Mount Carmel Sağlık Sistemi: Kurum iki yıl boyunca yönetim ve operasyonel süreçlerinde iyileştirme sağlamak için Altı Sigma yaklaşımını uygulamış ve 3,1 milyon dolar tasarruf etmiş, çalışan memnuniyeti oranları artmıştır.

Boston Tıp Merkezi: Tanısal görüntüleme alanında iyileştirme sağlamak için kullanılan Altı Sigma maliyet tasarrufu ve 2,2 milyon doları aşan gelir artışı sağlamıştır.

Rapides Regional Medical Center: Kurum Altı Sigma'yı acil servis biriminde yaşanan kusurları azaltmak için kullanmış ve bu sayede bekleme sürelerini azaltmış, daha fazla hasta görerek hastanenin yılda 950 bin doları aşan tasarruf etmesini sağlamıştır.

Rhode Island Kadın ve Bebek Hastanesi: Hastane, uygulama oranlarını %35 artıran embriyo transferi prosedürlerini standartlaştırmak için başarılı bir şekilde Altı Sigma uygulanmıştır.

Valley Baptist Sağlık Sistemi: Hastane Altı Sigma ile ameliyat döngü süresini kısaltmış ve yıllık vaka kapasitesini 1100 vaka daha arttırarak 1,3 milyon dolar gelir artışı sağlamıştır.

Yale-New Haven Tıp Merkezi: Hastane cerrahi yoğun bakım ünitelerinde Altı Sigma yaklaşımını birçok projede kullanmış ve kan dolaşımı enfeksiyonlarında %75 azalma ve yıllık yaklaşık 1,2 milyon dolar tasarruf elde etmiştir.

Birçok başarılı Altı Sigma projesine verilen örneklerden sonra Türkiye'deki durum incelendiğinde, Altı Sigma yaklaşımına dair örneklerin sınırlı sayıda olduğu görülmektedir (Kuşçu vd., 2018; 133). Bu uygulama hakkında Türkiye'deki sağlık yöneticilerinin bilgilendirilmesi ve teşvik edilmesine yönelik gerek Sağlık Bakanlığı'nın gerek özel kuruluşların ve meslek odalarının iş birliği, sağlıkta kalite çalışmalarına katkı sağlayacaktır (Deniz vd. 2016; 156).

2.1.2. Akreditasyon, ISO ve Dış Değerlendirmeler

Son yıllarda hizmet ve imalat sektörleri tarafından benimsenen kalite hareketi sağlık sektörüne de etki etmiştir. Deming ve Juran ile başlayan kalite ve iyileştirme teorilerine ek olarak TKY ve Sürekli Kalite iyileştirmeye yönelik yaklaşımlar sağlık hizmetlerinin günlük operasyonel süreçlerine de girmiştir (Rooney vd., 1999; 1).

Sağlık kurumları artan maliyetlerle baş edebilmek, yüksek kalitede hizmet sunabilmek, hasta memnuniyetini en üst düzeye çıkarabilmek için sürekli iyileştirme çalışmaları yapmak ve yüksek performans hedeflerini gerçekleştirmek durumundadırlar. Bunları gerçekleştirmenin en sık tercih edilen yollarından biri de standartlar ve akreditasyonlardır. Hastaneler kullandıkları bu standartlar ve akreditasyonlar ile belirli alanlarda süreç iyileştirmeleri yapabilmekle birlikte bunların hiçbirinin tüm hastane alanlarını tek başına kapsamadığı göz önünde bulundurulmalıdır (Semnani ve Asadi 2016; 1). Dolayısıyla bu standartlar performansa dayalı kalite modelleri olan Dengeli Skor Kart ve EFQM MM gibi kalite yönetim modellerinin kullandığı yöntem/teknik/araçlar olarak ele alınmalıdır. Hastanelerin yoğun rekabet şartlarına uymaları neticesinde oluşan girişimlerinin başında zorunlu olan birtakım standartları sağladıklarına yönelik belgeleri almaları gelirken, gönüllülük esasına dayalı akreditasyon belgelerini de almaları mümkündür (Güdük Kılıç 2017; 103).

2.1.2.1. Akreditasyonun Gelişim Süreci ve Sağlıktaki Yeri

Akreditasyonun temelini Ernest A. Codman 1912 yılındaki sağlık alanında gerçekleştirilen kongrede yapmış olduğu konuşması ile atmıştır. Bu konuşmasında hastane güvenlik, bakım ve tıbbi kayıt süreçlerindeki aksaklıkların büyüklüğüne dikkat çekmiştir. Codman bu konuşmasından sonra Amerikan Cerrahlar Koleji'nin 1913' te kurulmasıyla birlikte kurumun standardizasyon komitesi başkanı olmuştur (www. facs.org)1917 yılında ise Amerikan Cerrahi Derneği tarafından JCAHO (Joint Commission on Accreditation of Healthcare Organization) kurulmuştur ve dünyanın en eski akreditasyon programı olmuştur (Tabrizi 2011; 5-6). Akabinde Codman 1919 yılında yaptığı çalışmaları neticesinde "Minimum Standards for Hospital" isimli tek sayfalık raporu yayınlanmıştır. (www. facs.org). Akreditasyon programının temelini oluşturan tek sayfalık standartlar belgesi ile hastaneler bu şekilde değerlendirilmeye başlanmıştır (www.jointcommission.org). 1950 yılına gelindiğinde The American College of Physicians, The American Hospital Association, The American Medical Association ve Canadian Medical Association'un çalışmalara dâhil olmasıyla hastaneler özelinde bağımsız, kâr amacı gütmeyen ilk akreditasyon kurumu olan Joint Commission on Accreditation of Hospitals (JCAHO) kurulmuştur.(www. jointcommission.org).

Akreditasyonun temel amacı, halkın sağlık hizmetlerinin kalitesine olan güvenini güçlendirmektir. Kamuya açık raporlama ve paydaş katılımı da bunun bir yönüdür (Tabrizi, 2011; 5-6). Komisyon, 1998'de "Joint Commission International" adı altında, uluslararası alanda da akreditasyon hizmeti vermeye başlamıştır (http://www. jcaho.org/about+us/index.htm: Ocak 2004).

Her ne kadar 1980'li yılların ortalarına kadar daha çok prosedür ve organizasyonel yapılara, hizmetin çıktılarına bir başka deyişle kalite güvencesine odaklı olsa da 1986 yılında yeni yaklaşımını ilan ederek kalite güvencesinden daha çok kalitenin geliştirilmesi anlayışının önemini ilan etmiştir. Bu bağlamda oluşturulan yeni standartlar süreç ve çıktılara odaklanmıştır (Scrivens, 1997; 212).

1990'ların ortalarına doğru akreditasyon; tüm paydaşlarına hesap verebilirlik çerçevesinde ele alınmış, 2000'li yıllara gelindiğinde Dünya Sağlık Örgütü'nün (WHO) "herkes için sağlık" hedefi kapsamında tüm üye ülkelerin uyduğu birtakım ulusal politikalar, eylem planları geliştirilmiştir (ISQua WHO 2003; 6). Böylece sağlık hizmetleri akreditasyonu 1980'li yıllarda giderek artan bir etki yaratarak yaygınlaşmış ve 1990'lı yıllardan itibaren sağlık kalitesinin arttırılmasında bir strateji olarak değerlendirilmiştir (Shaw vd. 2010; 341).

JCAHO akreditasyonu üzerine ABD Florida'da 140 hastanede yapılan bir çalışmada, JCAHO'dan yüksek derece ile akredite olan hastanelerin vergi öncesi faaliyet kârı ve vergi öncesi varlıkların geri dönüşü değişkenleri bağlamında, akredite olmayan veya düşük derece ile olan hastanelere oranla çok daha yüksek bir performans sergiledikleri görülmüştür (Langland-Orban vd., 1996: 385-399).

Akreditasyonun ilgili yazında yapılmış öne çıkan tanımları ise aşağıdaki gibidir;

Dış bir kurum tarafından daha önceden oluşturulmuş standartlar çerçevesinde bir sağlık kurumunun değerlendirilmesidir. Bu değerlendirme; dış değerlendirici görüşleri, dokümantasyon incelemeleri, ekipman kontrolü ve idari ve klinik süreçlere yönelik verilerin incelenmesi gibi birçok yöntemin kombinasyonu ile yapılmaktadır (Şahin 2020; 17).

Hinchcliff ve arkadaşları akreditasyon programlarını, sahip olduğu standartlar aracılığıyla klinik süreçlerde kanıta dayalı uygulamaların ve organizasyonel uygulamaların kurum kültürüne yerleşmesini sağlamak suretiyle sağlık kurumlarına kalite güvencesi sunmayı hedefleyerek bunun için sistemsel süreçlerine etki ettiği şeklinde tanımlamışlardır (Hinchcliff vd., 2013;1).

Sağlık organizasyonlarının akreditasyonu, tıbbi uygulamalardaki çeşitliliği azaltmak, uygun olmayan bakımı ortadan kaldırmak ve artan maliyetleri azaltmak gibi faydaları amaçlayan ulusal standartlar oluşturmak olarak görülebilir (Viswanathan vd., 2000;1117).

Bu standartlar uluslararası boyutta da olabilir ve genellikle devlet kurumu olmayan bir organizasyon tarafından, deneyimli dış değerlendiricilerin sağlık organizasyonunu değerlendirmesi şeklindedir (Tabrizi vd., 2011; 2).

Türkiye Sağlık Hizmetleri Kalite ve Akreditasyon Enstitüsü (TÜSKA) tarafından da akreditasyon; "*Organizasyonların kalite, etkinlik ve verimliliğini artırmak için kullanılan, belirlenmiş standartlara uygunluğun etkili bir kurum tarafından değerlendirilerek onaylanmasını içeren, genellikle gönüllülük esasına ve uluslararası kabul görmüş ilkelere dayanan bir program*" olarak tanımlanmaktadır. Bununla birlikte "The International Society for Quality in Health Care (ISQua)" dünya çapında akreditasyonla ilgili en yetkili kurumdur ve temel görevi sağlık hizmeti akreditasyonu sağlayan kurumların standart setlerini ve denetçi eğitim programını akredite etmektedir. (https://www.tuseb.gov.tr/tuska/akreditasyon-nedir).

Sağlık Hizmetlerinde Akreditasyon'un yeri incelendiğinde; Türkiye'de Sağlıkta Dönüşüm Programı çerçevesinde sağlıkta kalite ve akreditasyon konularının altı çizilmiştir. Kalite çalışmaları kapsamında sağlık kurumlarının performansını ölçebilmek ve kalite çalışmalarının gelişmesini sağlamak üzere birtakım kurumlar oluşturulmuştur. Bunların başında Ulusal Kalite ve Akreditasyon Kurumu ile 2007 yılında Performans Yönetimi ve Kalite Geliştirme Daire Başkanlığı adı ile kurulan daha sonra Sağlıkta Kalite ve Akreditasyon Daire Başkanlığı olarak yeniden adlandırılan kurumlar gelmektedir (www.saglik.gov.tr).

Türkiye'de 1348 hastanede yapılan kapsamlı bir çalışma neticesinde bu hastanelerden 350'sinden geri dönüş alınmış ve bu hastanelerden 240 tanesinin (%70.29) herhangi bir akreditasyon ve/veya sertifikasyona sahip olmadığı tespit edilmiştir. Bu hastanelerin %4.57'sinde JCI akreditasyonu varken, %21.43'ünde ISO sertifikası olup, %3.71'inde de hem JCI hem de ISO sertifikasyonu bulunduğu tespit edilmiştir. Çalışmada akreditasyon ve sertifikasyona sahip neredeyse tüm hastanelerin kalite yönetim sistemlerini kapsayan göstergelerinde pozitif etkisi olduğu görülmüştür (Yıldız vd., 2019; 1).

2.1.2.2. ISO (International Organization for Standardization)'nun Gelişim Süreci ve Sağlıktaki Yeri

Uluslararası arenada standardizasyonların sağlanmasına yönelik ilk kurulan yapı ISO olup 1947 yılında kurulmuştur. ISO-9000 serisi olarak isimlendirilen standartlar serisi ise kalite güvencesini sağlamak üzere 1987 yılında oluşturulmuştur. ISO'nun kurulmasındaki etkenlerin başında kalite bilincinin giderek artması ile kalite süreçlerinin belgelendirilmesine yönelik hem kurumsal hem bireysel taleplerin oluşması yer almaktadır. ISO 9000 kalite güvencesi ürün ya da hizmetin değerlendirilmesinden ziyade kurumun süreçlerini değerlendirmektedir. ISO öncelikli olarak imalat sektöründe kullanılsa da hizmet sektöründe de benimsenmiş (Lankford, 2000;7-10).

ISO 9000 Kalite Yönetim Sistemi kullanımı 2000 yılından itibaren 2009 yılına kadar yüzeysel değişiklikler göstermiştir (ISO 9000). ISO, 2010 tarihine geldiğinde ISO 9001: 2008 olarak isimlendirilen yeni versiyonunu ilan etmiştir (Kömürcü vd., 2014, 99). ISO 9001:2008'in odaklandığı konuların başında; doküman ve kayıt kontrolü, süreç kontrolü, düzeltici önleyici faaliyetler, uygun olmayan hizmetlerin kontrolü, tedarikçilerin ve tedarikçilerle yapılan sözleşmelerin değerlendirilmesi, tasarım kontrolü, iç kalite denetimleri, istatistiksel tekniklerin kullanımı yer alır. Yönetimsel bir yaklaşım olmakla birlikte sağlık alanındaki kullanımı değerlendirildiğinde klinik süreçlere kolaylıkla uygulanamadığı tespit edilmiştir (ISO 9001:2008 Standartları). Bununla birlikte günümüzde yaşanan birtakım değişimler yeniden revizyonu gerekli kılmış ve bu kapsamda ISO Eylül 2015'te ISO 9001 Kalite Yönetim Sistemi Standardı yayımlanmıştır. Ülkemizde ise Türk Standartları Enstitüsü tarafından Ocak 2016'da Türk Standardı (TS EN 9001:2015) adı ile yayınlanmıştır.

TS EN ISO 9001:2015 versiyonunun ISO 9001:2008'den farklılıkları ise aşağıdaki gibi sıralanabilir (https://www.tse.org.tr/Icerik/ DuyuruDetay?DuyuruID=4288).

- Yüksek seviyeli yapının benimsenmesi,
- Süreç yaklaşımının içselleştirilmesi ve uygulamanın güçlendirilmesi için risk tabanlı yaklaşımın gerekliliği,
- Daha esnek çerçevede kurallara tabi şartların olması,
- Dokümantasyon sürecine daha az yer verilmesi,
- Hizmetler için arttırılmış uygulanabilirliğin olması,
- Kalite yönetim sisteminin sınırlarını tanımlama için bir şart içermesi,
- Kurumsal yapıya vurgu yapılması,
- Liderlik üzerine arttırılmış vurgu yapılması
- Müşteri memnuniyetini arttırmaya yönelik istenen çıktılara ulaşma ile ilgili daha fazla vurgu olması,

ISO 9001:2015 versiyonunun EFQM MM'ne içerik ve kapsam olarak yakınlaştığını ifade etmek mümkündür (http://www.kalder.org /mukem melligin_temel_kavramlari_ve_kalder_egitimleri).

1947 yılında mühendislik ve imalat sektörlerinde kurulan ISO, bugün 130'dan fazla farklı ülkede üye ve ortak üye kuruluşların bulunduğu dünya çapında bir federasyondur. Geliştirilen 12000 standart arasından akut sağlık hizmetleri sektörüne en çok uygulanabilir görülen ISO 9000 serisidir. ISO 9000, kalite yönetimi ve kalite güvencesi üzerine bir dizi münferit, ancak ilgili, jenerik standardı tanımlar. Seri 9000, 9001, 9002, 9003, 9004'e ayrılmıştır ve standart 9000, 9001-9003 standartlarının uygulanmasına rehberlik eder (Sweney Heaton 2000; 203).

ISO 9000'i sağlık hizmetlerine uygulamanın dezavantajlarından biri, standartların evrensel olarak hizmet sektörüne uygun olarak tutulmamasıdır. 2000 yılında, ISO Teknik Komite 176'sı revize edilerek birleştirilmiş standart serisi olan ISO 9001'i sunduğu zaman, hizmetler süreçlerinde daha fazla uygulanabilirliğinin sağlanması, sistem tabanlı bir sistemden süreç tabanlı bir yönetim yaklaşımına geçmesi beklenmektedir (Sweney Heaton 2000; 203). Tüm bunlara rağmen yine de sağlık hizmetlerinde ISO sertifikasyonunun önemli ve artan bir şekilde kullanımı vardır. Özellikle batılı kuruluşlar tarafından ISO 9000 standartlarının kullanımı söz konusudur. Ancak kalite süreçlerinin bütünsel bakış açısıyla değerlendirilmesi ve kalite alanında iyileştirmenin sağlanması açısından EFQM modelinin kullanımı için bir zemin oluştuğu görülmektedir (Bayo- Moriones vd., 2007, 40). Günümüze yaklaştığımızda ISO 9001 Kalite Yönetim Sistemi'nin geliştirilmesiyle birlikte sağlık alanında kullanımına sıklıkla rastlanmaktadır (Güngören vd., 2013, 228).

2.1.2.3. Dış Değerlendirmelerin Gelişim Süreci ve Sağlık Hizmetlerindeki Yeri

Sağlık kurumlarında özellikle mesleki dallara (laboratuvar, tıbbi uzmanlık dalları hemşirelik uygulamaları vb.) yönelik meslektaş incelemeleri ve denetim mekanizmaları uygulanmaktadır. Ancak 1980'li yıllar itibariyle denetimlerin odağı klinik süreçlerden ziyade organizasyonun bütününe ve yönetim süreçlerine doğru evrilmiştir. EFQM ödülü, ISO ve akreditasyonlar bu tür süreçlerin başlıca örneklerini temsil etmektedir (Ovretveit, 2001).

Sağlık hizmeti alanında özellikle 1990'lı yılların başından itibaren artan dış değerlendirme süreçleri sağlık bakım alanındaki hizmet sunumuna önemli şekilde etkilemiştir. Hükûmetler, tüketiciler, meslek grupları sigorta kuruluşları başta olmak üzere sağlık kurumlarında kalite yönetim sistemleri ile dış değerlendirmeleri teşvik etmektedirler. Bu nedenle sağlık kurumlarında hesap verebilirlik, şeffaflık, kalitede gelişme, sağlığa erişimde eşitlik sağlanması yönünde artan bir baskı oluşmuştur (Shaw 2001; Wagner 2006).

Dış değerlendirmelerin yapılmasında bağımsız ve kâr odaklı olmayan kuruluşların rol alması beklenmektedir. Dış değerlendirmede temel amaç hastalar için daha iyi ve güvenli bir sağlık bakım hizmetinin sunulup sunulmadığı ve bu bakımdan hastalar adına bir değer üretiminin gerçekleşip gerçekleşmediğinin değerlendirilmesidir. Bununla birlikte sağlık kurumundaki çalışanlar için de uygun bir çalışma ortamının bulunup bulunmadığı yönünde değerlendirmeler yapılmaktadır. Gerek çalışanlar gerek hastalar için sağlık kurumlarının yüksek düzeyde kaliteli sağlık hizmeti verebilecek kapasitede olması beklenmektedir (Berrill Healy, 2009).

Şimdiye kadar ifade edilmiş olan kalite odaklı performans ölçüm yöntemleri olan Akreditasyon, ISO, dış değerlendirmeler, Altı Sigma ve bunun gibi birçok yöntemden kurumlar süreçlerini yönetirken "*ne yapılacağı*" konusunda oldukça sık yararlanmaktadırlar. Bu bağlamda bahsi geçen yöntemler ne yapılacağına odaklanırken aşağıda ifade edilmiş olan kalite odaklı performans ölçüm modelleri ise bir işin nasıl yapıldığına odaklanmaktadırlar. Özellikle EFQM MM kurumun yararlandığı birçok sistem ve standardı (Altı Sigma, Kalite Yönetim Sistemi, Müşteri Memnuniyeti Yönetimi, Çevre Yönetim Sistemi, İşçi Güvenliği ve İş Sağlığı vs.) kurumun strateji ve hedefleri doğrultusunda bir şemsiye altında toplayarak tek bir yönetim modeli olarak bütünleştirebilmektedir (KalDer EFQM MM Eğitimi 2018).

Bu bağlamda aşağıdaki bölümde kalite odaklı performans ölçüm modellerine değinilecektir.

2.2. Kalite Odaklı Performans Ölçüm Modelleri

Bu bölümde Performans ölçüm modelleriyle ilgili sıklıkla kullanılan araçlar olan Dengeli Skor Kart (Balanced Scorecard- BSC) ve EFQM (Avrupa Kalite Yönetim Vakfı) anlatılmaktadır. Aynı zamanda kalite ödüllerine de yer verilmiştir.

Kurumların üst düzey yöneticilerinin sadece finansal performans ölçütleri ile uzun soluklu bir başarı elde edilemeyeceğini anlamaları ile yeni yöntemlere odaklanma ihtiyacı duyduklarını görmekteyiz (Budde, 2007, 515). Bu açıdan kurumlar yaptıkları işlerde sıfır hata ile hedeflerine ulaşmayı amaçladıklarında bunun ilk ve temel koşulu bir performans ölçüm ve yönetim sistemini geliştirmek ve uygulamaya koymak olmalıdır (Kanji, 2002, 715). 1980'ler itibariyle bilgi teknolojileri, ürünlerde meydana gelen yenilikler gibi unsurlara bağlı olarak örgüt yapısında da köklü değişiklikler meydana gelmiştir. Bu köklü değişikliklerle beraber yöneticiler odak noktalarını paydaşlar için değer üretmeye çevirmiştir.

Bob Eccles tarafından Harvard Business Review'de 1991 yılında yayınlanan "Performans ölçümü manifestosu" isimli makale "önümüzdeki beş yıl içinde her şirketin iş performansını nasıl ölçtüğünü yeniden tasarlamak zorunda kalacağını" öngörüyordu. Bugün gelinen noktada görüyoruz ki Bob Eccles'in iddiası oldukça isabetli olmuştur. Bununla birlikte, gündeme gelen soru; "neden şimdi?" olduğudur. Bu sorunun günümüzdeki cevabı net olarak bilinemese de iş performansının neden bu kadar önemli olduğuna dair Neely (1999, 210) yedi ana neden belirlemiştir: İşin değişen doğası; artan rekabet; spesifik iyileştirme girişimleri; ulusal ve uluslararası ödüller; örgütsel rolleri değiştirmek; değişen dış talepler; bilgi teknolojisinin gücü (Neely, 1999; 210-222).

1. İşin değişen doğası; geleneksel maliyet muhasebesinin temelde hatalı olduğunun anlaşılmasıyla faaliyet tabanlı muhasebeye geçilme ihtiyacından doğan iş yapma dinamiklerinin değişmesini ifade eder.
2. Artan rekabet; rakiplerden farklılaşma çerçevesinde performans ölçütlerinin kullanılmasıyla stratejilerin uygulanmasının sağlanması, çalışanların güçlendirilmesine dayanan küçülme hedefleri çerçevesinde gelişen küresel bazdaki artan rekabeti ifade eder.
3. Spesifik iyileştirme girişimleri; radikal performans ölçütleri geliştirerek değer yaratmanın başarı için gerekli olduğunu gören işletmelerin özel iyileştirme girişimlerini ifade eder.
4. Ulusal ve uluslararası ödüller; ulusal ve uluslararası kalite ödülleri; yatırım topluluğu, yasal düzenleyiciler, tüketici dergileri gibi performans ölçümüne yapılan güçlü vurgu kapsamında dış taleplerin değiştirilmesini ifade eder.
5. Örgütsel rolleri değiştirmek; geleneksel performans ölçüm sistemlerine en belirgin eleştiri muhasebe kuruluşlarından gelmiştir. Muhasebe kuruluşlarının kendilerini sadece muhasebe için gerekli olan finansal bilgileri temin etmekle birlikte aynı zamanda yönetim bilgilerinin de sağlayıcısı olduklarını bildirmeleri, insan kaynakları yöneticileri ile operasyonel süreçlerdeki yöneticilerin iş performansı ölçüm süreçlerinde daha aktif rol oynamaları ile değişen örgütsel rolleri ifade eder.

6. Değişen dış talepler; yatırım odakları, yasal düzenleyiciler, tüketici dergileri gibi performans ölçümüne yapılan güçlü vurgu kapsamında dış taleplerin değiştirilmesini ifade eder.
7. Bilgi teknolojisinin gücü; performans ölçüm modellerinde önemli bir yeri olan bilgi teknolojilerinin değer temelli rekabet unsuru olarak karşımıza çıkan fırsatların yakalanmasındaki etkisini ifade eder.

Her ne kadar iş performansını ölçmede kullanılan yöntemler kuruluş özelinde değerlendirilmesi gereken ve sürekli değişebilen konular olsa da değişmeyen gerçek, geleneksel performans ölçüm sistemlerinin oldukça yetersiz kalmasıdır. Bu gerçekten hareketle giderek artan sayıdaki kuruluşun iş performans ölçümünde geleneksel performans ölçüm sistemlerinin oldukça yetersiz kalması ile ödülleri destekleyen yöntemlere ilgi gösterdiklerini görmekteyiz (Neely, 1999, 217). Birçok yatırım topluluğu, yasal düzenleyiciler ve tüketici dergilerinin performans ölçümüne yaptığı güçlü vurgu da ödüllere başvuruyu gündeme getirmiştir. Ulusal veya uluslararası ödüllere başvuru yapmanın en önemli yanı ise kurumların başvuru aşamasında bir öz değerlendirme yapmak durumunda olmalarıdır. Öz değerlendirme yapan firmalar bu sayede aslında bir iş performansı ölçümü de yapmış olurlar. Bu anlamda EFQM Mükemmellik Modeli'nin önemi performans ölçümünde daha da anlaşılır bir durumdadır.

Kalite odaklı performans ölçüm modelleri bir işin nasıl yapıldığına odaklanırken kurumlarda ne yapılacağı konusunda aşağıda bahsi geçen yöntemler/tekniklerden oldukça sık yararlanmaktadırlar. Özellikle bu yöntemler modeller için hangi işin ne şekilde yapılacağının bir başka deyişle ne yapılacağının yol haritasını tüm detaylarıyla sağlamaktadırlar. EFQM MM kurumun yararlandığı birçok sistem ve standardı (Altı Sigma, Kalite Yönetim Sistemi, Müşteri Memnuniyeti Yönetimi, Çevre Yönetim Sistemi, İşçi Güvenliği ve İş Sağlığı vs.) kurumun strateji ve hedefleri doğrultusunda bir şemsiye altında toplayarak tek bir yönetim modeli olarak bütünleştirebilmektedir (KalDer EFQM MM Eğitimi 2018).

2.2.1. Dengeli Skor Kart (Balanced Scorecard - BSC)

1990'lı yıllarda Kaplan ve Norton'un geliştirmiş olduğu ve bir stratejik yönetim aracı olarak karşımıza çıkan Balanced Scorecard dilimizde Dengeli Skor Kart olarak yer bulmuştur. Dengeli Skor Kart'ın tanımı; herhangi bir şirket veya kurumun gerek vizyonu gerek stratejisi bakımından tüm faaliyetlerinin ölçümü, dokümantasyonu ve kontrolünü içeren stratejik bir yaklaşım olarak yapılmıştır (Kaplan, Norton, 2009; 1).

Temel olarak Dengeli Skor Kart, kurumsal yönetim değişkenleri ile şirketin performansı arasındaki ilişkiyi açıklar. Dengeli Skor Kart'a atıfta bulunan makaleler onu sadece bir performans ölçüm aracı, bir performans yönetim sistemi olarak değil, aynı zamanda stratejik bir yönetim ve kontrol sistemi olarak analiz eder ve tanıtır. Dengeli Skor Kart temelinde bulunan dört unsur ile işletmenin yönetimsel değişkenlerine bakarak elde edilen performans arasındaki ilişkiye dikkat çeker. Böylece dengeli puan kartı yöneticilerin işletmeye dört farklı açıdan bakmasını sağlar (Kaplan ve Norton 1992, 71-79; 1996, 53). DENGELİ SKOR KART stratejik unsurları sırasıyla şirket için değer yaratmanın yolunu örneklemektedir, bir sebep-sonuç zinciri biçimindeki stratejik hedefler arasındaki mantıksal bağlantıyı aşamalı olarak sunmaktadır. ORGANİZASYON KAPASİTESİ'nden başlayarak (bilgi ve becerilerin yanı sıra yönetim araçları ve süreç teknolojisi), performans iyileştirmesi, kurumun MÜŞTERİLER ile ilişkiyi geliştirmesinin (bekleme süresini ve bekleyen tüketiciyi azaltmayı) yanı sıra sonuçları iyileştirmesine olanak tanıyan İÇ SÜREÇLERİ (etkinliği arttırma ve döngü süresini azaltma) geliştirilerek kayıt altına alınır ve son olarak FİNANS unsurunu ele alır (düşük maliyetler, gelirleri ve kârlılığı arttırın) (Stancu vd., 2018).

Geleneksel finansal performans ölçüm sistemleri endüstriyel çağdaki mühendislik anlayışı ile uyumlu olarak beklenen davranışların çalışanlar tarafından operasyonel olarak gerçekleşip gerçekleşmediğini ölçmeye odaklanırken Dengeli Skor Kart strateji ve vizyonu merkezine koyarak hedef odaklı olmaya ve hedefe ulaşmada ne tür davranışların kazanılması gerektiğine, ne tür önlemler alınacağına odaklanır. Bunu yaparken de dört unsuru ele alır, bu unsurlar; "Müşteriler bizi nasıl görüyor?; Neye karşı üstün olmalıyız?, Değer geliştirmeye ve yaratmaya devam edebilir miyiz?, Ortaklara nasıl bakıyoruz?" olarak tanımlanarak dengeli puan kartı performans ölçütlerini oluştururlar.

Dengeli Skor Kart'da yer alan bu dört unsuru daha iyi analiz edebilmek için "Dengeli Skor Kart'ın Boyutları" başlığı altında aşağıdaki gibi değinilmiştir.

2.2.1.1. Dengeli Skor Kart'ın Boyutları

Dengeli Skor Kart bir kurumda stratejik planların kurumun tüm faaliyet alanlarına yansıması ve bu faaliyetler sonucunda istenilen hedeflere ulaşılmasını sağlayan bir yaklaşıma sahiptir. Bu yaklaşımın temel boyutlarını aşağıda yer alan şekilde görebilmekteyiz.

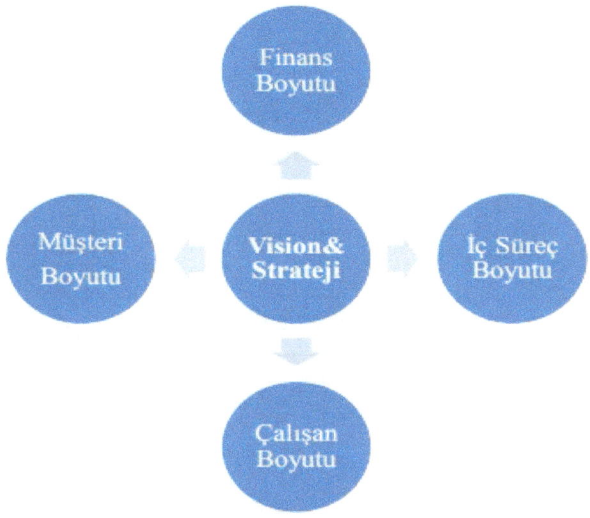

Şekil 5: Kaplan ve Norton'un Dengeli Skor Kart Yaklaşımı Boyutları

Kaynak: Kaplan ve Norton 1997; 66.

Dengeli Skor Kart bir kurum için kritik boyutları belirledikten sonra boyutlardaki hedef ve ölçümler arasındaki ilişkileri de açık hâle getirir. Aşağıdaki şekilde boyutlar arasındaki ilişkileri ve boyutlara yönelik olarak sorulması gereken temel soruları görmek mümkündür.

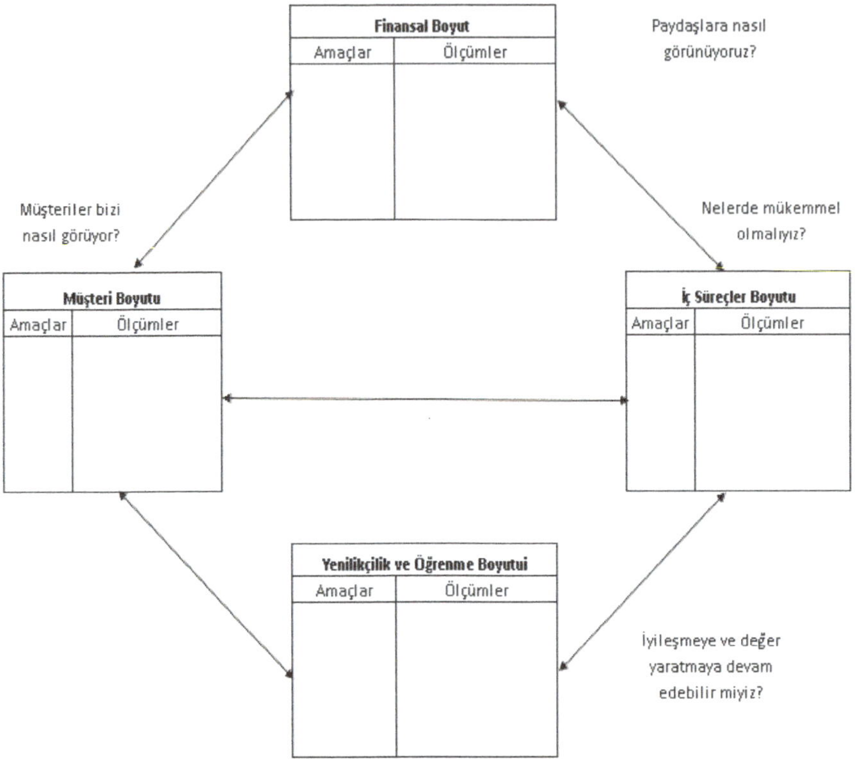

Şekil 6: Dengeli Skor Kart'ın Boyutları Arasındaki İlişki

Kaynak: Kaplan Norton 1992; 72.

Dengeli Skor Kart'ın ortaya koyduğu dört boyut açısından bir işletmenin temel soruları şunlardır;

- Müşterinin gözünden işletmem nasıl görünüyor? (müşteri perspektifi)
- Neleri başarmalıyız? (İç perspektif)
- İyileştirmeyi ve değer üretmeyi sürdürebilir miyiz? (yenilik ve öğrenme)
- Hissedarlarımıza nasıl bakıyoruz? (finansal perspektif)

Dengeli Skor Kart böylelikle kuruluşun üst düzey yöneticilerine dört farklı açıdan odaklanmalarını sağlayacak kritik bilgileri sağlar. Bununla birlikte Dengeli Skor Kartlara kuruluşun çalışanları tarafından gelen öneriler de eklenmeye devam edebilmektedir. Ayrıca, Dengeli Skor Kart ile kurumun farklı alanlardaki üst düzey yöneticileri bir arada çalışarak kritik derecede önemli gördükleri operasyonel faaliyetlere yönelik önlemleri değerlendirmek durumundadırlar. Böylece kurumun farklı alanlarındaki üst düzey yöneticilerle önemli görülen operasyonel faaliyetlere yönelik önlemler değerlendirilebilmektedir. Aynı zamanda iyileştirmelerin gerçekleştirilip gerçekleştirilemediğiyle ilgili bilgiler edinilmiş olur (Kaplan, Norton 1992; 72-73).

Dengeli Skor Kart'da yer alan boyutlar aşağıda açıklanmaktadır.

a. Finansal Boyut

Dengeli Skor Kart'ın finansal boyutu genellikle muhasebe verilerini kullanarak diğer boyutların ne derecede başarılı olduklarını ölçmede kullanılır. Dengeli Skor Kart'ın diğer boyutlarına dair alınacak kararlar finansal sonuçlar çerçevesinde değerlendirileceğinden finansal boyutun hiyerarşik olarak en üstte yer alması doğal bir sonuç olmaktadır. Kaplan ve Norton finansal boyutun sonuçlarını değerlendirmek üzere iki temel alan önermişlerdir: gelir yaratma ve verimlilik. Verimlilik alanı firmaların stratejileri bağlamında göreceli olarak firmadan firmaya değişiklik gösterebilirken, gelir yaratma alanının diğer Dengeli Skor Kart boyutlarının başarısını objektif olarak yansıtabildiği çalışmalarla da gösterilmiştir (Bento vd., 2013; 51). Finansal boyutta bir kuruluş üç evre üzerinden değerlendirilir;

- Hızlı büyüme evresi
- Büyümeyi sürdürme evresi
- Nakit girişi evresi

Kurumlar hızlı büyüme evresinde ağırlıklı olarak yatırım yaparken, büyümeyi sürdürme evresinde kurumların beklentileri yatırımlarının getirisinin yüksek olması ve geri dönüş süresinin kısa olmasıdır. Son evrede ise yatırımlar sonucunda ulaşılan getirilerin sürekliliği hedeflenir ve bu hedefler kapsamında üretimin devamlılığına hizmet etmeyecek yatırımlar genellikle sonlandırılır (Baxendale ve Hornsby 2001, 33). Kurumlar her evrede farklı finansal verileri dikkate alırlar. Örneğin; ilk evrede yeni ürünlerin veya hizmetlerin satışlarının diğer ürün/hizmet satışlarına oranı, yeni ürün/hizmet geliştirmek için yapılan Ar-Ge giderlerinin satışlara oranı vb. önem kazanırken, ikinci evrede brüt satış karı, faaliyet karı gibi ölçütler ön plana çıkmaktadır. Son evrede ise net işletme sermayesi, cari oran gibi ölçütler daha ön plandadır (Baxendale ve Hornsby 2001; 33).

b. Müşteri Boyutu

Kuruluşların üst yönetimi için müşteri odaklı bir misyon ile varlıklarını sürdürmek bir öncelik hâline gelmiştir ve kuruluşlar müşterilerine daha fazla değer sunmaya odaklanmışlardır. Bu sebeple kurumların müşterilerinin gözünden nasıl bir performans sergilediklerini anlamaya yönündeki çabaları da giderek artmaktadır. Dengeli Skor Kart, yöneticilerin müşterileri için gerçekten neyin önemli olduğunu yansıtan faktörlere odaklanmalarını talep eder ve müşteriye sunulan ürün veya hizmete yönelik misyonu da bu ölçüler ile belirlemesini ister (Kaplan Norton 1992; 73). Müşteri boyutu ile hedef müşteriler için belirlenmiş olan değer önerilerine yönelik ölçütler yapılmaktadır (Bento vd., 2013: 51).

Kaplan ve Norton müşteri beklentilerini dört kategoriye ayırmıştır ve bu çerçevede ölçümler yapmak mümkündür: zaman, kalite, performans ve hizmet kombinasyonu. Kurumun bir ürün veya hizmeti müşteriye fiilen teslim ettiği süre zarfına teslim süresi dememiz mümkündür. Performans ve hizmet kombinasyonu bir kurumun müşterileri için bir ürün/hizmet ile nasıl değer yaratmaya katkı sağladığını ifade ederken, kalite ise kurumun müşterisine sunduğu bir ürün/hizmetin müşterisi tarafından nasıl algılandığıyla ve kusur düzeyiyle ölçülür (Kaplan Norton 1992;73).

c. İç Süreçler Boyutu

İç süreç unsurunda belirgin olarak Dengeli Skor Kart'ın performans kavramı ile geleneksel performans ölçüm yöntemleri arasındaki fark ortaya konmaktadır (Kaplan Norton 1996; 4). Dengeli Skor Kart geleneksel anlayışta olduğu gibi sadece mevcut müşterilerin ihtiyaçlarına odaklanmaz aynı zamanda gelecekteki potansiyel müşteriler için de yenilikçi yaklaşımlar sergileyerek bu yönde hedefler koyar. Bu yapılmadan uzun vadeli finansal başarı yakalamak mümkün değildir (Epstein ve Manzoni, 1998: 197). Kurumlar hangi temel iş süreçlerine odaklanarak müşteri değeri sunacaklarının çalışmasını bu boyutta yapmalılar (Bento vd., 2013;50). Böylece oluşturulan değer önermeleri ile hedef müşterilere ulaşılarak müşterilerin kalıcı olmaları sağlanabilir ve finansal başarı elde edilebilir (Kaplan Norton 1996; 26).

d. Öğrenme ve Gelişme Boyutu

Öğrenme ve gelişme boyutu ile kurum uzun vadeli büyüme ve gelişmeyi sağlamak için alt yapı çalışmalarını hayata geçirir. Bu boyut diğer üç boyutun başarısına katkı sağlayabilecek, kurumun güçlü ve sürdürülebilir bir performans sergilemesine yönelik çalışmaları içerir (Niven 2003).

Bu sayede kurum hem insan kaynakları hem de bilgi teknolojilerini; müşterilerine değer sunacak farklı önerilerle, önemli faaliyet alanlarıyla ve müşterilere yönelik stratejik unsurlarıyla uyumlaştırmış olur (Kaplan Norton 2001; 94).

2.2.1.2. Dengeli Skor Kart'ın Sağlık Hizmetlerindeki Yeri ve Önemi

Dengeli Skor Kart, sağlık işletmelerinin faaliyet alanlarına değer katmaları konusunda yol gösterici olabileceğinden sağlık kurumları için gereklidir. Özellikle sağlık hizmetinde; işletme değeri, çalışan değeri ve hasta değeri ön plandadır. Bir sağlık kurumunun hastaları devamlı müşterileri olduğu noktada o sağlık kurumu işletme değeri kazanır. Sağlık kurumu çalışanları tarafından hastalara hizmet sunulduğunda, hastaların beklenti ve ihtiyaçları karşılandığında da kurum tarafından hasta değeri yaratılmış olur. Çalışanlara kariyer olanakları, gelişme fırsatları sağlandığında ise çalışan değerinden bahsetmek mümkündür. Sağlık kurumlarının bu süreçlere öğrenme ve büyüme fırsatlarını da dâhil etmeleri kurumsal hedeflerini gerçekleştirmelerinde önemlidir. (Kaya 2013; 75).

Her ne kadar teoride Dengeli Skor Kart ölçümleri ideal olsa da uygulamada sınırlandırıcı birtakım faktörler tespit edilmiştir. Bu faktörlerin başında Dengeli Skor Kart'ı uygulayan firmaların hâlâ finansal performans kriterlerini, finansal olmayan performans kriterlerinden üstün tutmaları gelmiştir. (Slavica, Ljubica ve Jelena 2017, 525). Buna bağlı olarak sağlık kurumları da dâhil olmak üzere birçok işletmede stratejik yönetim aracı olarak kullanılan Dengeli Skor Kart'ın, başarısızlığa uğramasına neden olan -finansal olmayan- 4 faktör aşağıdaki gibidir;

Vizyon engeli: kurumun stratejisi ve hedeflerinin ilgili çalışanları tarafından yeterince anlaşılamamış olması organizasyonların stratejik hedeflerini net ve açık biçimde belirleyememelerinin yanı sıra çalışanları tarafından da yeterince anlaşılamamış olması

Operasyonel engel: yönetim unsurlarının (bütçeleme, yatırımlar vs.) kurumsal öğrenme fırsatı sağlamamasının yanında stratejik plan ile uyumlu olmaması

Yönetim engeli: üst yönetimin zamanlarını günlük sorunları çözmek için kullanıp, stratejik düşünceye yeterince eğilmemesi; üst yönetimin stratejik düşünceden uzaklaşmasına neden olan, gün içindeki problemlerin çözümlerine gereğinden fazla zaman harcamaları,

İnsan engeli: kurum stratejisiyle ilişkilendirilmemiş insan kaynakları ve çalışan motivasyonuna yönelik uygulamalarının bulunmaması (Uçkun Şahin 2016; 33).

Sağlık hizmetlerinde kalite odaklı performans ölçüm modellerinden olan Dengeli Skor Kart'a değindikten sonra kalitenin ödüllendirilmesine yönelik sıklıkla kullanılan bir başka model olan EFQM MM ve bu çerçevede kalite ödülleri hakkında da bilgiler verilmiştir.

2.2.2. Kalitenin Ödüllendirilmesi: Deming Uygulama Ödülü (DAP-Deming Application Prize), Malcolm Baldrige Ulusal Kalite Ödülü (MBNQA- Malcolm Baldrige NationalQuality Award) ve EFQM (Avrupa Kalite Yönetimi Vakfı)

Dünyanın çeşitli ülkelerinden birçok firma rekabet aracı olarak kalite odaklı yönetim modellerini kullanmaktadır. Bu bakış açısıyla kurumlar açısından kalitenin yönetilmesinde kalite ödülleri önemli bir motivasyon ve teşvik aracıdır. Kalite ödülleri dendiğinde ise öne çıkan DAP (Deming Application Prize - Deming Uygulama Ödülü), MBNQA ve EFQM MM (European Foundation of Quality Management - EFQM Avrupa Kalite Yönetim Vakfı Mükemmellik Modeli) gibi modeller, çoğunlukla TKY anlayışına dayanmaktadır (Husain vd., 2001, 926).

Bu bölümde EFQM MM'ne dayanarak modellenmiş olan Deming Uygulama Ödülü ve Malcolm Baldrige Ulusal Kalite Ödülü ve EFQM MM açıklanmaktadır (Conti, 2006; 305).

2.2.2.1. Deming Uygulama Ödülü (Deming Application Prize-DAP)

İlk kez Japonya'da verilmiş olan Deming Uygulama Ödülü, W. Edward Deming'in anısına adına düzenlenmektedir. Deming Uygulama Ödül sürecini Japon Bilim Adamları ve Mühendisler Birliği geliştirmiş ve üç kategoride

(Bireysel Deming ödülü, Deming Uygulama Ödülü, Fabrikalar için Kalite Kontrol Ödülü) ödül sürecini gerçekleştirmişlerdir. Deming Ödülleri'ne; özel ve kamu kuruluşları, bazı büyük ölçekli kurumlar, küçük ölçekli kurumlar ve deniz aşırı bölgelerde faaliyet gösteren bazı kurumlar başvurabilmektedir. Toplamda 10 kriter çerçevesinde değerlendirilen kurumların istatistiksel kalite kontrolünü ne düzeyde yaptıkları ve bu süreci ne düzeyde takip ettikleri incelenmektedir (Efil 2016; 425-426).

DAP metodolojisinde kurumlardan TKY kapsamında neler yaptıklarını belgelemeleri istenir. Bu belgelerde aynı zamanda TKY'nin kurum tarafından nasıl tanımlandığı; kurumun stratejisi ve hedeflerinin tanıtımı; stratejilerin kurumda ne düzeyde uygulandığı ve kurum yapılanmasındaki yeri; kurumun gelecek planları da istenir. Kurum daha sonra altı kategoride (yönetim politikaları ve yayılımı; ürün ve / veya süreç inovasyonu; bakım ve iyileştirme; insan kaynakları; bilgi analizi ve BT kullanımı; yönetim sistemi) ne düzeyde etkin ve tutarlı olduğu, çalışmalarının süreklilik sağlayıp sağlamadığı ve titizlik açısından değerlendirilir. (Breja, Banwet ve Iyer 2016, 396). Değerlendirme kriterleri ise 3 ana başlıkta toplanmaktadır ve ödül bu kriterleri gerçekleştiren şirketlere verilir;

"A" ; kurumun vizyon misyonu çerçevesinde müşteri odaklı yaklaşım ve sosyal sorumlulukları kapsamında strateji ve hedeflerin belirlenmesi,

"B"; TKY'nin A'daki süreci ne düzeyde karşıladığına yönelik uygulama ve kullanımı,

"C"; TKY'nin etkisiyle A ve B süreçlerinin uyumu, İş birliği ve bununla birlikte kurumun gelecekte de yeteneklerini güvencede tutmasıdır (JUSE 2019, 2-3).

Kurumların değerlendirme sürecinde ele alındığı on kriter ise Politika; Organizasyon, Bilgi; Standardizasyon; İnsan Kaynakları Geliştirme ve Kullanımı; Kalite Güvence Faaliyetleri; Bakım kontrol etkinliği; İyileştirme faaliyetleri; Etkiler; Gelecek planları başlıklarından oluşur. (Breja, Banwet ve Iyer 2016, 401). İlgili yazında, Deming ödülleri üzerine yapılan çalışmalar az olmakla birlikte, çalışmaların TKY uygulamalarının kurum tarafından ne düzeyde benimsendiği ve sağladıkları katma değerler üzerine yoğunlaştığı görülmektedir (Breja, Banwet ve Iyer 2016, 391).

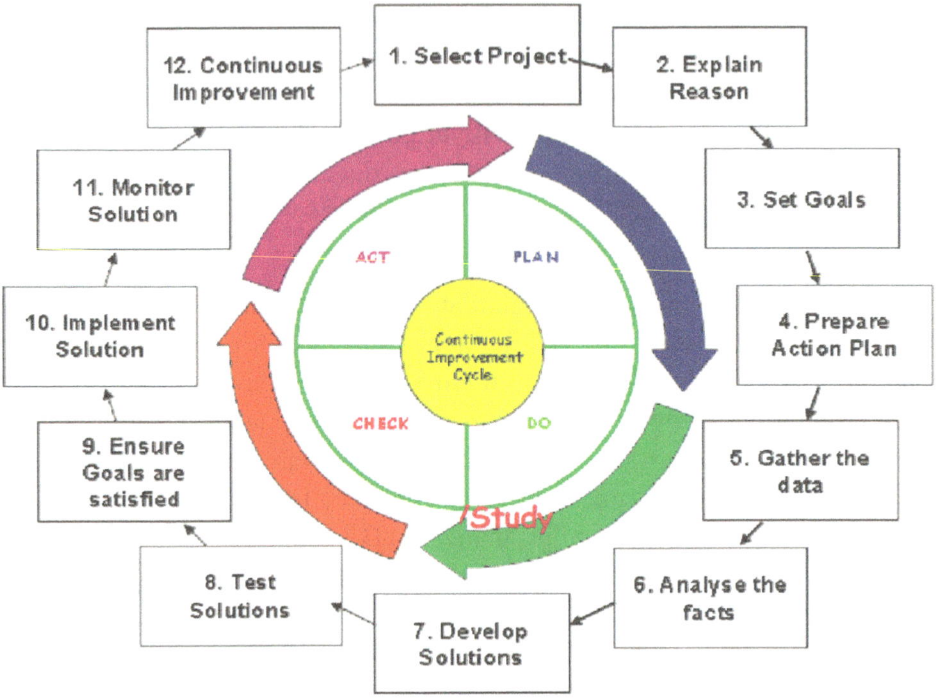

Şekil 7: Deming Modeli

Kaynak: https://fibreopticstospace.blogspot.com/2019/03/from-demings-cycle-to-itil-4.html

Deming Modelinin odaklandığı teknikler; istatistiksel tekniklerin kullanımı, kalite çemberleri ve süreç analizi olarak sıralanabilir (Nakhai ve Neves, 1994). Deming Modeli'ne göre kalite kavramının oluşturulması ve sürdürülmesinde en önemli rol kuruluşların üst yönetiminde olup tüm kuruluş çalışanlarına bu bilincin yerleştirilmesi temel faktördür ve tüm çalışanlar arasında da bu bilincin yayılması esastır.

Deming Modeli 11 ilke üzerinde yapılandırılmıştır ve bu ilkeler aşağıdaki gibi sıralanmaktadır (Wood, 1997: 61):

1. Yönetimin modele bağlılığının sağlanması,
2. Kalite yönelimli politikaların belirlenmesi ve takip edilmesi,
3. Organizasyon ve politikaların gözden geçirilmesi,
4. Bilginin yetkilendirilmiş personele yayılımı,
5. Kalite hakkında bilgi toplanması, yayılması ve kullanılması,

6. Sadece istatistiksel süreç kontrol verilerinin değil, lojistik ve insanla ilgili konuların da analiz edilmesi,
7. Çalışanların plan, strateji ve odak noktalarının standardize edilmesi,
8. Parametrelerin sağlandığını garanti edecek bir kalite kontrol sisteminin kurulması,
9. Sürekli revize edilen spesifik kriterlere göre kalite güvencenin sağlanması,
10. Etki ve sonuçların açıkça tanımlanması ve
11. Gelecek planlarının kaizen benzeri, zaman kısıtlarını bulan ve optimize eden süreçlere odaklı olmasıdır.

2.2.2.2. Malcolm Baldrige Ulusal Kalite Ödülü (Malcolm Baldrige National Quality Award-MBNQA)

Malcolm Baldrige ödülü Amerika'da 1987 yılında geliştirilmiştir. Ödül kurumların tüm alanlarda performans ve becerilerini artırmakla birlikte müşteri memnuniyetini de arttırmayı amaçlamaktadır (Çetin, Akın ve Erol 2001, 706). Temelde altı faaliyet alanında (imalat, hizmet, eğitim, sağlık, kâr amacı gütmeyen kurumlar, küçük ölçekli kurumlar) olmak üzere her yıl toplamda 3 MBNQA ödülü verilmektedir. Bu ödüle başvuru yapan kuruluşların değerlendirilmesinde bağımsız yapıdaki teftiş kurulu rol oynar. Kuruluşlar yedi kriter açısından değerlendirmeye tabi tutulurlar. Bu kriterler; liderlik, strateji, müşteriler, ölçüm-analiz, bilgi yönetimi, iş gücü ve sonuçlardır (https://asq.org/quality-resources/malcolm-baldrige-national-quality-award). Modelin çerçevesi aşağıdaki şekilde görüldüğü gibidir;

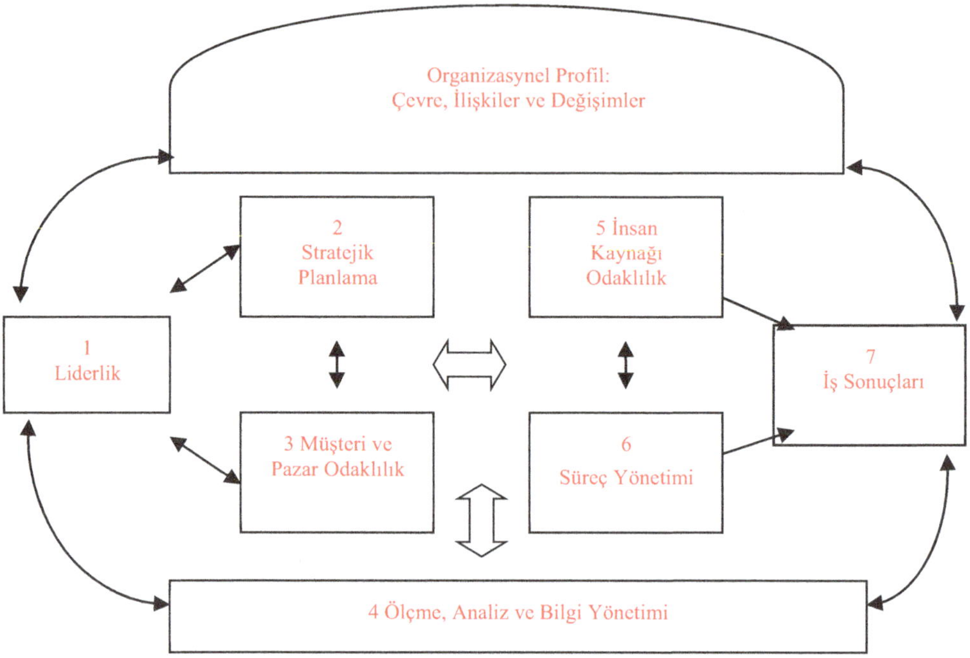

Şekil 8: Malcolm Baldrige Kalite Modeli (Baldrige Framework, 2020)

Kaynak: Baldrige Framework http://www.bald rige21.com/Baldrige_Framework.html

2000'li yılların başlarında yapılan çalışmalar gerek MBNQA gerek Deming Ödülleri'nde ağırlıklı olarak teknik kalite kriterlerine odaklanıldığını bununla beraber sistem düşüncesinin kaybedildiğini göstermiştir (Kumar 2007, 245).

2.2.2.3. EFQM (Avrupa Kalite Yönetimi Vakfı)

EFQM, 1980'li yıllarda 14 büyük Avrupa firmasının (Bosch, BT, Bull, Ciba-Geigy, Dassault, Electrolux, Fiat, KLM, Nestlé, Olivetti, Philips, Renault, Sulzer ve Volkswagen) bir araya gelmesiyle kurulmuştur. EFQM'in Kuruluş amacı Japon ekonomisinin TKY felsefesi ile yakaladığı etkileyici gelişimi ve sonrasında Japon ürünlerinin küresel etkisinin Amerika'da görülmesiyle birlikte bu etkiye tepki veren ilk ülke olan Amerika ekonomisi ile rekabet edebilmek oluşturmuştur. (Lionis, Kougioumitzaki 2008, 379). EFQM modelini firmalar TKY felsefesi ve sistemlerinin gelişimi kapsamında bir rehber olarak kullanmaktadırlar. (Fonseca, 2015, 91, Heras-Saizarbitoria, Casadesu´s ve Marimo´n 2011, 197). Avrupa Kalite Yönetimi Vakfı (2007), mükemmelliği "organizasyonu yönetme ve sonuçlara ulaşmadaki en iyi uygulama" olarak tanımlamakta ve işte mükemmelliğe ulaşmanın kurumun gönüllülük ve TKY felsefesine inanarak tüm paydaşlarının yönetime dâhil olduğu zorlu hedeflerin gerçekleştirilmesiyle mümkün olacağına işaret etmektedir (Breja, Banwet ve Iyer 2011, 7). EFQM'in geliştirdiği mükemmellik modeli TKY'nin yeni çıktığı dönemlerde ona yöneltilen eleştirilere ve eksik unsurlarına bir yanıt olarak geliştirilmiş bazı özellikler taşır. Kalitenin iyi yönetilmesi için kaliteli bir yönetimin varlığının güvence altına alınmasını hedefler ve TKY'nin stratejik planlamayla sıkı şekilde ilişkilendirilmesi gerektiğini ifade eder (Hardjono vd., 1997, 51).

EFQM MM'nin Türkiye'deki temsilcisi ise Kalder (Türkiye Kalite Derneği)'dir. Kalder önde gelen sanayi temsilcilerinin bir araya gelmesiyle 1990 yılı sonlarında kurulmuştur. Derneğin temel amacı Türkiye'de kalite bilincinin yerleşmesinin sağlanması, dış piyasada rekabet olanağının arttırılması, bu konuda tüm desteğin hem sanayi hem de hizmet sektörüne ulaştırılmasıdır. Kalder 1995'de ilk EFQM Paylaşım konferansını gerçekleştirmiş, 1998 yılında EFQM (Avrupa Kalite Yönetimi Vakfı) üyesi olmuş, 1999'da da EFQM'in ulusal İş birliği ortağı olmuştur. Aynı yılda Türkçe EFQM'in resmi dilleri arasında yer almıştır. (https://www.kalder.org/tarihce erişim tarihi:28.08.2019)

EFQM MM 2020 yılında revize edilmiş olup birtakım yenilikler ile güncellenmiş ve kaliteye gönül vermiş biz kullanıcıların hizmetine sunulmuştur. Her ne kadar model güncellenmiş olsa da Türkiye'de hâlihazırda özellikle sağlık alanında 2013 versiyonunun küresel ölçekteki diğer ülkelere kıyasla yeteri kadar kullanım alanı bulamadığını söylemek mümkündür. Bu açıdan Türkiye'de özellikle sağlık alanında 2013 versiyonu hâlâ önemini korumaktadır. Aşağıda EFQM MM'ni tanımlarken kullanılan üç sac ayağına (temel kavramlar, kriterler, radar) yer verilmiş olup, sonrasında EFQM 2020 versiyonu tanıtılmıştır.

EFQM MM; Temel Kavramlar, Kriterler, Radar ve EFQM 2020 Versiyonu

EFQM MM üç unsur ile tanımlanmaktadır. Bu üç unsur modelin sac ayağı gibidir (EFQM Model Kitapçığı 2013, 3-4).

Temel kavramlar; Mükemmele ulaşmanın temelinde yatan ilkeleri temsil eder.

EFQM MM; Temel kavramların ve RADAR' ın uygulanmasını amaçlar.

RADAR; Kurumun başarısının garantisini sağlamada kuruma yardımcı olmak üzere oluşturulmuş bir değerlendirme kriteri ve güçlü bir yönetim aracıdır.

Modelin bir performans yönetim aracı olarak kullanılmasında bu üç kavramın aydınlatılması önemli bir konu olduğundan üç kavramın ayrıntıları aşağıdaki gibi dikkatinize sunulmuştur:

Temel Kavramlar: Toplamda sekiz temel kavram mevcuttur. Bu kavramları kısaca aşağıdaki gibi açıklamak mümkündür.

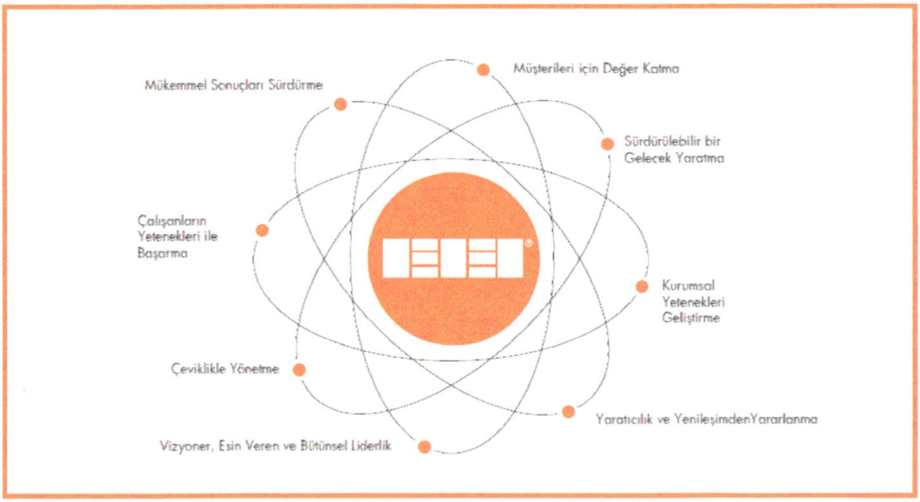

Şekil 9. Temel Kavramlar

Kaynak: Türkiye Kalite Derneği (2013). EFQM Mükemmellik Modeli Kitapçığı, Kalder Yayınları, Bursa.

- **Müşteriler için Değer Yaratma:** Mükemmel kurumlar müşterilerine sürekli değer katmak için onların ihtiyaçlarını, beklentilerini ve fırsatları anlar, tahmin eder ve karşılar.
- **Sürdürülebilir Bir Gelecek Yaratma:** Mükemmel kuruluşlar toplumsal iyileştirmelere katkı sağlayarak çevrelerinde olumlu bir etki bırakır.
- **Kurumsal Yetenekleri Geliştirme:** Mükemmel kuruluşlar yerel ve küresel düzeyde gerçekleşen değişimin farkındalığıyla kabiliyetlerini geliştirir.
- **Yaratıcılık ve Yenileşimden Yararlanma**: Paydaşlarının (toplum, çalışanlar, müşteriler, hissedarlar) yaratıcılıkları aracılığıyla değer artışı ve performans düzeyleri sağlar.
- **Vizyoner, Esin Veren ve Bütünsel Liderlik**: Mükemmel kuruluşlar örnek liderlere sahiptir, böylece liderler sahip oldukları etik anlayış ve değerleri ile geleceğe yön verebilir.
- **Çeviklikle Yönetme**: Mükemmel kuruluşlar fırsatların, tehditlerin farkındadır ve etkin bir şekilde yanıt verme yeteneğine sahiptirler.
- **Çalışanların Yetenekleri ile Başarma**: Mükemmel kuruluşlar çalışanlarına değer verir ve onların yetkelendirilmesini sağlayarak gerek bireysel gerek kurumsal amaçların gerçekleşmesini sağlar.
- **Mükemmel Sonuçları Sürdürme**: Mükemmel kuruluşlar tüm paydaşlarının kısa ve uzun süreli ihtiyaçlarını karşılayan sürdürülebilir mükemmel sonuçlar elde ederler.

Kriterler: Modelde girdi ve sonuç kriterleri olmak üzere toplamda 9 kriter mevuttur.

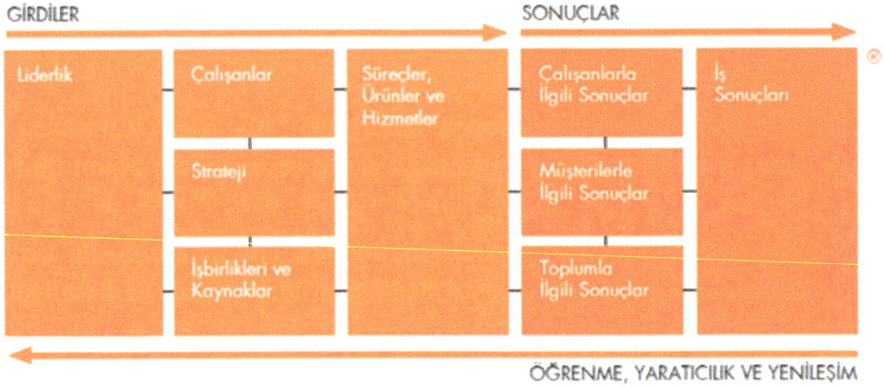

Şekil 10. EFQM Mükemmellik Modeli

Kaynak: Doeleman, H.J., Have, S. ve Ahaus, C.T.B. (2014). Empirical Evidence on Applying the European Foundation for Quality Management Excellence Model, *A Literature Review*, 25(5), 439-460.

EFQM MM sahip olduğu 9 kriteri ile bir işletmenin tüm faaliyet alanlarını kapsayan bir çerçeve sunmaktadır (Bayo-Mariones vd. 2010, 6-7). Yukarıdaki şekilde gösterilen modelde bulunan 9 kriterin beşi girdi kriterini dördü sonuç kriterini oluşturmaktadır. Girdi kriterleri kuruluşun işleyiş yapısını temsil ederken, sonuç kriterleri paydaşların kazanımlarına ve bu kazanılanların nasıl ölçülüp, buna yönelik hedeflerin nasıl oluştuğunu temsil eder (Doeleman 2014, 440). Bir bakıma girdi kriterlerinin sonuç kriterlerine işaret ettiği ve sonuçların nasıl mükemmelliğe katkı sağlayacağını gösterir (Vukomanovic, Radujkovic ve Nahod, 2014, 70). Model mükemmelliği oluşturan unsurların "neler" olduğunu belirtirken "nasıl" olduğuna değinmez. Bütünsel bir bakış açısı sunarak kurumun tüm yönlerine değinir. Aşağıda kriterlerin neler ifade ettiğine değinilecektir. İlgi duyan yöneticiler için açıklayıcı bilgiler belirtilen kaynakta detaylı biçimde bulunmaktadır (Türkiye Kalite Derneği 2013, 12-24).

Özellikle modelin kriterlerinden bahsederken bir sağlık kuruluşunda görülebilecek iyi uygulama örnekleri ve geliştirilmesi gereken alanların neler olabileceğine yer verilmiştir. Bu örnekler özellikle EFQM MM'nin yaygın olarak kullanıldığı ülkelerden biri olan İspanya'da yapılan çalışmalardan derlenmiştir. Örneklerin çalıştığınız kurumlarda, yaptığınız çalışmalarda sizlere ilham vermesini ve yol gösterici olmasını ümit ediyoruz.

1. Liderlik

Kalitede mükemmelliği hedefleyen kuruluşlar esnek, sürekli başarıyı sağlamak için öngörüleri bulunan, güven veren, kurumun etik anlayışını ve değerlerini benimseyip örnek olan bir liderlik anlayışı sergilerler. Bu çerçevede sağlık kuruluşları liderleri / yöneticileri; (1) kuruluşun misyon, vizyon, değerler ve etik kurallarını oluşturur ve davranışıyla örnek olurlar, (2) yönetim sistemi ve performansa ilişkin iyileştirmeleri tanımlar, izler, gözden geçirir ve yönlendirirler, (3) dış paydaşlarla ilişkileri başarı ile yürütürler, (4) kalite kültürünü çalışanlar ile sağlamlaştırırlar ve içselleşmesini sağlarlar ve (5) kuruluşu esnek hâle getirerek değişimi etkili şekilde yönetirler.

2. Strateji

Misyon ve vizyonlarının gerçekleştirilmesinde paydaş odaklı (toplum, çevre, çalışanlar, tedarikçiler) stratejilerden yararlanırlar. Politikalar, planlar, amaçlar ve süreçler oluşturarak stratejiyi yaşama geçirir ve uygular. Stratejinin 4 alt kriteri mevcuttur; (1) strateji, paydaşların ve dış çevrenin gereksinim ve beklentilerinin anlaşılması esasına dayanır, (2) strateji iç performans ve yeteneklerin anlaşılmasını temel alır, (3) strateji ve stratejiyi destekleyen politikalar oluşturulur, gözden geçirilir ve güncellenir, (4) strateji ve stratejiyi destekleyen politikalar duyurulur, uygulanır, izlenir.

3. Çalışanlar

Çalışanlarının tüm potansiyellerini bireysel, takım olarak ve organizasyonel düzeyde yönetir, geliştirir ve onlara serbestlik sağlarlar. Adalet ve eşitliği teşvik eder ve çalışanlarının katılımcılığını teşvik eder ve onları güçlendirir. Çalışanlarını motive edecek ve becerilerini ve bilgilerini kurumun yararına kullanmaya yönelik taahhütler sağlayacak şekilde özen gösterir, iletişim kurar, ödüllendirir ve tanınırlar (Dahlgaard-Park 2008, 109). Bu yönde uyguladığı 5 alt kriteri vardır (Türkiye Kalite Derneği 2013); (1) çalışanlara ilişkin planlar kuruluşun stratejisini destekler, (2) çalışanların bilgi birikimi ve yetenekleri geliştirilir, (3) çalışanların yön birliği ve katılımı sağlanır, çalışanlar yetkelendirilir (4) çalışanlar kuruluşun tümünde etkili iletişim kurar, (5) çalışanlar takdir edilir, tanınır, gözetilir.

4. İş Birlikleri ve Kaynaklar

Tedarikçilerle ilişkilerde ve iş birliklerini planlanmasında önem verdikleri beş kriter vardır. Bunlar; (1) İş birliği yapılan kuruluşlar ve tedarikçiler sürdürülebilir yarar sağlama doğrultusunda yönetilir, (2) finansal kaynaklar başarının sürdürülmesinin garantisi olacak şekilde yönetilir, (3) binalar, donanım, malzemeler ve doğal kaynaklar sürdürülebilir şekilde yönetilir, (4) teknoloji, stratejinin yaşama geçirilmesini destekleyen bir biçimde yönetilir, (5) bilgi ve bilgi birikimi; karar alırken etkinliği sağlamak ve kurumun yetkinliğini geliştirmek üzere yönetilir.

5. Süreçler, Ürünler ve Hizmetler

Tüm paydaşları için değer yaratmak üzere süreç, ürün ve hizmetleri tasarlar, yönetir ve iyileştirir. Bu çerçevede; (1) süreçler paydaşlara en uygun değeri sağlamak amacıyla tasarlanır ve yönetilir, (2) ürün ve hizmetler geliştirilirken değer yaratmak hedeflenir, (3) ürün ve hizmetlerin pazarlanma ve tanıtımı etkin olarak yapılır, (4) ürün ve hizmetler üretilir, sunulur ve yönetilir, (5) müşteri ilişkileri yönetilir ve geliştirilir.

6. Müşterilerle İlgili Sonuçlar

Müşterilerinin tüm beklentilerini ve ihtiyaçlarını karşılamaya çalışan hatta aşan ve bunu uzun vadede garantileyen sonuçlar hedeflenir.

6a. Algılamalar

Müşterilerin kurum hakkındaki algısını ölçmek için, anketler, övgüler, şikâyetler gibi çeşitli unsurların kullanılmasını ifade eder. Ölçümler; İtibar ve imaj, Ürün ve hizmet değeri ile sunumu, Müşteri hizmeti, ilişkisi, desteği, bağlılığı ve adanmışlığı gibi algılamaları içerebilir.

6b. Performans Göstergeleri

Bu veriler kuruluşun performansını değerlendirebilmesini sağlar. Bu sayede iyileştirme alanlarının neler olduğu anlaşılabilir. Ayrıca performans göstergeleri sayesinde müşterilerin algısına etkisini de anlayabilmek mümkün olacaktır. Ölçümler; Ürün ve hizmetlerin sunumu; Müşteri hizmeti, ilişkileri ve desteği; Şikâyetlerin değerlendirilmesi, Müşterilerin ve İş birliği yapılan paydaşların kurumun ürün/hizmet ve süreç tasarımına dâhil edilmesi gibi performans göstergelerini kapsayabilir.

7. Çalışanlarla İlgili Sonuçlar

Çalışanlarının tüm beklentilerini ve ihtiyaçlarını karşılamaya çalışan ve uzun vadede ihtiyaçlarının karşılanmasını garantileyen davranışlar sergilerler.

7a. Algılamalar

Bu veriler çalışanların kuruluş hakkındaki algılarını ölçümlendirmeye yardım eder. Anket, performans değerlendirmeleri, görüşmeler gibi birçok değişik kanaldan algılamalar anlaşılabilir. Ölçümler; Tatmin, katılım, bağlılık; Motivasyon ve yetkelendirme; Liderlik ve yönetim; Yetkinlik ve performans yönetimi; Eğitim ve kariyer geliştirme; Etkili iletişim; Çalışma koşulları gibi algılamaları içerebilir.

7b. Performans Göstergeleri

Bu veriler çalışanların performansının değerlendirilmesini sağlar. Bu sayede iyileştirme alanlarının neler olduğu anlaşılabilir. Ayrıca çalışan performansının algılamaya etkisini de anlayabilmek mümkündür. Bu sayede kurum çalışan stratejisinin operasyonel seviyedeki etkisini de değerlendirebilecektir. Ölçümler; Katılım ve Bağlılık Faaliyetleri; Yetkinlik ve Performans Yönetimi Faaliyetleri; Liderlik Performansı; Eğitim ve Kariyer Geliştirme Faaliyetleri; İç İletişim.

8. Toplumla İlgili Sonuçlar

Toplumdaki paydaşlarının beklenti ve ihtiyaçlarını karşılamaya çalışan ve uzun vadede sürdürülebilir değer yaratan sonuçlar elde ederler

8a. Algılamalar

Bu veriler kurumun toplumdaki algısına yöneliktir. Algılamalar; anket, basın, kamusal toplantılar, sivil toplum kuruluşları gibi çeşitli kanallardan elde edilebilir. Ölçümler; Çevresel etki; İmaj ve itibar; Topluma olan etki, Çalışma ortamı etkisi; Ödüller ve basınla ilişkiler alanlarındaki algılamaları içerebilir.

8b. Performans Göstergeleri

Bu veriler kuruluşun performansının değerlendirilmesini sağlar. Bu sayede iyileştirme alanlarının neler olduğu anlaşılabilir. Ayrıca kurum performansının algılamaya etkisini de anlayabilmek mümkündür. Bu sayede kurum çalışan stratejisinin uygulamadaki etkisini de değerlendirebilecektir. Ölçümler; Çevresel, ekonomik ve toplumsal faaliyetler; Yasal düzenlemelere ve yönetişim ilkelerine uyum; Sağlık ve güvenlik performansı; Sorunlu kaynak temini ve satın alma performansı gibi performans göstergelerini içerebilir.

9. İş Sonuçları

İş paydaşlarının tüm beklentilerini ve ihtiyaçlarını karşılayan hatta aşan ve bunu uzun vadede garantileyen sonuçlara ulaşır.

9a. İş Çıktıları

Bu veriler kurumun stratejisinin ne derecede başarıya ulaşıp ulaşmadığını ifade eden finansal ve finansal olmayan iş çıktılarıdır. Gerek ölçümler gerek hedefler iş paydaşlarıyla fikir birliği sağlanarak belirlenir. Çıktılar; Finansal çıktılar; İş paydaşlarının algılamaları; Bütçe performansı; Sunulan temel ürün ve hizmetlere ilişkin çıktılar; Temel süreç çıktıları gibi konuları içerebilir.

9b. İş Performans Göstergeleri

Bu veriler operasyonel performansının değerlendirilmesini sağlayan finansal ve finansal olmayan iş performans göstergeleridir. Bu sayede iyileştirme alanlarının neler olduğu anlaşılabilir. Ayrıca çalışan performansının algılamaya etkisini de keşfedebilmek mümkündür. Bu sayede kurum çalışan stratejisinin operasyonel seviyedeki etkisini de değerlendirebilecektir.

➢ **RADAR**

EFQM Mükemmellik Modelinin öz değerlendirme amaçlı uygulanması, şirkete mevcut durumun eksiksiz bir değerlendirmesini sağlar ve en büyük performans farklarını tespit etmesini ve iyileştirme yönünde düzeltici planlarını önceliklendirmesini sağlar. 1991'den bu yana, EFQM Mükemmellik Modeli, öz değerlendirme yapan şirketler arasında en yaygın kullanılan model hâline geldi ve ilkelerinin uygulanmasının kurumsal performans üzerinde olumlu bir etkisi olduğu ampirik olarak doğrulandı. Temel olarak, ilkeleri etkili bir şekilde uygulandığı zaman, performans hem kısa hem de uzun sürelerde iyileşir (Lionis, Kougioumitzaki, 2008; 381). RADAR isim olarak, değerlendirme kriterlerinin **R**esults (Sonuçlar), **A**pproach (Yaklaşım), **D**eployment (Yayılım), **A**ssessment (Değerlendime), **R**eview (Gözden Geçirme)) baş harflerinden oluşan bir kısaltmadır ve bir değerlendirme modeli ve yönetim aracı olarak kullanılmaktadır. Değerlendirme modeli olarak kullanımı EFQM Mükemmellik Ödülü ve Avrupa Ulusal Kalite Ödülü süreçlerinin çoğunda başvuru yapan kuruluşları puanlandırmayı kapsarken, yönetim anlamında kullanımında kuruluşlar bu puanlandırma ile kendi özdeğerlendirmelerini yaparak başka kuruluşlarla da kendilerini kıyaslayabilme gibi farklı amaçlarla da kullanabilmekteler (Küçük 2013, 254). RADAR bir kuruluşun aşağıdaki amaçlarla hareket etmesini teşvik eder (Türkiye Kalite Derneği 2013, 26);

- Ulaşmak istediği sonuçları tespit ederken stratejisine bağlı kalmak
- Amaçladığı sonuçları gerek bugün gerek yarının şartlarında da gerçekleştirebilmek için birbirini bütünleyen bir bakış açısı planlamak ve oluşturmak
- Yaklaşımları bağlamında gerçekleştirdiği uygulamaların kuruluşun tümünde yaygın olduğundan emin olmak
- Ulaşılan sonuçları değerlendirmek ve iyileştirirken sürekli öğrenmeye açık olarak izlemek ve analiz etmek

EFQM Mükemmellik Modeli Avrupa'da bulunan şirketler arasında yaklaşık %60 oranında kullanım oranına sahip popüler bir özdeğerlendirme aracıdır (Eskildsen, Kristensen ve Juhl 2001, 22). Bir kurum EFQM Mükemmellik Modeli özdeğerlendirmesini stratejik planlama süreçleriyle ilişkilendirdiği takdirde, süreçlerine entegrasyonu sağlamada ve etkin uygulamada başarılı olma potansiyeline sahip olacaktır (Davies 2008, 387). Ayrıca özdeğerlendirme ile daha bütünsel bir bakış açısı yakalayan kurumlar iyileştirme alanlarını da daha rahat tespit edebilmektedirler (Davies, Douglas ve Douglas 2007, 392-393). Oakland (2001), öz değerlendirme gibi performans değerlendirme tekniklerinin, iyileştirme fırsatlarını belirlemede ve performans iyileştirmeyi motive etmede yararlı olduğunu ifade etmektedir (Oakland, 2001, 2-4). RADAR puanlandırması kriterler bazında aşağıdaki tabloda ifade edilmiştir;

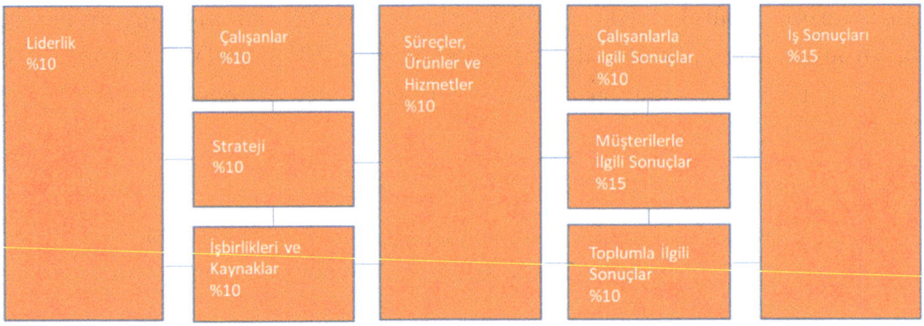

Şekil 11. RADAR Puanlandırması

Kaynak: Türkiye Kalite Derneği (2013). EFQM Mükemmellik Modeli Kitapçığı, Kalder Yayınları, Bursa, 30.

RADAR modeline göre puanlandırmanın temel prensibi girdilerin ve sonuçların eşit olarak puan değerine sahip olmasıdır. Buna göre bir kurumun mevcut puanının %50'si girdi kriterlerinden %50'si sonuç kriterlerinden gelir. Bu puanlar da 9 kriterin her biri için ayrı olarak oluşturulmuş ağırlık katsayısı kullanılarak hesaplanır. Temelde 9 kriterin sahip olduğu her bir alt kriter eşit ağırlık katsayılarına sahiptir. Örneğin liderliğin sahip olduğu 5 alt kriter için 100 puanın eşit dağıtımından gelen %20 ağırlık katsayısı geçerlidir. Eşit puanlandırmanın iki istisnası vardır, o da; Kriter 6 ve 7'nin ağırlık katsayısının her birinin %75'ini 6a ve 7a , %25'ini 6b, 7b oluşturur. Bu bağlamda her bir alt kriter RADAR değerlendirme tablosunda belirlenmiş olan puan aralıkları kullanılarak değerlendirir. Daha sonra 0 ile 1000 arasındaki toplam puan hesaplanırken bu ağırlık uygulanır (Türkiye Kalite Derneği 2013, 30).

EFQM MM kapsadığı boyutlarla kurum içinde kalitenin yüksek performansa ulaşmasını, değer yaratan uygulamalarla olası rekabet avantajlarının ortaya çıkmasını, gerek kurum içinde gerek kurumlar arasında kıyaslama ve karşılaştırma yapılarak öğrenen bir organizasyon olmasını ve bütüncül bakış açısıyla istikrarlı gelişmeyi kolaylaştırmaktadır (Doeleman vd., 2004). Modelin başarıya ulaşmasındaki en temel şart ise içsel motivasyon ve dönüştürücü liderliğin kaldıraç etkisidir (Doeleman, Have ve Ahaus 2004, 456-457). Bu liderlik öncülüğünde yalnızca temel iş sonuçları değil, iç müşteriler (çalışanlar) ve dış müşteriler (tüketiciler ve/veya kullanıcılar) ile toplumun o kuruluştan memnuniyet düzeyi de dikkate alınmaktadır (Nabitz, Klazinga ve

Walburg 2001, 70; Westlund 2001, 126). Lider, müşteri çıktılarında mükemmelliğe giden yolun, onların beklentilerini karşılama ve memnuniyetlerini sağlamak olduğunu bilmektedir (Arturo, Leal ve Roldan 2005, 748).

EFQM MM hakkında bilgi verdikten sonra yukarıda daha önce belirttiğimiz gibi 2020 yılında güncellenmiş olan EFQM 2020 hakkında bilgi verilecektir. Yaklaşık iki bin uzman görüşü, 24 çalıştay, 60'tan fazla kuruluş ile gerçekleştirilen yüz yüze görüşmeler sonucunda ortaya çıkan EFQM 2020 Modeli sağlık kurumları açısından yalnızca bir değerlendirme aracı değil, aynı zamanda kurumun değişimi ve dönüşümünü sağlayacak strateji ve uygulamaların belirlenmesinde önemli bir araç olarak karşımıza çıkmaktadır. EFQM MM, hangi sektörde olursa olsun, kurum ve kuruluşların sürdürülebilir değer yaratma yolculuğundaki başarılarını ölçmede ve yol haritası belirlemede kolaylık sağlamaktadır. 2020 versiyonu içerik ve görsel olarak bazı değişiklikler içerse de savunduğu temel ilkeler değişmemiştir. Şöyle ki; Müşteri talep ve ihtiyaçlarının öncelikli oluşu, kalitenin yönetilmesinde uzun vadeli ve paydaş odaklı bakış açısı, girdi- çıktı süreçlerinde sürekli olarak geri dönütlerle sonuçların planlananlarla karşılaştırılması, neden-sonuç ilişkisinin bütünsel bakış açısıyla tutarlı ve sürekli olarak takibi gibi konular üzerinde hassasiyetle durulmaktadır.

EFQM MM 2013 versiyonu yapılan kapsamlı çalışmalar neticesinde EFQM 2020 versiyonu olarak yenilenmiş ve çağın ihtiyaçlarına cevap verebilmek için güncellenmiştir. EFQM 2020 versiyonu, eski modellerde olduğu gibi Avrupa Değerlerini esas almakta ve AB Temel Haklar Şartı, Avrupa İnsan Hakları Sözleşmesi, 2000/78/EC Sayılı Avrupa Birliği Direktifi ve Avrupa Sosyal Şartı ilkelerini benimsemektedir. Güncellenmiş hâlinde ise Birleşmiş Milletler Küresel İlkeler Sözleşmesi (2000)'nin on temel ilkesinin ve aşağıdaki şekilde gösterilen Birleşmiş Milletler Sürdürülebilir Kalkınma Amaçlarının da benimsendiği eklenmiştir.

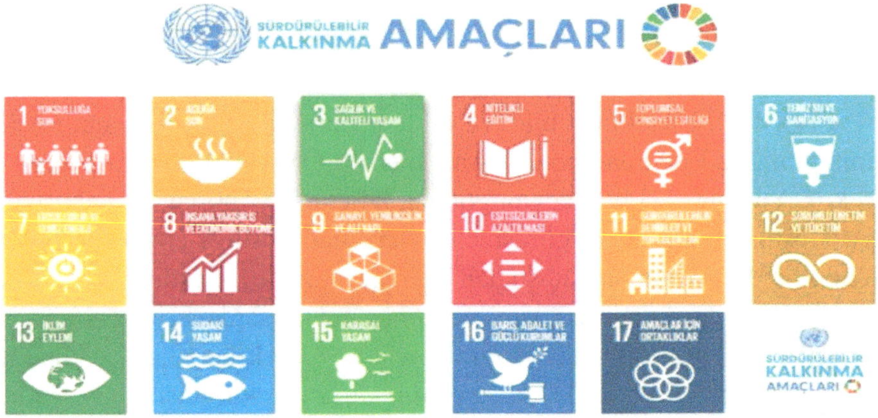

Şekil 12: Sürdürülebilir Kalkınma Amaçları

Kaynak: https://www.tr.undp.org/content/turkey/tr/home/sustainable-development-goals.html Erişim Tarihi:20.06.2020

EFQM 2020 Modelinin yapısı, üç temel soruya yanıt aramak üzere kurgulanmıştır:

- Kuruluş "Neden" var ve hangi amacı gerçekleştiriyor? Neden bu stratejiyi önceliklendiriyor? (Yön)
- Amacını ve stratejisini "Nasıl" gerçekleştirecek? (Uygulama)
- Şimdiye kadar "Ne" gerçekleştirdi? Gelecekte "Ne" gerçekleştirecek (Sonuçlar)

EFQM 2020 Modeli yukarıda ifade edilen sorular ışığında üstün performansın üç boyutunu; yön, uygulama ve sonuçlar kapsamında ele almaktadır. Yön boyutuyla kurumun esin veren bir amacının, istek uyandıran bir vizyonunun, sürdürülebilir değer yaratmaya odaklı bir stratejisinin ve karşılıklı yarar sağlayan bir kültürünün oluşturulmasını bekler. Uygulama boyutuyla kurumun kendi ekosistemi içindeki paydaşlarının kimler olduğunu bilip başarısı için temel paydaşlarının belirlenmesini bekler. Sonuçlar boyutunda ise kurumun geleceğe yönelik tahminleri de dâhil olmak üzere kurumun Yön ve Uygulama boyutunda ele aldıklarını ne düzeyde başardığını aşağıdaki maddeler üzerinden değerlendirir;

- Paydaş Algıları

- Sürdürülebilir Değer Yaratma
- Performans ve Dönüşümü Yönlendirme.

2020 modelinde ise RADAR'ın tanımı ve içeriği 2013 modeli ile aynı olup 2020 versiyonunda daha güçlü bir analiz imkânı sağlaması açısından RADAR boyutlarına ait özellikler tanımlanmıştır. Her birey, ekip veya kuruluş EFQM Modeli kapsamında RADAR'ın felsefesini aşağıdakilere fayda sağlayabilmek için "Özellikler" düzeyinde kullanabilir:

- Var olan güçlü yönleri ve iyileştirme fırsatlarını belirlemede,
- Hedeflenen sonuçlar ve bunları sağlamada gereken faaliyetleri barındıran bir gelecek tanımlamasının yapılmasında kullanılabilir.

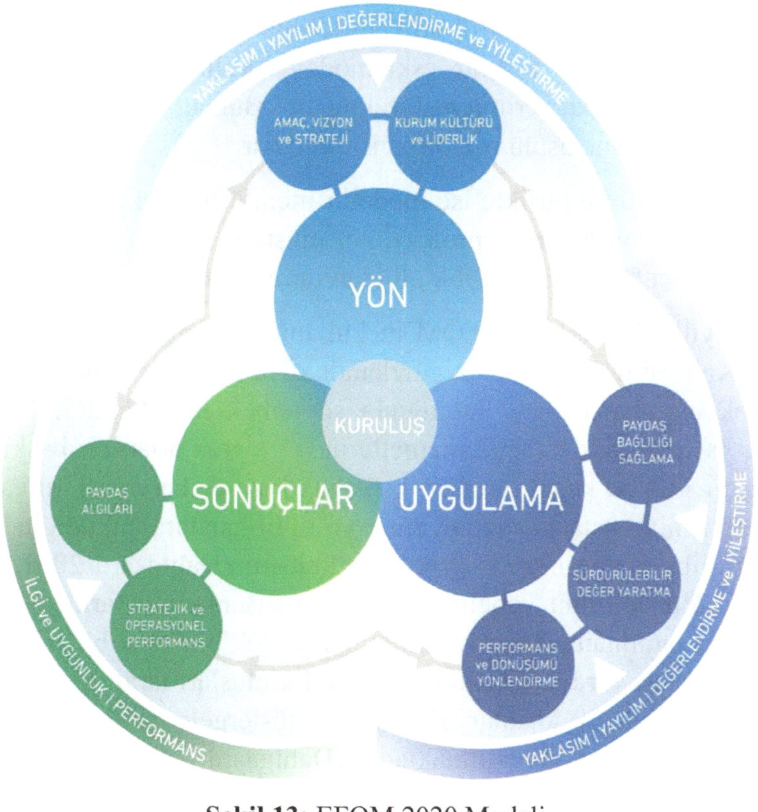

Şekil 13: EFQM 2020 Modeli

Kaynak: http://www.kalder.org/efqm_mukemmellik_modeli Erişim tarihi: 19.06.2020

EFQM 2020, küresel değişimlere ayak uyduran yeni versiyonu ile sürdürülebilir bir gelecek isteyen kurumlar için kullanışlı bir model olmaktadır. Bu modelde beş temel temanın ön plana çıktığı görülmektedir:

- Kültür,
- Kurumun kendi *ekosisteminde* her düzeyde gerçekleştirilen liderlik,
- Dönüşüm ve performans,
- Esneklik ve uyum,
- Gelecek.

Özellikle gelecek teması bağlamında modelin bir önceki versiyonuna göre kuruluşların güven veren eğilimleri açısından değerlendirilmesi yapılırken son 5 yıllık iş performans sonuçları göz önünde bulundurulurken yeni modelde kuruluşların prediktif indikatörler olarak ne kullandığı da değerlendirilmektedir. Bununla birlikte eski modelde kullanılan bazı terimler yeni modelde yerini başka terimlere bırakmıştır. Bunlar; misyon yerine amaç, mükemmellik yerine üstün performans olmuştur.

EFQM 2020 ile birlikte ise modelin literatürüne; ekosistem, sürdürülebilir değer, yıkıcı düşünce, profesyonel müşteri, toplam müşteri deneyimi, organizasyonel tasarım, çeşitlilik gibi kavramların da girdiği görülmektedir.

Son yıllarda sağlıkta EFQM'in kullanım alanına bakıldığında, Sağlık Hizmet Kalitesi dünya çapında gündemde olan bir konu olduğu için giderek daha çok uygulama alanı bulduğunu söylemek mümkündür. Demografik yapının yaşlanması da sağlık hizmetlerinde giderek artan bir baskıya neden olmaktadır. Her ne kadar birçok ülke sağlık hizmeti harcamalarını arttırsa da bunun etkisinin hasta memnuniyetine ve tıbbi hatalara bakıldığında olumlu olmadığı gibi aksine negatif ilişki görülmüştür (Dahlgaard 2011, 673). Bu sebeple sağlık kurumu yöneticilerinin ve çalışanlarının farklı neden-sonuç ilişkilerinin tanımlanmasına yardımcı olabilecek bütünsel bir model kullanmaya ihtiyaçları vardır. Bu model, sağlık kuruluşları tarafından sadece ödül başvurusu için değil, anahtar performans göstergelerini tespit edebilme ve sorunların tespitinde kullanılmaktadır (Dahlgaard 2011, 680-681). EFQM modeli Avrupa'da sağlık sektörüne adaptasyonu bakımından da önemli bir yenilik ve en umut veren model olarak görülmektedir. Model kuruluşların faaliyetlerinin kapsamlı ve sistematik bir biçimde özdeğerlendirmelerini yapabilmeleri ve modeldeki sonuç kriterlerini gerçekleştirebilmeleri için tasarlanmıştır (Arcelay vd, 1999; 54, Nabitz, Klazinga, 1999; 65). Bu bakımdan, ülkemizdeki sağlık kuruluşlarının da güçlü yönlerini ve iyileştirmelerin yapılabileceği alanları net bir şekilde keşfetmelerinde yardımcı olacak yararlı bir modeldir. EFQM mükemmellik modelinin birçok kalite güvence programına göre avantajı kurumun, üst yönetim ve çalışan tüm personelin kalite ve sürekli iyileştirme çalışmalarına sürekli olarak katılım sağlamaları ve öneriler getirmeleridir (Gené-Badia vd. 2001, 407-409). EFQM MM ile özdeğerlendirmeden sonra birinci basamak sağlık hizmeti veren bir kurumda stratejik olarak kurumsal politikaların operasyonel düzeyde de entegre etme fırsatı vermesi ile gerek yönetim gerek çalışanların daha fazla katılımı sağlanarak kalite iyileştirme süreçlerine yönlenmenin olduğuna dair kanıtlar mevcuttur (Rodriguez-Balo ve Ferrandiz-Santos 2004, 45). Ayrıca EFQM, diğer kalite değerlendirme yöntemlerine kıyasla (örn: ISO, akreditasyon, dış denetimci ziyaretleri) daha stratejik ve kapsamlı bir model olarak kabul görmektedir (Nabitz ve Klazinga 1999, 69-70). Sağlık alanında gerçekleştirilen yayınlarda EFQM bakış açısının (mesleki standartlar, dış denetimcilerin ziyaret komiteleri, meslektaş incelemeleri, belgelendirme, akreditasyon) daha geniş ve daha genel bir çerçeve sağladığı yönünde sonuçlar mevcuttur. EFQM bakış açısı ve felsefesi açısından bütünsel ve sistemli bir öz değerleme sürecidir (Bohigas ve Heaton 2000, 233; Nabitz, Klazinga ve Walburg 2000; Moreno-Rodriquez 2013). Bu sebeple model neredeyse tüm Avrupa ülkelerinde hastaneler, ayakta tedavi, rehabilitasyon klinikleri, akut bakım, birinci ve özel bakım merkezleri ve diğerleri tarafından yaygın olarak kullanılmaktadır (Nabitz, Klazinga ve Walburg 2000, 194; Sánchez vd. 2006, 59; Vallejo vd. 2007, 74). EFQM MM hastanelerin kalite değerlendirilmesinde önemli bir rol oynamaktadır (George, Douglas ve Cooper 2003, 122; Pattanaik vd 2020, 867). Örneğin Hollanda EFQM ilk çıktığı andan itibaren sağlık kurumlarında bu modeli kullanmıştır. Ayrıca modelin sağlık alanı kapsamında özelleştirilmiş olan; Konumlandırma ve İyileştirme ile Öz Değerlendirme olmak üzere Hollanda Kalite Yönetim Enstitüsü tarafından yayımlanmış iki klavuzu vardır (Nabitz ve Klazinga 1999, 65).

EFQM modeli bütünsel yapısı ile Donabeian'ın sağlık hizmetlerine bütün olarak bakılması için formüle ettiği yapı, süreç ve sonuç boyutlarına tam olarak uymaktadır. Genel olarak sağlık alanında yapılan birçok yayında EFQM yaklaşımının, çoğu geleneksel sağlık yaklaşımlarına (mesleki standartlar, dış denetimcilerin ziyaret komiteleri, meslektaş incelemeleri, belgelendirme, akreditasyon) göre daha geniş ve daha kapsamlı bir çerçeve sağladığı yönünde sonuçlar mevcuttur (Nabitz, Klazinga ve Walburg 2000, 192). EFQM modeli ayrıca sağlığı teşvik eden hastaneler kavramının uygulanmasında kapsamlı bir kalite yönetimi anlayışı içerdiği için de Dünya Sağlık Örgütü ve Avrupa komisyonu tarafından desteklenen bir modeldir (Performans Yönetimi Kalite Geliştirme Daire Başkanlığı, https://dosyamerkez.saglik.gov.tr/ Eklenti/4110,kanitkalitepdf.pdf?0, 23.07.2019). Model aynı zamanda sağlık alanında kullanımı ile kalitenin içselleştirilmesine ve geliştirilmesine yönelik eksikliklerin net olarak tespit edilebilmesinde ve uzun vadede gerçekleştirilecek faaliyetlerin toplam kalite yönetimine yoğunlaştırılmasında belirgin bir vizyon sağlamaktadır (Moeller vd 2019, 254).

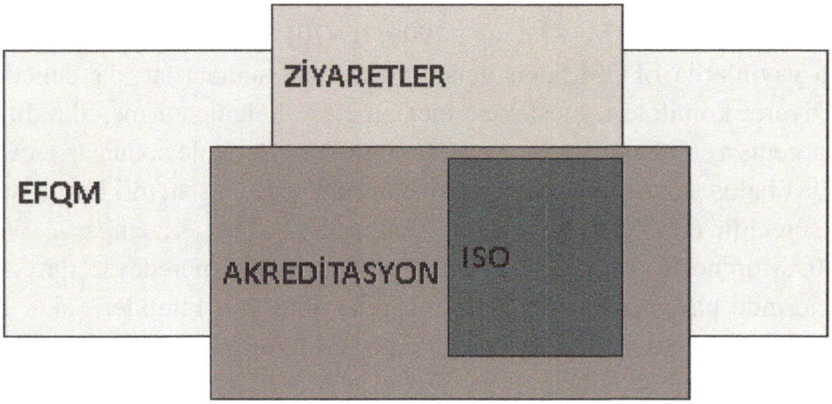

Şekil 14. Farklı Performans Değerlendirme Yöntemlerinin EFQM Modeli ile Karşılaştırılması

Kaynak: Nabitz, U.W. ve Klazinga, N. (1999). EFQM Approach and the Dutch Quality Award. *Int J Health Care Qual Assur Inc Leadersh Health Serv*, 12, 65–70.

Bu bakımdan EFQM MM'ne kıyasla akreditasyon, ISO ve dış değerlendirmelerin daha dar kapsamlı olduğu görülmektedir.

Kitabın bundan sonraki bölümlerinde EFQM MM'nin hastanelerdeki kullanımı sonucu ulaşılan iyi uygulama örneklerine ve iyileştirme alanlarına değinilecektir.

KAYNAKÇA

Avunduk, H., (2019). Yalın Altı Sigma: Bir Pet Şişirme Makinesinde Süreç İyileştirme Uygulaması, *Elektronik Sosyal Bilimler Dergisi,* 18(70), 633-653).

Arcelay, A., Sanchez, E., Hernandez, L. ve Inclan, G. (1999). Self-Assessment of all the Health Centres Of A Public Service Through the Euro-Pean Model Of Total Quality Management. *Int J Health Care Qual Assur Inc Leadersh Health Serv*, 12, 54–58.

Ağın, K. (2020). Örgütlerde Mükemmellik Yaklaşımı Olarak Altı Sigma, Academic Review of Humanities and Social Sciences, 3(1) 112-124.

Akarslan, B. (2004). Altı Sigma Metodu ve Bir Şirket Uygulaması (Doctoral dissertation, Fen Bilimleri Enstitüsü).

Arturo, C.M., Leal, A. ve Roldan, L. (2005). Relationships between the EFQM Model Criteria: a Study in Spanish Universities, *Total Quality Management*, 16(6), 741-770.

Asadzahed, S.M., Tanhaeean, M. ve Abdi, N. (2019). Recognizing Dissimilarities Between Resilience Engineering and EFQM Approaches to Ensure Safety in Hospitals, *Human Factors and Ergonomics in Manufactoring and Service Industries*, 29, 233–252.

Baldrige Framework (2020) http://www.baldrige21.com/Baldrige_Framework.html

Bandyopadhyay, J.K., Coppens, K.(2005). Six Sigma Approach to healthcare Quality and Productivity Management. *International Journal of Quality&Productivity Management.* 5(1) V1-V12.

Bayo-Mariones, A., Merino-Dıa´z-de-Cerio, J., Escamilla-de-Leo´n, S.A. ve Selvam, R.A. (2010). The Impact of ISO 9000 and EFQM on the use of Flexible Work Practices, *International Journal of Production Economics*, 130, 33–42.

Baxendale, Sidney J ve Donavan D. Hornsby (2001). Building A Balanced Scorecard for Entrepreneurs, Journal of Cost Management, ISSN 1092-8057, 15(6), 33-38.

Bekaroğlu, Ş.B., (2005). Toplam Kalite Yönetimi Uygulamalarının ve ISO 9000 Kalite Güvencesine sahip olmanın hastane performansına etkileri: İstanbul'daki Özel Hastaneler Üzerine Bir Araştırma. *Akdeniz Üniversitesi İİBF Dergisi,* 9, 18-32.

Benavent, F. Balbastre (2006). TQM Application Through Self-Assessment and Learning: Some Experiences from Two EQA Applicant, *The Quality Management Journal*, Jan 13(1), 7-25.

Bento, Al - Bento, Regina - White, Lourdes F. (2013). Validating Cause-and-Effect Relationships in the Balanced Scorecard, *Academy of Accounting and Financial Studies Journal*, 17(3), 45-55.

Berril, J., Healy, J. (2009). Hospital Licensure, Certification adn Accreditation. Judith Healy&Paul Dugdale (Ed.), Patient Safety First, Responsive Regulation in Helathcare. İçinde (s. 273-98). Australia: Allen&Unwin.

Bohigas, L. ve Heaton, C. (2000). Methods for External Evaluation of Health Care Institutions. *International Journal for Quality in Health Care,* 12(3), 231-238.

Bolat,T., (2000). Toplam Kalite Yönetimi (Konaklama İşletmelerinde Uygulanması), Beta Basım, İstanbul, 2000.

Breja, S.K., Banwet, D.K. ve Iyer, K.C. (2011). Quality Strategy for Transformation – a Case Study, *The TQM Journal*, 23(1), 5-20.

Budde, J. (2007). Performance Measure Congruity and the Balanced Scorecard, *Journal of Accounting Research*, 45(3), 515-539.

Breyforgle, F.W. (1999), "Implementing Six Sigma; Smarter Solutions Using Statistical Methods", 2. Baskı, Wiley , Kanada.

Çağlar, M.A., Kurt, M. (2016). Altı Sigma Yaklaşımı Ve Savunma Sanayi Sektöründe Bir Uygulama. *Journal of Industrial Engineering (Turkish Chamber of Mechanical Engineers),* 27(3), 13-24.

Dahlgaard, J.J., Pettersen, J. ve Dahlgaard-Park, S.M. (2011), Quality and Lean Health Care: A System for Assessing and Improving the Health of Healthcare Organisations *Total Quality Management and Business Excellence*, 22(6):1-17.

Dahlgaard-Park, S. (2008). Reviewing the European Excellence Model From a Management Control View, *The TQM Journal*, 20(2), 98–119.

Davies, J. (2008). Integration: Is it the Key to Effective Implementation of the EFQM Excellence Model?, *International Journal of Quality & Reliability Management*, 25(4), 383–399.

Davies, J., Douglas, A. ve Douglas, J. (2007). The Effect of Academic Culture on the Implementation of the EFQM Excellence Model in UK Universities. *Quality Assurance in Education: An International Perspective*, 15(4), 382–401.

Doeleman, H.J., Have, S. ve Ahaus, C.T.B. (2014). Empirical Evidence on Applying the European Foundation for Quality Management Excellence Model, *A Literature Review*, 25(5), 439-460.

Doeleman, H.J., Have, S. ve Ahaus, C.T.B. (2014). Empirical Evidence on Applying the European Foundation for Quality Management Excellence Model, *A Literature Review*, 25(5), 439-460.

Eckes, G. (2007). Herkes için Altı Sigma. Banu Adıyaman (Çev). MediaCat Kitapları (2. Baskı). İstanbul: Kapital Medya Hizmetleri A.Ş.

Emekli, D.,İ., Güçlü, K., Turna, G., İlanbey, B., Nar, R., Çiçek, E.,A., (2016). Klinik Laboratuarlarda Analitik Süreç Değerlendirmesi: Altı Sigma Metodolojisi, *Türk Klinik Biyokimya Dergisi*, 14(2), 79-86.

Epstein, Mark J., J.F., Manzoni (1998). Implementing Corporate Strategy: From Tableau De Bord to Balanced Scorecard, *European Management Journal,* 16(2), 190–203.

Eskildsen, J.K., Kristensen, K. ve Juhl, H.J. (2002). Trends in EFQM Criterion Weights; the Case of DENMARK 1998–2001, *Measuring Business Excellence*, 6(2), 22–28.

Fonseca, L.M.G. (2015). Relationship Between ISO 9001 Certifciation Maturity and EFQM Business Excellence Model Results, *Quality Innovation Prosperity*, 19(1), 85-102.

Gené-Badia, J., Jodar-Solà, G., Peguero Rodríguez, E., Contel-Segura, J.C. ve Moliner-Molins, C. (2001). The EFQM Excellence Model is Useful for Primary Health Care Teams, *Family Practice*, 18(4), 407–409.

George, C., Cooper, F. ve Douglas, A. (2003). Implementing the EFQM excellence model in a Local Authority, *Managerial Auditing Journal*, 18(2), 122-127.

Goh, T.N., (2011). Six Sigma in İndustry: Some Observations After Twenty-Five Years. *Quality and Reliability Engineering International*. 221-227.

Gupta, P., Six Sigma Business Scorecard: Ensuring Performance for Profit, McGraw-Hill, ABD, 2004.

Güdük Ö., Kılıç C.H. (2017). Sağlik Hizmetleri Akreditasyonu ve Türkiye'de Gelişimi. *Düzce Üniversitesi Sağlık Bilimleri Enstitüsü Dergisi*, 7(2), 102-107.

Şahin, D., (2020). JCI Akreditasyonu ile Türkiye'de Sağlık Hizmetlerinin Kalite ve Akreditasyonuyla İlgili Kuruluşların Çalışmalarına İlişkin Araştırma, *Sağlıkta Kalite ve Akreditasyon Dergisi,* 16-26.

Hardjono, T.W., Ten Have, S. ve Ten Have, W.D. (1997). Mükemmele Ulaşmanın Yolları, (Entra Dil Hizmetleri), İpek Kağıt San. ve Tic. A.Ş, İstanbul.

Heras-Saizarbitoria, I.H.S., Casadesu´s, M. ve Marimo´n, F. (2011). The Impact of ISO 9001 Standard and the EFQM Model: The View of the Assessors, *Total Quality Management*, 22(2), 197–218.

Harry, M., and R. Schroeder.(2000). Six Sigma: The breakthrough management strategy revolutionizing the world's top corporations. New York: Currency/Doubleday.

Hinchcliff R, Greenfield D, Westbrook J, Pawsey M, Mumford V, Braithwaite J. (2013). Stakeholder perspectives on implementing accreditation programs: a qualitative study of enabling factors. BMC Health Services Research, 13(437), 2-9.

Improta, G., Guizzi, G., Ricciardi, C., Giordano, V., Ponsiglione, M.,A., Converso, G., Triassi, M. (2020). Agile Six Sigma in Helathcare: Case study at Santobono Pediatric Hospital, *International Journal of Environmental Research and Public Health,* 17, 1052-1069.

ISQua. Quality and accreditation in health care services: a global review. Geneva: World Health Organisation; 2003.

Kalder, Mükemmellikte Tanıma Programı Küresel Rol Model Olmak, Temmuz 23, 2019 tarihinde, http://www.kalder.org/efqm_mukemmellikte_tanima_programi, sayfasından uyarlanmıştır.

Kanji, G.K. (2002), Performance Measurement System, *Total Quality Management*, 13(5), 715-728.

Kaplan, S.R. ve Norton, P.D. (1992). The Balanced Scorecard Measures That Drive Performance., *Harvard Business Review*, 71-79.

Kaplan, R.S., D.P. Norton (1996). Using The Balanced Scorecard as A Strategic Management System, Harvard Business Review, 74(1), 1-13.

Kaplan, R.S., D.P., Norton. (1997). Balanced Scorecard: Strategien erfolgreich umsetzen, Stuttgart: Schäffer-Poeschel Verlag.

Kaplan, R.S., D.P., Norton. (2001). Transforming the Balanced Scorecard from Performance Measurement to Strategic Management: Part I, Accounting Horizons, 15(1), 87-104.

Kömürcü, N.D., Bayram, A., Genç, Koyucu, N., Karaman, R., Toker, Ö.E., Toker, E. (2014). Sağlık Hizmetlerinde Kalite Standartları ve Modelleri, Sağlıkta Performans ve Kalite Dergisi, 7(1), 95-114.

Kuşçu, N.F., Karaman, M., Kuşçu Karatepe, H., Alıcı, H., Yüce Özcan, U. Atik D.(2018). Six Sigma and Total Quality Management in Health Institutions. Journal Of Current Researches on Health Sector. 2018; 8 (1), ss:127-136.

Küçük, O. (2013). Toplam Kalite Yönetimi "Toplam Kalite Yönetimi (TKY)-Sınırsız İyileşme-EFQM Mükemmellik Modeli", 2. Baskı, Seçkin Yayıncılık, Ankara.

Lankford, W.M. (2000). ISO 9000: Understanding the Basics, Review of Business, Spring, 7-10.

Langland-Orban, Barbara, Louıs C. Gapenski ve W. Bruce Vogel (1996). Differences in Characteristics of Hospitals with Sustained High and Sustained Low Profitability, Journal of Healthcare Management, 41(3), 385-399.

Lionis, I. ve Kougioumitzaki, O. (2008). The Identification, Analysis and Comparison of Different Ways and Approaches in Measuring and Evaluation of Organizational Excellence, 11th QMOD Conference. Quality Management and Organizational Development Attaining Sustainability From Organizational Excellence to Sustainable Excellence, 20-22 August, Helsingborg, Sweden, 379-394.

Lionis, I. ve Kougioumitzaki, O. (2008). The Identification, Analysis and Comparison of Different Ways and Approaches in Measuring and Evaluation of Organizational Excellence, 11th QMOD Conference. Quality Management and Organizational Development Attaining Sustainability From Organizational Excellence to Sustainable Excellence, 20-22 August, Helsingborg, Sweden, 379-394.

Moeller, J., O'Reilly, J.B., Elser, J. (2020) Quality management in German health care - The EFQM Excellence Model, Leadership in Health Services 13(6-7):254-8 · February 2000.

Moreno-Rodrıguez J.M., Cabrerizo, F.J., Pérez I.J., Martınez M.A. (2013). A Consensus Support Model Based on Linguistic Information for the Initial-Self Assessment of the EFQM in Health Care Organizations, *Expert Systems With Applications,* 40, 2792–2798.

Morgül E., Bener, A., Atak, M., Akyel, S., Aktaş, S., Bhugra, D., Ventriglio, A., Jordon, T. (2020). COVID-19 pandemic and psychological fatigue in Turkey, *International Journal of Social Psychiatry*, 00(0), 1-8.

Nabitz, U., Klazinga, N. ve Walburg, J. (2000). The EFQM Excellence Model: European and Dutch Experiences With The EFQM Approach in Health Care. *International Journal of Quality in Health Care,* 12(3), 191–201.

Nabitz, U.W. ve Klazinga, N. (1999). EFQM Approach and the Dutch Quality Award. Int J Health Care Qual Assur Inc Leadersh Health Serv, 12, 65–70.

Nakhai, B., Neves, S. J. (1994). The Deming, Baldrige, and European Quality Awards, Quality Progress, 27(14), 33-37.

Neely, A. (1999). The Performance Measurement Revolution: Why Now and Why Next, *International Journal of Operations and Production Management*, 19(2), 205-228.

Ninerola, A., Sanchez-Rebull, M.V., Hernanadez-Lara, A.B., (2020). Quality İmprovment in healthcare: Six Sigma systematic review, Health Policy, 124(24), 438-445.

Niven, P. R. (2003). Balanced Scorecard Step-by-Step for Government and Nonprofit Agencies. John Wiley ve Sons, Inc., New Jersey.

Ovretveit J. (2001). Quality Evaluatin and İndicators Comparison in Healthcare. Int J Helath Planning Manage 16, 229-241.

Ökmen, Ö., Dönmez, D. (2005). Yönetsel ve Organizasyonel Yapı Açısından Kamu Kurumlarında Mükemmellik, KalDer Yayınları, İstanbul.

Pande, S., P., Neuman, P., R., Cavanagh, R., R., (2000) The Six Sigma Way, McGraw Hill, New York

Pattanaik, B., Das, A. (2020) Quality Assessment Using EFQM Model for Overall Excellence of Indian Health Care Sector. Indian Journal of Public Health Research & Development . Jan2020, Vol. 11 Issue 1, p867-870.

Rodriguez-Balo, A. ve Ferrandiz-Santos, J. (2004). Integration of the EFQM Model and the Hoshin Kanri Deployment in a Primary Care Area. *Rev Calidad Asistencial*, 19, 45–52.

Rooney AL, van Ostenberg PR. Licensure, Accreditation, and Certification: Approaches to Health Services Quality. Center for Human Services (CHS), 1999.

Scrivens E. Putting (1997). continuous quality improvement into accreditation: improving approaches to quality assessment, Quality in Health Care, 6(4), 212-8.

Semnani F, Asadi R.(2016). Designing a Developed Balanced Score-card Model to Assess Hospital Performance Using the EFQM, JCI Accreditation Standards and Clinical Governance. Journal of Business and Human Resource Management, 2(1) ,1-16.

Slavica, T., Ljubica, K. ve Jelena, J. (2017). The Modern Concept of Measuring Efficiency - Implementation and Attitudes of DENGELI SKOR KART, *TEM Journal*, 6(3), 525- 533.

Stancu, I., Stancu, I..A., Nagi, L.E. ve Balteanu, D. (2018). Predicting Strategic Areas of a Fınanacıal IntermediatıonServices (SIF) Company Using DENGELI SKOR KART and PLS, *Amfiteatru Economic*, 20(47), 218-228.

Sunder, M.,V., Kunnath, N. (2020). Six Sigma to reduce claims processing errors in a healthcare payer firm, Production Planning &Control Management of Operations, 31, 496-511.

Shaw, C.D. (2001). External Assessment of Health Care. BMJ: British Medical Journal, 322(72909, 851.

Shaw CD, Kutryba B, Braithwaite J, Bedlicki M, Warunek A. (2010). Sustainable healthcare accreditation: messages from Europe in 2009. International Journal for Quality in Health Care, 22(5), 341-50.

Swedey, J., Heaton, C., (2000). Interpretations and variations of ISO 9000 in acute health care, International Journal for Quality in Helath Care, 12(3), 203-209.

Tabrizi J.S, Gharibi F., Wilson A.J. (2011). Advantages and disadvantages of health care accreditation models, Health Promotion Perspectives, 1(1), 1-31.

Turan, H., A., Şenkayas, H., Başaloğlu, C., (2008), Altı Sigma'nın Kobi'lerde Farkındalılığı, Ayırt Edici Faktörler Ve Uygulama Karakteristikleri, Afyon Kocatepe Üniversitesi, İ.İ.B.F. Dergisi, Cilt: X, Sayı: II, s.57-77

Türkiye Kalite Derneği (2013). EFQM Mükemmellik Modeli Kitapçığı, Kalder Yayınları, Bursa.

Türkiye Kalite Derneği (2013). EFQM Mükemmellik Modeli Kitapçığı, Kalder Yayınları, Bursa.

Uçkun, N., Şahin, Ü., (2016). Kamu Hastaneleri Birlikleri verimlilik değerlendirmesinde verimlilik karnesi uygulaması, International Journal of Social Sciences and Education Research 2(1), 302-313.

Vallejo, P., Ruiz-Sancho, A., Dominguez, M., Ayuso, M. J., Mendez, L. ve Romo, J. (2007). Improving Quality At The Hospital Psychiatric Ward Level Through The Use Of The Efqm Model. *International Journal of Quality in Health Care*, 19(2), 74–79.

Viswanathan HN, Salmon JW. (2000). Accrediting organizations and quality improvement, The American Journal of Managed Care, 6(10), 1117- 30.

Vukomanovıc, M., Radujkovic, M. ve Nahod, M. M. (2014), EFQM Excellence Model as the TQM Model of the Constructıon Industry of Southeastern Europe. *Journal Of Civil Engineerıng And Management*, 20(1): 70–81.

Wagner, C., Gulacsi, L., Takacs, E., Outinen, M. (2006). The Implementation of Quality Management Systems İn Hospitals: A Comparison Between Three Countries. BMC Health Services Research, 6(1), 50.

Westlund, A.H. (2001) Measuring Environmental Impact On Society In The EFQM Systems, *Total Quality Management*, 12(1), 125–135.

Wood, C. G. (1997)" Using Quality to Create a Viable Disaster Plan", Quality Progress, 30(1), 59-63.

Wyper, B., Harrison, A., (2000), Deployment of Six Sigma Methodology in Human Resource Function: A Case Study, Total Quality Management, July, Volume 11, Issue 4-5, s.720-727

(www.jointcommission.org). https://www.jointcommission.org/about-us/facts-about-the-joint-commission/history-of-the-joint-commission/ erişim tarihi: 18.08.2020.

(www.facs.org)https://www.facs.org/about%20acs/archives/pasthighlights/minimumhighligterişim tarihi:18.08.2020.

saglik.gov.tr [Internet]. İlerleme Raporu Türkiye'de Sağlıkta Dönüşüm Programı

Ağustos 2008 [Erişim tarihi: 18.08.2020]. Erişim adresi: https://sbu.saglik. gov.tr/ Ekutuphane/Yayin/183

World Health Organization. (2020b, March 11). WHO Director-General's opening remarks at the media briefing on COVID-19 https://www.who. int/dg/ speeches/detail/who-director-general-s-opening-remarks-at-the-media-briefing-on-covid-19---11-march-2020. Erişim tarihi:27.09.2020.

Yıldız MS, Öztürk Z, Topal M, Khan MM. (2019). Effect of accreditation and certification on the quality management system: Analysis based on Turkish hospitals. International Journal Health Planning Management, 1–13.

www.medium.com "İş Ekosistemleri Oluşumunda Doğadan Alınabilecek Referanslar" (Erişim tarihi: 20.07.2020). Erişim adresi: medium. com/patikan/iş-ekosistemleri-oluşumunda-doğadan-alınabilecek-referanslar e00cb5a4e9a#:~:text=Bir%20dijital%20dünya%20 bağlamında%3B%20"iş,dinamik%20ve%20birlikte %20gelişen %20topluluklarıdır."

ÜÇÜNCÜ BÖLÜM

HASTANELERDE EFQM MM İYİ UYGULAMALARI VE İYİLEŞTİRME ALANLARINA YÖNELİK ÖNERİLER

İş hayatında edindiğimiz pek çok bilgi pratiğe geçmediği ve uygulamaya yansımadığı sürece gerçek anlamda özümsenememektedir. Bu kitabın hazırlanış amaçlarından biri de kalite yolculuğundaki yöneticilere ve ilgi duyanlara kalite performansının arttırılmasına yönelik önerilen EFQM MM'ni kuruluşlarımızda nasıl uygulayabileceğimizi örneklerle sunabilmektir. Bu amaçla bu bölümde EFQM MM'ne yönelik iyi uygulamalara yer verilmiştir. İspanya ve Türkiye'den özel ve kamu hastanelerinde hem işleyişe hem de süreçlere geçirilmiş uygulamalar aktarılmıştır. Ayrıca örneklere yönelik üstün performansın yakalanması için dikkate alınması gereken iyileştirme alanlarına da yer verilmiştir.

3.1. İspanya Örneği: Guadarrama Hospital

Dünya'da EFQM MM' ni uygulayan sağlık kuruluşları incelendiğinde İspanya'dan bir halk sağlığı hastanesi'nin +500 puan aldığı belirlenmiştir. Bu sebeple ilgili kişilere ve raporlara ulaşılmıştır ve bu kurum hakkında özellikle iyi uygulama örneklerine kitabımızda yer verilmiştir. Bu çerçevede gerçekleştirdikleri uygulamalara değinmeden önce hastane hakkında kısaca bilgi vermek uygun olacaktır;

Ulaşılabilen raporlardan elde edilen bilgilere göre;

Kurumun adı Guadarrama Hospital (Hospital Guadarrama) olup Madrid Sağlık Bakanlığı'na bağlı bir halk sağlığı hastanesidir. Hastane fiziksel olarak 17.000 m^2 alana sahiptir ve kurum ana bina dışında birkaç binadan daha oluşmaktadır. Hastane 1986 yılından beri Madrid'de faaliyet göstermektedir. Kurum, 154 yatak kapasitesine sahiptir ve yaşlı hastaların bakımı konusunda uzmanlaşmış disiplinler arası ekipleri ile tıbbi yardım ve hemşirelik bakımı vermektedir. Hastanenin 304 kişilik bir personeli vardır (4 yönetici, 17 hekim, 168 hemşire, 115 diğer sağlık personeli). Hastanede palyatif bakım, akut ve kronik bakım üniteleri ile yatağa bağımlı hastalar için de bakım üniteleri bulunmaktadır (İnforme de Evaluacion EFQM para Hospital de Guadarrama, Guadarrama -2014-Informe Evaluacion Estandar - Julio 2014.doc. s:1-31);

Kurumdan kısaca bahsettikten sonra ilgili yetkililerden elde edilebilen raporlarda yer alan birtakım konu başlıklarına da değinmekte fayda vardır. EFQM değerlendirme süreci kapsamında kurum ziyaretlerinin nasıl gerçekleştiğini aşağıdaki temel başlıklar şeklinde özetlemek mümkündür (Guadarrama -2014-Informe Evaluacion Estandar - Julio 2014.doc.);

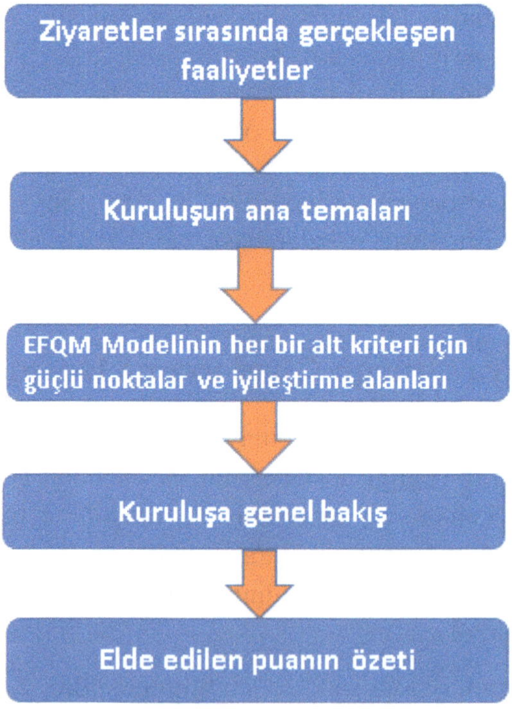

Şekil 15: Guadarrama Hospital Değerlendirme Süreci

Kaynak: İnforme de Evaluacion EFQM para Hospital de Guadarrama, Guadarrama -2014- Informe Evaluacion Estandar – Julio 2014.doc. p:1-31 raporundan 25.04.2020 tarihinde derlenmiştir.

Şemada yer alan tüm başlıklardan bahsetmeyip özellikle EFQM kriterleri çerçevesinde gerçekleştirilmiş olan **iyi uygulama örneklerine** değinilecektir.

1. Liderlik

- Kurumun; yönetim ekibi, misyon ve değerleri, kalite politikaları, çevre yönetimine dair politikaları ve stratejik planları mevcuttur. Özellikle profesyonel davranış kuralları ile etik kuralları geliştirilmiştir. Kurumun davranış kuralları ve etik kurallara vurgu yapan "Stil El Kitabı" adı altında bir kitapçığı da mevcuttur. Tüm bunlar kurumun mükemmellik konusundaki kararlılığını somutlaştırmaktadır.
- Kurum misyon, vizyon ve stratejik planını, kuruluşun tamamına yayılmış olan çalışma grupları ve komisyonlar aracılığıyla iletir. Kuruluşun farklı gruplarından insanları bir araya getirir ve birlikte çalışmalarını sağlar. Bu farklı gruplar deneyimlerini paylaşmak üzere ayda bir kez toplanan ve müdürler ile orta düzey yöneticilerden oluşan Yönlendirme Komitesi'ne ek olarak oluşturulmuştur.
- Güçlendirme, yetenek yönetimi, bağlılık konularına odaklı olan, temel yetkinlikler ve dönüşümler esaslarına dayanan bir liderlik modeli tanımlanmıştır. Bu kapsamdaki hedef ve eylemler uygulanmıştır.
- Liderlik değerlendirmesi, iyileştirilmesi ve gözden geçirilmesi açısından odak grup görüşmeleri, EFQM öz değerlendirmeleri gibi yöntemler kullanılmıştır. Liderler tüm paydaşlar için ulaşılabilir ve erişilebilir durumdadır.
- Kurum içi ve dışına ait tüm bilgileri gözden geçiren, güncelleyen ve tüm paydaşlara göre uyarlayan bir Bilgi Geliştirme Komitesi vardır. Örneğin; Hasta ve Aile Bilgi Prosedürü, Hasta Kabul Kılavuzları vb. belgeler geliştirilmiştir.
- Liderler EFQM öz değerlendirmelerine katılmıştır. Aynı şekilde ISO 9001:2008'e göre Kalite Yönetim sistemleri, 14000: 2004 standardına göre Çevre Yönetim Sistemlerinin uygulanması liderler tarafından teşvik edilmiştir.

- Son yıllarda stratejik planın gözden geçirilmesi beklenmeden hastane politikaları, yapı ve stratejiyi yeniliklere uyarlamak için birtakım yapısal değişiklikler yapılmıştır. Örneğin; Hasta Özerklik Planı, İyi Tedavi Protokolü, Hemşirelik Denetim Modeli, Bakıcılar Okulu, alternatif tedavi olarak Reiki vb.
- Hem dış uygulamalar (kongrelere katılım, ziyaretler, araştırma projeleri ve kıyaslama) hem de iç uygulamalar (çalıştaylar, bakıcılar okulu, yenilikçi terapiler) yoluyla yenilikler ve öğrenme faaliyetleri teşvik edilmiştir.

2. Strateji:

- Hastaları, aile üyelerini, sağlık merkezlerini ve hastaneleri, insanları, tedarikçileri, stratejik ortakları, toplumu ve Belediye Binası'nı içeren ilgili gruplar belirlenmiştir. Yürürlükteki Stratejik Planın (2012-2015) revizyonu için 2013 yılında stratejik yansıma ışığında son kez revizyon yapılmıştır.
- Paydaşlarla iletişim kanalları belirlenmiştir; kaynak ve araştırma, "Hastanın Sesi", Birinci Basamak Tedavi kurumları ile toplantılar, diğer referans merkezleri vb. kanallar stratejik planlama girdisini oluşturmuştur ve bu ihtiyaçlara cevap vermek için önlemler alınmıştır.
- Kurumun stratejisindeki olası değişiklikleri belirlemek için iç performans, bakım, süreçler, vb. göstergelerden ve diğer İş birliği hâlindeki kuruluşlardan veriler toplanır. Sağlık Bakanlığı ile birlikte bağlı bulunan diğer kuruluşlar da program dâhilinde belirtilen kuralların değişikliklerini veya güncellemelerini bilmenizi sağlar.
- Organizasyon; misyon ve vizyonunu gerçekleştirmek için her üç yılda bir yeni bir stratejik plan geliştirir. Stratejik hedefler, göstergeler, SWOT analizi, Kritik Başarı Faktörlerinin belirlenmesi vb. ile bir Stratejik Planlama süreci tanımlanmıştır. Örgütün yeni ihtiyaçlarına yönelik bir hizmet sunmayı sağlayan stratejinin oluşturulması, uygulanması ve gözden geçirilmesi için sistematik toplantılar düzenlenmektedir.
- Stratejik Plan insanlara yayılır (oturumlar, toplantılar, teknik komisyonlar vb.).

- Planın izlenmesi; önerilen hedeflerin yerine getirilme derecesini, öz değerlendirmeleri ve Kalite Planını yansıtan göstergelerin periyodik olarak izlenmesi yoluyla gerçekleştirilir. Yönlendirme Komitesi, hedeflerin gerçekleştirilmesini gözden geçirmek için ayda üç kez toplanır.
- Öz değerlendirmelerde ve dış değerlendirmelerde tespit edilen iyileştirme alanlarına öncelik tanınır ve iyileştirme alanları şu anda yürürlükte olan Kalite Planına dâhil edilir. Kalite Komisyonu periyodik olarak gözden geçirilmek üzere toplanır ve sonuçlar "Algılanan Kalite Raporlarına" yansıtılır.

3. Çalışanlar:

- İşe alım ve sözleşme sistemi, eşitlik, liyakat ve kapasite ilkeleri gözetilerek idari mevzuatla düzenlenir. İnsanların %100'ü için geçerli bir süreç yönetimi vardır.
- SWOT analizinin sonuçlarına dayanarak, profesyonel büyümeyi ve katılımı teşvik etmek amacıyla çalışanların %100'üne uygulanan İnsan Kaynakları Yönetimini Geliştirme Planı 2013 tarihinde onaylanmıştır.
- 2008 yılından bu yana, iyileştirme eylemlerine yol açan hasta ve yakınları için odak grup görüşmeleri ve memnuniyet anketleri yapılmaktadır. Aynı şekilde, çalışanların ihtiyaç ve beklentilerinin bilindiği odak grupları oluşturulmuştur.
- Organizasyonda profesyonellerin ihtiyaç ve fırsatlara bağlı olarak iyileştirme ve inovasyona (süreçler, hizmetler, teknoloji, öğretim ...) katılımını destekleyen bir kültür vardır: Fikirler Laboratuvarı, Geliştirme Grupları, eğitim, kongreler vb. çalışma gruplarına katılım için özel teşvikler yapılır, çalışanların yüksek katılımı söz konusudur.
- Eğitim ihtiyaçlarının tespiti yıllık olarak yapılır ve buna dayanarak, Eğitim Planı hazırlanır, iş yerinde eğitim eylemleri, rotasyonlar, tıbbi oturumlar vb. ile tamamlanan süreçler yönetim tarafından onaylanır. Öğretim Komisyonu Eğitim Planının periyodik olarak izlenmesini sağlar ve Yıllık Rapor hazırlar; Sürekli Eğitim Komisyonu, insanların yetkinliklerinin geliştirilmesinden sorumludur.

- 2007 yılında tanımlanan Hemşirelik Denetim Modeli, 2013 yılında revize edilerek hem hastalarla hem de insanlarla ilgili hususları kapsamına almıştır. Denetimler sonucu ulaşılan sonuçların çıktısı olarak; operasyonel yönetimi bakım yönetiminden ayıran organizasyon yapısı değiştirilmiştir.
- 2013 yılında, izlenmesi belirli göstergeler ve anketlerle gerçekleştirilen stratejik hatlar ve operasyonel hatlarda dağıtılan gözden geçirilmiş bir İç İletişim Planı bulunmaktadır.
- Aidiyet duygusunu güçlendirmek için Kurumsal İmaj Komisyonu oluşturulmuştur. İletişimin sunulmasına ilişkin kurallar, ortak üniforma, iç ve dış iletişim bülteni gibi çalışmalar mevcuttur.

4. İş Birlikleri ve Kaynaklar;

- Hastane, değer sağlayan üniversiteler, şirketler ve ilk yardım merkezleri ile ittifaklar kurulmasının yanı sıra diğer hastaneler veya kuruluşlarla ortak girişimlere katılımda kendini gösteren açık ve iş birlikçi bir kültür göstermektedir. Ocak 2014'te resmileştirilen ve Ortaklık Politikasını içeren bir Ortaklık Yönetim Planı bulunmaktadır. Organizasyondaki insanlar arasında ilişkileri geliştiren bir iç ittifaklar Prosedürü (bölümler arası) de vardır.
- Bakanlık ile her yıl bölümler hâlinde yapılandırılan ve aylık olarak planlanan bir müzakere bütçesi oluşturulur. Ekonomik-finansal yönetim, örgütün genel stratejisini destekler ve finansal direncini ve esnekliğini sağlar, son yıllarda kaynakların etkin kullanımını sağlar, bütçenin %100'ünü karşılar, tedarikçilere yapılan ödemede bir iyileşme sağlar ve borçları yoktur. Bütçe ve Yatırım Planı kontrolü aylık olarak Yönetim Komitesi, Teknik Komisyon ve Hasta Başına Maliyet Komisyonu aracılığıyla gerçekleştirilir.
- 2013 yılında sahadaki personelin farkındalığını vurgulayan ISO 14001 sertifikalı bir Çevre Yönetim Sistemi mevcuttur. Çevresel konularda diğer hastanelerle karşılaştırmalar yapılır. Kurumda farklı girişimler arasında referans olarak kabul edilen bir enerji uygulama projesi öne çıkmaktadır. 2009 yılında başlatılan iyi çevre uygulamalarına yönelik projeleri teşvik etmek için en iyi çevre fikri için ödül alınmıştır.

- Mevzuat uyumluluğuna özel önem verilerek, ekipman ve tesislerin %100'ü için önleyici bakım programı ve tespit edilen ihtiyaçlara göre düzeltici bakım bulunmaktadır.
- Yeni teknolojilerin uygulanması, hastaya daha iyi hizmet verebilmek için hastane çalışanları tarafından tespit edilen ihtiyaçlara dayanmaktadır. Tüm sistemler için bir acil durum planı içeren 2013-2015 Stratejik Sistemler ve Bilgi Teknolojileri Planı vardır. Elektronik Tıbbi Geçmiş mevcuttur ve ilaç yönetimi şu anda barkod ile sayısallaştırılmaktadır.
- Takip göstergelerinin geliştirildiği ve en iyi uygulama atölyelerinin yürütüldüğü sisteme uyum için özel bir kıyaslama grubu mevcuttur. Ana yönergeleri hatırlayarak insanlara dağıtılan kartlar üretilmiştir. Bilgi Sistemleri Güvenlik Ofisi tarafından iki yıllık denetimler yapılır.
- Hastaneden, iyi yönetim uygulamalarını (idrar enfeksiyonu, hastaların tanımlanması ...) ve iç aktivitelerle elde edilen bilgiyi (Bakıcılar Okulu, geçici yataklar, reiki terapisi ...) yaymak için sistemlerin geliştirilmesi yoluyla öğrenme teşvik edilir.

5. Süreçler, Ürünler ve Hizmetler

- 2013 yılında gözden geçirilmiş bir Süreç Haritası vardır. Süreçler; operasyonel, stratejik ve destekleyici olarak gruplandırılmıştır ve hepsinin sahipleri ve göstergeleri vardır. Kalite Komisyonu izleme ve karar vermekten sorumludur. Süreçlerin yönetimi ve iyileştirilmesi için uygun yaklaşımlar uygulanır: Eczacılık için ISO 9001 Standardı, Fonksiyonel Rehabilitasyon, Hemşirelik Hizmetleri ve tüm hastane için ISO14001 ve EFQM Mükemmellik Modeli gibi.
- Hastanenin değer önerisi, hastalarının sağlık düzeyini iyileştirmeyi, kişiselleştirilmiş yardım, duygusal destek, hastanın ve ailesinin rahatlığını, klinik bakım ve taburcu olmadaki bakımın sürekliliğini ve bakıcılarını desteklemeyi amaçlamaktadır. Hizmet süreci, paydaşların ihtiyaç ve beklentilerine cevap olarak gelişti ve bazı yenilikçi hizmetler geliştirildi: Bakıcılar Okulu, Sosyalleşmeyi Geliştirme ve Bilişsel Bozukluğu Önleme Faaliyetleri, Solunum Destek Ünitesi, Reiki Terapisi, Çoklu ilaç enfeksiyonu, elektronik tıbbi öykü vb.

- Hastane faaliyetleri ile ilgili bilgileri pekiştirmek, farklı bakım düzeyleri arasındaki ilişkiyi hastalara yönelik iyileştirmelerle güçlendirmek amacıyla Birinci Basamak Tedavi Kurumları ve Sevk Hastaneleri ile koordinasyonu yıllık ziyaretlerle teşvik etmektedir.
- Hemşirelik Hizmetleri sağlama süreçlerinde özel plan ve protokoller (Hasta ve Aile Kabul Planı, Kabul Protokolü, Taburculuk Protokolü, Bakım Planı, Stil El Kitabı, vb.) geliştirilmiştir. Hemşirelerin hastaların ve ailelerinin kişisel ilgisine yönlendirilmesi sağlanmıştır.
- Kapsamlı Hasta Güvenliği Stratejisi (düşmelerin önlenmesi, ilaç hataları, sağlık bakımı ile ilişkili enfeksiyonlar vb.) tanımlanmıştır. Benzer şekilde, 2014 yılında, profesyonel yetkinlikler, etik kurallar ve İnsan Kaynakları Planlaması tanımlanmış olan Stratejik Plan ve Hasta Özerkliğinin Geliştirilmesi Planı onaylanmıştır.
- Müşteri anketleri, şikâyetler ve diğer bilgi formları, ürün ve hizmet portföyünü güçlendirmeyi amaçlayan gelişmeleri öngörmek ve tanımlamak için bir odak grubu olarak kullanılır. Güvenli, fiziksel ve duygusal bir ortam sunmak, hastanın bireyselliğine saygıyı garanti etmek ve hastanın sağlık süreçlerine katılımını arttırmak, hasta ve hasta yakınları ile teması güçlendirmek amacıyla "Hastanın Sesi" metodolojisine uygun olarak görüşme turları yapılmaktadır. Bu metodoloji, hastaneye yatış ünitelerinde hasta yerleştirme, erişilebilirlik incelemesi, vb. gibi çeşitli gelişmelere yol açmıştır. Algılanan Kalite Komitelerinde, hasta memnuniyetinin derecesi analiz edilmektedir.
- Hastane paylaşılacak, duyurulacak bilgileri (raporlar, bültenler, Kalite Planı, sağlık kampanyaları, kongrelere katılım ...) ve güncellenmiş ilgili haberin (ödüller) yayınlanma sürecini, Bilgi Geliştirme Komitesi ve Basın Ofisi aracılığıyla planlar.
- Hastane, göstergeleri paylaşmak ve en iyi uygulamaları belirlemek için aynı grup hastaneler arasında bir Karşılaştırma Kulübü kurulmasını teşvik etmiştir. Bu Karşılaştırma Grubu, tüm hastaneler için birtakım davranış kuralları oluşturmuştur.

6. Müşterilerle İlgili Sonuçlar:

- 2010 yılından bu yana kurum tarafından gerçekleştirilen anketlerin sonuçları, uzmanlara göre bölümlere ayrılmış olan müşterileri (hastalar / hasta yakınları) için mevcuttur. Sunulan sonuçlara yönelik eğilimler sürdürülebilir / olumludur.
- Kurumun müşteri memnuniyeti anket sonuçlarının %95'in üzerinde olduğu sonucu mevcuttur. Sağlık Bakanlığı tarafından algılanan Sağlık Hizmetlerinin Kalitesinin değerlendirilmesi de yapılmaktadır.
- Anketlerin algılanmasının sonuçları odak grubu, "Hastanın Sesi" aracılığıyla aktif dinleme vb. ile tamamlanmaktadır.
- Palyatif Bakım Birimi için belirlenen göstergelerin hedefleri, Kalite Planında programlananlarla karşılanmaktadır.
- Uzun süreli tedavi veren hastanelerin ortalamasıyla karşılaştırılan sonuçlar ve Kıyaslama Grubuna göre sonuçlar genellikle olumlu eğilimdedir.
- Hastane, genellikle olumlu olmak üzere 4 yıldan fazla süredir hedeflerin tutturulduğu çok sayıda proses performans göstergesine sahiptir.
- Şikâyetlerin ve taleplerin uygun bir şekilde yönetilmesi gerçek hedeflerin belirlenmesi ile gerçekleştirilir. Anket soruları kapsamlı bir şekilde bölümlere ayrılmaktadır. Kıyaslama Grubu Hastaneleri'ne göre şikâyetler ve teşekkürlerle ilgili veriler 2012 yılından bu yana mevcuttur. "Teşekkür mektupları" göstergesi önceki yıllara göre artmış ve şikâyetleri aşmaktadır.

7. Çalışanlarla İlgili Sonuçlar:

- Çalışma hayatında yaşam kalitesi araştırmaları yapılır. Ayrıca, hemşirelik personeli memnuniyeti, hemşirelik çalışmaları endeksi ile iyi derecede ölçülmektedir. Sonuçlar profesyonel kategoriye göre bölümlere ayrılmıştır.
- Odak Grup Görüşmeleri, memnuniyet anketlerinin tamamlayıcısı olarak insanlarla ilgili iyileştirme planlarına rehberlik etmek amacıyla yürütülmektedir. Buna ek olarak, alım süreci, iç iletişim, eğitim vb. ile ilgili memnuniyet gibi spesifik anketler yapılır.

- Eğitimden memnuniyet artmış ve istikrarlı bir memnuniyet göstergesi vardır. Eğitimden memnuniyet hedeflerine ulaşılmış ve hastalarla olan ilişkinin algılanması iyileşmiştir. Aynı şekilde, sorulan 12 soru için hemşirelik anketinde hedeflere ulaşılmıştır.
- Hastane, eğitim ve kariyer gelişimi, devamsızlık gibi insan kaynakları yönetimi süreçleriyle ilgili performans göstergelerine sahiptir.
- 2013 yılında eğitim saatleri ve eğitim oturumlarına katılanların sayısı artmış, eğitim maliyetleri de bir önceki yıla göre azalmıştır. Katılımcıların araştırma projelerine, kongrelere, disiplinler arası oturumlara eğilimleri **2013** yılında da sürdürülmektedir.
- İş kazalarının oranı azalmış ve devamsızlık oranı **2012** yılına göre aynı oranlarda devam etmiş, önceki yıllara göre ise iyileşmiştir.

8. Toplumla İlgili sonuçlar:

- Hastanenin topluma katkısı kendi sağlık hizmetidir. Ayrıca, aile destek faaliyetleri, dış eğitim, yeni kronik hastalıklar ve yaşlanmaya yaklaşım stratejisinin faaliyetlerinin koordinasyonu gerçekleştirilmektedir.
- ISO 14001 Çevre Yönetim Sisteminin uygulanması sonucunda, operasyonel kontrol, tüketim, atık vb. ile ilgili çok sayıda gösterge vardır ve bunların en önemlileri için hedefler belirlenmiştir. Kaynak yönetimi (elektrik, su, kâğıt) yapılmakta ve kaynak kullanımının azaltılmasına yönelik tedbirler alınmaktadır. Hastane çalışanları ile sürdürülen çevre bilincine yönelik kampanyaların yanı sıra örneğin "Gürültüsüz Hastane" gibi sağlıklı bir çalışma ortamı teşvik edilmektedir.
- Çevresel göstergelerin eğilimi, kâğıt tüketimi hariç, olumlu veya sürdürülebilirdir. Her gösterge için hedefler vardır. Elektrik, su, kâğıt ve mukavva tüketimi için Kıyaslama Grubuna kıyasla veriler genellikle olumlu sonuçlar vermektedir.
- Sağlıklı alışkanlıkları, çevreyi korumayı teşvik etmek vb. için, belirlenen günlerde eylemler gerçekleştirilir. Yapılan çalışmalar neticesinde çeşitli ödüller ve takdir belgeleri verilmiştir: Palyatif Bakım Birimi'ne Gümüş Tabak, En iyi kamu hizmeti, Eko-Hastane Projesi

için en iyi çevre fikri için ödül vb. Bununla beraber bir Ulusal Kongrede "Hizmette İyi Muamele Protokolü" için ikincilik "Sözlü İletişim Ödülü" alınmıştır.

- Hemşirelik Bakımı alanında gerçekleştirilen profesyonel eğitimde, kolejlerden ve üniversitelerden yetişen öğrenci sayısı artmıştır. Bu artış hem diplomalarda hem de mesleki eğitimde görülmüştür.
- Hastane gönüllüleri, hastalarına "Yalnız Hasta Yok" sloganı ile eşlik etmeyi sağlamak için gönüllü faaliyetler düzenlemektedir.

9. İş Sonuçları:

- Kalite Planı, Stratejik Plan vb. göstergeler de dikkate alınmakla birlikte, hastanenin temel göstergeleri esas olarak Sağlık Bakanlığı Stratejik Planı ile ilgilidir, en az üç yıllık eğilimler ve hastaneye yatış birimleri tarafından segmentasyon vardır.
- Program sözleşmesine, özellikle ekonomi ve yönetim konularında yüksek derecede uyum sağlanmıştır. Her ne kadar ekonomik faydalar elde etmek stratejik hedeflerde tasarlanmamış olsa da hastanenin sürdürülebilirliğini sağlayan kaynakların iyi yönetilmesi gerektiği düşünülmektedir.
- Kıyaslama Grubuna kıyasla veriler bazı durumlar da mevcuttur; Benzer şekilde, diğer hastanelerden alınan karşılaştırma verileri de mevcuttur.
- Teşhis hastanesi faaliyeti ile ilgili performans göstergeleri, 2010-2013 yılları arasında, örneğin konsültasyon sayısı, aktivite verileri, mortalite oranının gelişimi, eczane stoku ve hasta devir hızı gibi oranlarda mevcuttur. Kilit performans göstergeleri çoğunlukla sürdürülebilir/olumlu bir eğilime sahiptir ve hedefleri karşılamaktadır.
- Aynı şekilde, inme, ortogeriatri ve fonksiyonel bozulma gibi süreç göstergeleri olumlu sonuçlarla ve hedeflere genel uyumla gerçekleştirilir.
- Toplam memnuniyet oranı %95'e ulaşmıştır ve hedef %97 olmasına rağmen 2012'nin küresel memnuniyet oranından daha yüksektir.

Guadarrama Hospital'in EFQM MM'ne yönelik girdi ve sonuç kriterlerinden oluşan başlıklar kapsamında iyi uygulama örneklerini sizlerle paylaştıktan sonra, yukarıda belirtilen adımları temel kavramlar üzerinden aşağıdaki tablodaki gibi özetlemek mümkündür.

Tablo 6: İspanya Örneği İyi Uygulama Örnekleri

EFQM MM Temel Kavramları	İspanya Örneği: Guadarrama Hospital İyi Uygulama Örnekleri
1-Vizyoner, esin veren bütünsel liderlikle ilerleme	✓ Liderliğin misyon, kurum değerlerini içermesi ve dönüşümde rol model olması ✓ Mükemmelliğe yolculukta kalite kriterleri ve politikalarının etik kurallar çerçevesinde stratejik planda sunulması ✓ Kalite yönetiminde bütünsel bakış açısıyla çevre politikalarının da oluşturulmuş olması ✓ Liderlik davranışlarının mükemmellik kapsamında planlanmış ve analiz edilmiş olması, "dönemler bazında iyileştirmenin karşılaştırmalı olarak yapılması ✓ Kalite liderlerinin erişilebilir olması ve kurum çalışanlarına karşı destekleyici olmaları ✓ Hastanede liderlik merkezkaçlaştırılmıştır. Yani hastanenin tüm bölümlerindeki amirlerin birer kalite lideri olarak tanımlanması.
2-Mükemmel Sonuçları Sürdürmeye Odaklanma	✓ Anketler, odak grup görüşmeleri, benzer hizmet veren hastanelerle kıyaslama verilerinin olumlu eğilim göstermesi, ✓ Hedefler, göstergeler, iyileştirme planları açısından planlar, revizyonlar için çeşitli yöntemlerin varlığı.
3-Müşteri değeri yaratılması	✓ Kurum stratejileri ile uyumlu hasta ve yakınlarına yönelik kişiselleştirilmiş bakımın olması ✓ Hasta ve yakınları için duygusal desteğin ve konforun sağlanması, ✓ Hastane içinde sosyalleşme olanaklarının sunulması ✓ Bilişsel gerilemeyi önleme gibi bazı yenilikçi hizmetlerin geliştirilmesi (Yatarak tedavi ünitesi, Reiki Terapi, Bakıcılar Okulu gibi) ✓ "Hastanın Sesi" programının anketler ve odak grup görüşmeleri çerçevesinde sürdürülmesi.
4-Hastanenin Kurumsal yeteneklerinin ve performansının geliştirilmesi	✓ Hastanenin tüm paydaşları (üniversiteler, şirketler, birinci basamak sağlık kuruluşları vs.) ile açık ve iş birlikçi bir ittifak geliştirmesi ✓ Paydaşlarla gerçekleştirilen iş birliklerinin stratejik plan çerçevesinde "Ortaklık Yönetim Planı" nın varlığı ✓ Tedarikçilerle ilişkileri iyileştirme çerçevesinde verimli kaynak kullanımı ile ödemelerin kısa vadeli olarak gerçekleştirilmesi ve borçlanmadan kaçınılması.
5-Çalışanların yetenek ve yetkinlikleri ile başarma	✓ Kurumda bir "Personel Yönetimi Geliştirme Planı" bulunması ve uygulanması ✓ Bu bağlamda yetkinliklerin geliştirilmesine yönelik performans yönetim sisteminin uygulanması değerlendirme, yetkinliklerle yönetim, vb. unsurların gelişiminin desteklenmesi ✓ Çeşitli komisyonlara kurum çalışanlarının çeşitli komisyonlardaki katılımının ve çalışma gruplarının ilerlemesine yönelik takip sisteminin varlığı.
6-Yaratıcılık ve yeniliğin temel alınması	✓ Kurumda inovasyon ve öğrenme faaliyetlerinin çeşitli şekillerde (konferanslar, ziyaretler, araştırma projeleri, kıyaslama vs.) teşvikinin desteklenmesi ✓ Kurum içinde de çalışanların ilgileri çerçevesinde atölye çalışmalarının varlığı, ✓ Bakıcılar okulunun varlığı (evde hasta bakımına yönelik eğitimlerin verilmesi) ✓ Hastalara yönelik yenilikçi terapilerin geliştirilmiş olması

7-Çeviklikle yönetin	✓ Hastanede kalite mükemmelliği uygulamalarının hızlı ve etkin biçimde geliştirilmesine yönelik teknik ve yönetim kademe komisyonlarının varlığı. ✓ Çeviklikle yönetim kapsamında stratejik ve kalite planlarının kurum içi iş birlikleriyle sürekli gözden geçirilmesi ve deneyimlerin paylaşılması. ✓ Kalite süreç göstergelerinin etkinlik ve verimliliğinin yönetim araçları ile düzenli olarak takibi. ✓ 2013 yılından bu yana kurumda Kalite süreç haritasının varlığı, ✓ Eczane, Fonksiyonel Rehabilitasyon ve Hemşirelik Hizmetleri için ISO 9001 sertifikasının mevcudiyeti.
8-Sürdürülebilir bir gelecek yaratma hedefinin olması	✓ Toplum sağlığının yaratılması ve sürdürülmesinde aile destek faaliyetlerinin ve eğitimlerin varlığı, ✓ Kronik hastalıklar ve yaşlanma ile mücadele kapsamında eğitim faaliyetlerinin varlığı, ✓ ISO 14001 (Çevre Yönetim Sistemi) sertifikasının varlığı ✓ Toplum ve çevrenin sürdürülebilirliğine yönelik ödüllerin alınmış olması (Palyatif Bakım Ünitesi alanında bir ödül, EKO-Hastane Projesi ile en iyi çevresel fikir ödülü, Sözlü İletişim ödülü vs) ✓ Hastanenin çıktılarının etkilerinin çevresel ve toplumsal göstergelere göre sürekli ölçülmesi (ISO 9001, ISO 14001, öz değerlendirme, dış değerlendirmeler vs.)

Kaynak: İnforme de Evaluacion EFQM para Hospital de Guadarrama, Guadarrama -2014- Informe Evaluacion Estandar – Julio 2014.doc. p:1-31 raporundan 25.04.2020 tarihinde derlenmiştir.

İspanya örneğinde yer verilen Guadarrama Hospital açısından iyi uygulama örnekleri her bir kriter için var olsa da dikkate alınması gereken iyileşme alanları mevcuttur. Bu alanlara yönelik EFQM MM kriterlerinden yola çıkarak kalitenin mükemmelleştirilmesinde üstün performansın yakalanabilmesi için iyileştirilmesi gereken hususlara aşağıdaki tabloda yer verilmiştir. Kanımızca, İspanya uygulamasından yola çıkarak değerlendirme raporlarını özetlediğimiz bu iki kısım da SKS ilkelerini takip eden ve kalite performansının arttırılmasını hedefleyen yöneticiler için faydalı bulunmaktadır.

Tablo 7: İspanya Örneği Dikkate Alınacak İyileştirme Alanları

EFQM MM Kriterleri	İspanya Örneği; Guadarrama Hospital Dikkate Alınacak İyileştirme Alanları
1.Liderlik	➢ Liderlik planı henüz başlangıç aşamasındadır. Bu nedenle ulaşılan sonuçların iyileştirme alanları açısından tutarlı olup olmadığının değerlendirilmesi için zamana ihtiyaç vardır. (*EFQM MM değerlendirmesine göre bir uygulamanın iyi olması sağlık kuruluşunun kalite yönetimi felsefesini ve uygulamalarını en az 3 yıl boyunca tutarlı biçimde devam ettirmesine bağlıdır.) ➢ Kuruluşun çalışma şartlarını değerlendiren anketler vardır. Ancak anketlerde liderlikle ilgili sonuçların nasıl değerlendirildiği açık değildir. Bu açıdan çıktıların daha açık ve anlaşılır biçimde değerlendirilebilmesini sağlayacak kriterler belirlenmelidir. ➢ Liderlikle ilgili iç ve dış bilgi kanalları oluşturulmuşsa da paydaşlara şeffaflığı garanti eden bir sistem bulunmamaktadır. "Bilgi Geliştirme Komitesi" henüz yeni faaliyet gösterdiğinden gelişmeler önümüzdeki üç yıl süresince değerlendirilecektir. ➢ Yaratıcılık ve yenilik alanındaki çalışmaların yaygınlığı açısından yeterince kanıt yoktur. "Fikirler Laboratuvarı" henüz sistematize edilmemiştir. ➢ Bir değişiklik yapılacağında ilgili tüm paydaşların destek ve katkısının nasıl toplandığı, değişikliği kabul etme derecelerinin nasıl ölçüldüğü açık değildir. ➢ Sürekli başarının sağlanmasında liderlerin kuruluşun çalışanlarını nasıl motive ettiği açık değildir. Ayrıca liderlerin çalışanların hedef, amaç ve planlarını ne şekilde desteklediğine dair çok kanıt yoktur.
2.Strateji	➢ Swot analizi ile tanımlanmış tehditler varsa da oluşabilecek stratejik risklere karşı ne tür acil eylem planlarının hazırlandığı açık değildir. ➢ Strateji ve buna yönelik politikaların dış paydaşlara nasıl aktarıldığına dair kanıt yoktur. ➢ İyileştirme alanlarının önceliklendirilmesi ve buna yönelik hedeflerin belirlenmesi için sistem oluşturulabilir ve çeşitli performans türlerinin koordine edilerek katılımı sağlanabilir. ➢ Her ne kadar inovasyona yönelik bir strateji geliştirildiyse de stratejik hedefler belirgin değildir.
3.Çalışanlar	➢ İnsan Kaynakları Yönetim Planı bulunmasına rağmen plan henüz yenidir ve kurum içinde yaygınlaşmamıştır. Çalışanların performanslarının, yetkinlik ve becerilerinin yönetimi ve değerlendirilmesi vb. etmenlerin daha detaylıca ele alınması önerilebilir. ➢ Kurumun stratejik hedeflerine ulaşmak için her bir çalışanın ulaşması gereken farklılaşabilecek uygulama seviyeleri açıkça tanımlanmamıştır. ➢ Kurum genelinde yetkinliklere yönelik faaliyetler henüz başlangıç aşamasındadır. ➢ İnsan kaynakları uygulamalarına dair iyileştirmelerin gerek çalışan anketleri gerek diğer bilgi kaynakları açısından nasıl değerlendirildiği açık değildir. ➢ Personelin kariyer ve yedekleme planlarına yönelik geliştirilmiş bir sistem bulunmamaktadır. ➢ Çalışma gruplarına katılan personelin motivasyonu tebrik etme ile sağlanmaktadır. Bunun dışında bir uygulama bulunmamaktadır. ➢ Kurumda yenilikçi fikirlerin oluşturulması, uygulanması ve takip edilebilmesini sağlayan sistem derinleştirilebilir.

4.İşbirlikleri ve Kaynaklar	➢ Kurum bir kamu hastanesi olduğundan finansal özerkliği Sağlık Bakanlığı'na bağlıdır. Bu nedenle de uzun vadeli ihtiyaçların tahsisi için bir kurum yoktur. ➢ Aynı nedenle finansal ve ekonomik kaynaklara dair risklerin belirlenip yönetilmesine dair çok az kanıt vardır. ➢ 2013 yılında revizyonu yapılan Ortaklık Planı tam olarak uygulanmamıştır. ➢ Alternatif ve gelişmekte olan teknolojilerin, kurumun performans ve yetenekleri üzerindeki etkileri açısından nasıl tanımlandığı ve değerlendirildiği açık değildir. ➢ Temel paydaşların inovasyona katılım süreci, fikir üretme ve yenilikçi teknolojilerin geliştirilmesi yönündeki katkılarının nasıl gerçekleştiğine dair çok az kanıt vardır. ➢ Organizasyon sadece mesleki gelişime odaklanmayıp aynı zamanda yenilikçilik, yaratıcılık ve gelişim fırsatları için birtakım öğrenme ve İş birliği ağlarından yararlanabilir.
5.Süreçler, Ürünler ve Hizmetler	➢ Süreç haritasında kurumdaki tüm süreçler yer almasına rağmen ISO 9001'e göre sertifikalanmış alanlarda daha fazla gösterge mevcuttur. ➢ Kurumun sunduğu tüm hizmetlerin daha etkili tanıtımı için birinci basamak tedavi kurumları ile koordinasyon sağlanabilir. ➢ Kurumun hizmet sunumuna dair web sitesi bütünüyle güncel değildir. ➢ Kurum bir Hastane Hizmetleri Sözleşmesi geliştirmiş olup ilgili taahütlerini yayınlama olasılığı hizmet sunduğu toplum ile analiz edilebilir. ➢ Kurum yaptığı kıyaslamaları daha çok güçlendirebilmeyi sağlamada ulaştığı sonuçlar için İş birliği içindeki kuruluşlarla beraber iyileştirme önlemleri alabilir. Bu kuruluşlar özellikle vizyonun gerçekleştirilmesine ve mevcut stratejik hedeflere katkı sağlayacak kuruluşlar olmalıdır. ➢ Yeniliği kolaylaştıran süreçler açıkça tanımlanmamıştır; yenilikçi hizmetlerle ilgili süreçlerdeki yeniliklerin ve iyileştirmelerin etkisinin ve kuruma katkısının değerlendirilmesine yönelik herhangi bir gösterge bulunmamaktadır.
6. Müşterilerle ilgili Sonuçlar	➢ Bazı durumlarda, memnuniyet anketlerinde diğer kuruluşlarla karşılaştırılan sonuçlar (örneğin oda ve servis önerisi) için uygun değildir. Kıyaslama (Benchmarking) karşılaştırmaları, örneğin genel hasta memnuniyetinde her zaman olumlu değildir. ➢ Hedeflerin belirlenmesi için bir metodoloji oluşturulmamıştır ve bunlar her zaman açıkça tanımlanmamıştır. Bazı göstergelerin hedefleri aşağıdaki gibi gözden geçirilebilir: Örneğin elde edilen sonuçları açıklığa kavuşturmak için "ortalama cevaplama günleri" takip edilebilir. ➢ Hatalı sonuçlara yol açabilecek ölçümlerin tekrarlanmasını önlemek için bazı göstergelerin birleştirilmesinde ilerleme sağlanabilir. ➢ Tüm performans göstergeleri için herhangi bir amaç belirlenmemiştir. Örneğin, kronik cilt hasarı yaygınlığı, kronik cilt hasarı insidansı, ağrı değerlendirmesi gibi. ➢ Talep sayısı 2013 yılında 2012 yılına göre artmış olup nedeni ve etkisi değerlendirilmemiştir. Şikâyetlere ortalama yanıt süresi, özellikle ilaç uygulaması tedavisinde ve hatasında artış olmuştur.
7. Çalışanlarla İlgili Sonuçlar:	➢ Hem memnuniyet anketi araştırmasında hem de hemşire çalışma endeksinden elde edilen sonuçlar, sağlıktaki çatışmadan (personelin ayarlanması, ünitelerin kapatılması ve gündüz hastanesi olarak hizmet verilmesi) dolayı, genel olarak eğilimler bazında negatiftir. Bu nedenle her durumda hedeflere ulaşılamamıştır. ➢ Sonuçların ölçülmesinde karışıklığa yol açabilecek hatalı cevapları önlemek için memnuniyet anketi sorularının olumlu ya da olumsuz yönde algılanma duygusunu homojenleştirmek uygun olabilir. ➢ 2014 yılında çalışma ortamı anketine katılım oranı azalmıştır (%24). Katılımı artırmak için anket türünün değiştirilmesi, belirsizliklerin giderilmesi vb. olasılıklar analiz edilebilir. ➢ Araştırmaların sonuçları, iyileştirme alanlarını daha net bir şekilde tanımlamak için her zaman odak gruplarından elde edilen bilgilerle karşılaştırılmamaktadır. ➢ Kıyaslama aracılığıyla çalışmalar planlanmasına rağmen, sunulan tedbirler içinde

	karşılaştırmalı sonuçlar mevcut değildir. ➢ Sunulan performans göstergelerinin bazıları (eğitim bütçesi, biyolojik kaza oranı ve ortalama izin süresi gibi) olumsuz eğilimler göstermektedir. ➢ İş promosyonları, tanıma, performans değerlendirme vb. gibi diğer performans göstergeleri analiz edilebilir.
8.Toplumla İlgili sonuçlar	➢ Toplumda birlikte çalışılan diğer kurumların yansıra düzenli olarak ziyaret edilen hastaneler gibi İş birliği yapılan kurumlardan algılarının ölçümüyle ilgili bilgi toplanmamaktadır. ➢ Karşılaştırmalı sonuçlar mevcut değildir ve hedeflerin de genellikle mevcut olmadığı görülmektedir. Ayrıca toplum sonuçlarıyla ilgili her alanda örneğin ciro gibi eğilimler de mevcut değildir. ➢ Çevresel göstergelere ek olarak, toplum üzerindeki diğer etki göstergelerinin belirlenmesi ve ölçümü üzerinde de çalışmalar yapılabilir. ➢ Kâğıt tüketimi 2012'ye göre artmıştır.
9. İş Sonuçları:	➢ Dönem başında planlanan birim kalite performanslarıyla ilgili planlanan programların beklenen hedeflerine tam olarak ulaşılamamıştır. ➢ Karşılaştırmalar tüm durumlarda mevcut değildir.

Kaynak: İnforme de Evaluacion EFQM para Hospital de Guadarrama, Guadarrama -2014-Informe Evaluacion Estandar – Julio 2014.doc. p:1-31 raporundan 25.04.2020 tarihinde derlenmiştir.

İspanya örneğinde yer verilen Guadarrama Hospital'in güçlü olduğu alanları incelendiğinde;

- Liderlik faaliyetlerinin bir plan dâhilinde vizyoner, ilham veren ve bütünsellik çerçevesinde yürütülmesini sağlayan,
- Müşteri değeri yaratmaya yönelik bütünsel, örnek teşkil eden bir yaklaşım gösteren
- Süreçlere yönelik hedeflerin somutlaşmış, ölçülebilen, iyileştirme hedefleri net olarak belirlenebilmiş ve tutarlılık gösteren,
- Hedeflenen temel sonuçların olumlu eğilimde olup güven veren,
- Tüm hedeflerin strateji ve vizyon ile bağlantısı sağlanmış olup, sonuçların analiz edilmesini sağlayan,
- Yenilik ve yaratıcılık faaliyetlerinin bütünsel bir süreci olan,

uygulamaların güçlü yönler için kanıt teşkil ettiğini ifade etmek mümkündür.

İyileştirilmesi ve geliştirilmesi gereken alanlar incelendiğinde ise;

- Süreçlere yönelik hedeflerle alakalı uygulamaya yansımış somut kanıtlar sunulamayan,
- Strateji ile bağlantısı bulunmayan,
- Hedeflerden alınan sonuçlarda olumlu eğilimi olmayan

uygulamalarının ise iyileştirme alanları olarak belirlendiğini ifade etmek mümkündür.

Dolayısıyla bir kurumun iyi uygulama örneklerinden bahsedebilmek için üzerinde hemfikir olunabilecek güçlü kanıtlara ihtiyacımız bulunmaktadır. Bu uygulama örnekleri ile EFQM MM'nin bir kurumu nasıl mükemmellik yolculuğunda geliştirdiğini de detayları ile inceleme fırsatımız olduğu kanaatindeyiz.

EFQM MM'nin iyi uygulama örnekleri ve dikkate alınması gereken iyileştirme alanlarına Türkiye'den bir örnek ile devam edilecektir. SKS Hastane V5'in yanı sıra kalite performansının arttırılmasında önemli bakış açısı ve anlayış sağlayan EFQM MM'nin hedef ve değerlerinin sağlık liderleri, sağlık çalışanları ve konuyla ilgili olan tüm kalite gönüllüleri için pratikte uygulayabilecekleri alanlar dikkate sunulmaktadır.

3.2. Türkiye Özel Hastane Örneği: İzmir Medical Park Hastanesi

Türkiye'de EFQM MM'ni uygulayan ve bu uygulama sürecine devam eden hastanelere bakıldığında öncelikli olarak İzmir Medical Park Hastanesi karşımıza çıkmaktadır. Bu sebeple, kurum yetkililerine ulaşarak görüşmeler gerçekleştirilmiştir. Kurumun EFQM MM kapsamında kalite yönetimine yönelik gerçekleştirdikleri politika ve uygulamaları aktarmadan önce kısaca hastaneyle ilgili bilgi vermekte fayda vardır.

Hastane 46.000 metrekare alana sahip olup toplamda 301 yatak, 39 Yatak Dahili-Cerrahi Yoğun Bakım, 7 Yatak KVC Yoğun Bakım, 7 Yatak Koroner Yoğun Bakım, 35 Küvöz Neonatal Yoğun Bakım olmak üzere toplamda 88 Yoğun Bakım yatağı ile hizmet veren bir kurum olarak İzmir ve Ege bölgesinin en büyük özel hastanesi olma özelliği taşımaktadır.

Hastane aynı zamanda akıllı bina teknolojisine sahip olup işletme ile ilgili birçok sistem otomasyon ile yönetilmektedir. Hastanenin 1200'den fazla sağlık profesyonel kadrosu bulunmaktadır ve entegre yapısı ile uluslararası nitelik ve kalitedeki fiziki alt yapısı ve insan kaynağı ile bugünün ve geleceğin gereksinimlerini karşılamaktadır. Hastanede tüm branşlarda hizmet sunumu söz konusu olmakla beraber Onkoloji, Kemik İliği ve Organ Nakli,

Vertigo Merkezi, Vokoloji Birimi, Tüp Bebek (IVF), Mikro-cerrahi gibi özellikli birimler hastane bünyesinde uluslararası standartlarda hizmet vermektedir.

Hastane 2012 yılında Sağlık Bakanlığı tarafından Türkiye'de ve tüm kamu ve özel hastanelerde yapılan Sağlıkta Kalite Standartları değerlendirmesinde 100 tam puan alarak Türkiye birincisi olmuştur. Kuruluş Joint Commission International (JCI) uluslararası akreditasyon belgesini Ocak 2014 yılında almış olup ISO 10002 standardı çalışmaları ile müşteri memnuniyeti çalışmalarını sistemsel olarak yürütmekte ve hizmet kalitesini yüzde yüze ulaştırmayı hedeflemiştir. Kurum Ulusal ve Uluslararası Kalite Belgelerine sahip olup 2015 yılında KalDer'in Ulusal Kalite Hareketi'ne katılarak sürekli iyileşmeyi, gelişmeyi hedefleyerek EFQM Mükemmellik Modeli'ni uygulama kararı alan ilk üniversite hastanesi olmuştur. 2016 yılında İzmir KalDer şubesi tarafından düzenlenen "Mükemmellikte Dört Yıldız" ödülünü, 2017 ve 2018 yılında ise mükemmellikte 5 Yıldız Yetkinlik belgesini almıştır. (https://www.medicalpark.com.tr/kalite-yonetim-sistemi/c-4 erişim tarihi:20.06.2020). Kuruluş takip eden 2017 ve 2018 yıllarında ise mükemmellikte 5 Yıldız Yetkinlik belgesini almıştır (http://www. kalder.org/belge_alan_kuruluslar erişim tarihi:20.06.2020). Kurum hâlen EFQM MM'ne yönelik kalite çalışmalarına devam etmektedir.

Kurum hakkında kısaca bilgi verdikten sonra kurumun 2017 ve 2018 yılları içinde EFQM kriterlerine göre iyi uygulama örnekleri aşağıda sunulmaktadır:

1. Liderlik

- ✓ Kuruluşta liderler kurumsal ve durumsal liderler olmak üzere ikiye ayrılır. "Kurumsal Liderler" organizasyon şemasında Sorumlu, Müdür ve üstü pozisyonunlar, "Durumsal Liderler" ise yapılan ekip çalışmaları veya disiplinler arası çalışmalarda ekiplere liderlik eden çalışanlardır.
- ✓ Kuruluş; vizyon ve misyonunu tanımlamış, paydaşları ve çalışanları ile çeşitli yöntemler ile paylaşmaktadır.
- ✓ Liderler, sosyal sorumluluk faaliyetlerine katılarak çalışanlarına bu faaliyetlere katılmaları konusunda davranışlarıyla örnek olmaktadırlar.
- ✓ Kuruluşta, ekip çalışmaları kapsamında oluşturulan ekiplerde ihtiyaç doğrultusunda her kademeden çalışan; komite toplantıları, müdürler

mutabakat toplantısı, genişletilmiş üst yönetim toplantılarında yer almaktadır.

- ✓ Liderler, yönetim sistemini ve performansa ilişkin iyileştirmeleri tanımlamış ve izlemektedir. (Yönetim Merkezi ve Hastane İşleyiş Prosedürü).
- ✓ Kuruluşta, en dinamik Yönetim Sistemini JCI (Uluslararası Hastane Akreditasyon Standartları) olarak benimseyen liderler altyapı ve süreçlerini JCI kriterlerine uygun dizayn ederek 2014 Ocak ayında JCI kriterlerini karşılayıp akredite hastane unvanını kazanmış ve yeniden belgelendirme aşamasına gelmiştir.
- ✓ Kuruluş'un, oluşturduğu yöntem kapsamında uluslararası standartta hasta bakımını sağlamak hedefi ile verileri toplama, analiz etme ve sürekli iyileştirmeyi sağlamak konularında örnekler görülmüştür. Bu kapsamda tüm süreçleri içerecek göstergeler (indikatör) ilgili komite ve bölümlerde değerlendirilmekte ve izlenmektedir.
- ✓ Liderler kuruluşun yönetim sistemi ve performansına ilişkin iyileştirmeleri düzenli yapılan toplantılarla tanımlamakta, izlemekte ve gözden geçirmektedir.
- ✓ Geleceğe yönelik riskler, stratejik planda tanımlanmış ve günlük toplantılarla takip edilmekte ve liderler, kuruluş dışında, bilgi ve yetkinliklerini toplum ile paylaşmak adına faaliyetlere katılmaktadırlar. Örneğin; Sağlık Bakanlığı ile yapılan İş birliği kapsamında Sağlıkta Kalite ve Akreditasyon Daire Başkanlığı tarafından eğitici ve değerlendirici desteği, bilgi birikimlerini toplumun diğer kesimleriyle paylaşmak adına birtakım seminer ve eğitimler gerçekleştirmektedirler.
- ✓ Hekimlerin akademik yayınları desteklenmekte, toplumun bilgi ve birikimlerden faydalanması ve sürdürülebilir başarı hedefleri desteklenmektedir
- ✓ Medikal Park yayınladığı Etik İlkeler Politikası, Güvenlik Kültürü Prosedürü vb. araçlar ile hesap verilebilirlik kültürünü oluşturduğuna dair örnekler görülmüştür.
- ✓ Hasta hakları kapsamında hastalar, sürekli olarak aldıkları hizmetlerle ilgili ve hastane olarak hastalara karşı yasal yükümlülükler hakkında bilgilendirilmektirler. Bilgilendirmeler, hastane genelinde duyuru panolarında, bilgilendirme ve onam formlarında vb. paylaşılmaktadır.

- ✓ Kurumsal liderler aylık yapılan toplantılarda kurum kültürünü çalışanlara aktarmaktadır. Her yönetici kendi birim çalışanları ile toplantılar yapmakta, zaman zaman üst yönetimin de katılımıyla birimlere yemek organizasyonları yapılmaktadır.(Check-list formları, toplantı tutanakları)
- ✓ Yıllık eğitim planı kapsamında eğitimlere liderlerin katılımı, çalışan talepleri, performans görüşme sonuçları, değişen hasta profili, "Hatasız Kul Olmaz" projesi vb. ile yapılmaktadır.
- ✓ Kurum kültürünün yerleşmesi, çalışanların kuruma kendini ait hissetmesi için kurumda açılan pozisyonlara dışarıdan kişilerin istihdamından ziyade iç terfi süreci etkin bir şekilde yürütülmektedir. Fırsat eşitliği ve çeşitliliğin, işe alım süreçlerinden başlayarak kurum içindeki tüm aşamalarda gözetildiğine dair yaklaşım görülmüştür.
- ✓ Kuruluş, çalışanlarına hedeflerini gerçekleştirebilmesi için gerekli zaman ve desteği sağlamaktadır. Dış eğitim alınması gereken durumlarda yönetim tarafından finansal destek ve lisans tamamlamak isteyen ya da yüksek lisans, doktora yapmak isteyen çalışanlara olanaklar sağlanmaktadır.
- ✓ Liderlerin idari konularda yetkilerini kullanabildiklerine dair örnekler görülmüştür.
- ✓ Liderler, değişim yönetimi kapsamında kurumsal esnekliği korumak ve yayılımını sağlamak için, düzenli olarak (günlük icra toplantıları, 15 günde bir yapılan genişletilmiş üst yönetim toplantıları, her ay yapılan personel toplantıları) toplanmakta ve kararlar almaktadırlar.
- ✓ Liderler, değişimi anlık yönetebilmek için, günlük toplantılarda karar almakta ve kurum içinde ilgili çalışanları ile paylaşmaktadır. (Hastanelerde Sağlık Bakanlığı ve Sosyal Güvenlik Kurulu mevzuatlarında meydana gelen değişiklikler, mali koşullardaki değişiklikler, rakiplerde meydana gelen değişiklikler, hasta sayısında ya da yatak kapasitesinde meydana gelen değişiklikler sonucunda ortaya çıkan durumlar liderler tarafından çeviklikle yönetilmekte, her sabah yapılan İcra kurulu toplantılarında hızlı bir şekilde hayata geçirilmektedir.)
- ✓ 2016 yılı Temmuz ayında İzmir Üniversitesi'nin kapatılması ile üniversite hastanesinden özel hastane statüsüne geçtiğinde bu ani ve zorunlu değişim gözden geçirilerek uygun aksiyonlar alınmıştır. Çalışan-

ların ve hastaların olağan dışı değişimden olumsuz etkilenmesi önlenmiştir. Bu dönem zarfında tüm tıbbi ve idari kadro ile güvenli sağlık hizmeti aksamadan sürdürülmüştür.

- ✓ Kuruluşta; İnsan, Çevre ve Kazanç dengesinin(EFQM MM'nde dikkate alınan bir kriterdir) gözetildiğine dair örnekler görülmüştür.

2. Strateji

- ✓ Hastane Yönetimi, Stratejilerini belirlerken yasa ve yönetmelik gerekliliklerini, Sağlıkta Kalite Standardı ve JCI, Toplum Sağlığı ile ilgili Sağlık Bakanlığı veri ve istatistiklerini izleyerek bölgesel ve lokal sağlık hizmeti gerekliliklerini göz önünde bulundurmaktadır.
- ✓ Stratejilerin belirlenmesinde dış çevredeki değişimlerin (rakip analizi, sektör analizi, çevre analizi vb.) ve bunların etkilerinin izlenip değerlendirildiği ve potansiyel gelecek senaryolarına yansıtıldığı görülmüştür.
- ✓ Hissedarların, hasta ve yakınlarının, doktorlar, çalışanlar, özel sigorta şirketleri, yabancı hasta getiren asistan firmalar, anlaşmalı kurumlar, hissedar ve tedarikçilerin talep, görüş ve önerilerinin değerlendirme sonuçlarını stratejilerin belirlenmesinde kaynak olarak kullanmaktadır.
- ✓ Kuruluşta tüm birim müdürlükleri alanlarına ilişkin yıllık ve aylık faaliyet raporlarını şablonla İcra Kurulu'na sunmaktadır. İcra Kurulu tarafından değerlendirilen faaliyet raporları, grup hastanelerinin verileri, ulusal düzenlemeler doğrultusunda oluşan sağlık hizmeti gereklilikleri Yönetim Kurulu'na stratejik planlar için yasal sınırlar içerisinde veri oluşturmaktadır.
- ✓ Hissedarlar ile yasalara ve standartlara uyumluluk konularında stratejilere etkilerin belirlenmesi amacı ile göstergeler tanımlamıştır.
- ✓ Tıbbi hizmetlere yönelik veriler, sürekli olarak Sağlık Bakanlığı Ulusal ağına gönderilmekte ve Türkiye genelinde tüm diğer hastanelerin verilerini aynı yerden aylık olarak karşılaştırmaktadır. Örneğin; enfeksiyon verileri UHESA (Ulusal Hastane Enfeksiyonları Sürveyans Sistemi) ile SİYÖS (Sağlıkta İndikatör Yönetim Sistemi) ile tıbbi göstergeler karşılaştırılmaktadır.
- ✓ Kuruluş, Değerleri kapsamında yer alan En İyilerle Çalışmak ilkesi doğrultusunda, Tüp Bebek (IVF), Kardiyoloji, Vertigo, Hematoloji, Kemik İliği Nakli alanlarında referans merkezi olarak görülmektedir.

- ✓ Grup hastanelerinin aylık finansal ve tedarik verileri her hafta İcra Kurulunda değerlendirilmektedir.
- ✓ Kurum liderleri, Türkiye İş Kurumu (İŞKUR) ile yapmış olduğu İş birliği ile en çok işbaşı eğitim veren kurum unvanını almıştır. İş kur sürecinden gelerek görev yapan çalışanların birçoğu kuruluş kadrosuna alınmıştır.
- ✓ İş birliği yapılan kuruluşların temel yetkinlik ve yeteneklerine ilişkin veri ve bilgiler analiz edilmekte ve "tedarikçi firma performans değerlendirme anketi" yapılmaktadır.
- ✓ Kuruluş stratejilerini; öncü bir vizyona sahip olmak vizyonu, sağlık kurumları yönetiminde referans ve sağlık hizmetlerinde tercih edilen bir kurum olmak gibi hedeflere yönelik belirlemiştir.
- ✓ Kuruluşta, "herkes için sağlık" sloganıyla yola çıkılması ve tüm branşlarda SGK anlaşması yapılması ile daha geniş bir toplum kesimine ulaşılmıştır.
- ✓ Strateji ve stratejiyi destekleyici politikalar tanımlanmış, düzenli olarak gözden geçirilip iyileştirildiğine dair örnekler görülmüştür.
- ✓ Medikal Park stratejilerini ve bunlara bağlı hedeflerini çalışanları ile aylık genel personel toplantısı, on beş günde bir yapılan genişletilmiş üst yönetim toplantısı, komite-kurul toplantıları, iki ayda bir yapılan hekim toplantıları ile paylaşmakta ve duyurmaktadır.
- ✓ 5 yılda dünyanın ilk 20 hastanesinden biri olma hedefinde olan Kuruluş'da dünya çapında uygulamalar, teknolojiler ve pazar araştırma çalışmaları Yönetim Kurulu Başkanı ve Genel Müdür tarafından yapılmakta ve oluşturulan politikalar paydaşlara duyurulmaktadır.

3. Çalışanlar

- ✓ İnsan kaynaklarına ilişkin planlamalar ve gelişmeler norm kadro çalışmaları çerçevesinde yapılmaktadır.
- ✓ İnsan Kaynakları stratejileri ve politikaları oluşturulurken çalışanların gereksinim ve beklentilerini anlamak üzere çeşitli kanallardan ve çalışan memnuniyet anketi sonuçlarından faydalanılmaktadır.
- ✓ Yılda bir kez tüm çalışanların yetkinlikleri performans değerlendirme yöntemi ile değerlendirilmektedir.

- ✓ Kuruluş'ta, yönetici ihtiyacı dış alımdan ziyade, kuruluşun kendi çalışanlarının yetkinliklerini geliştirerek içeriden terfi yapma ilkesi benimsenmiştir.
- ✓ Kuruluşta; işe alma, kariyer geliştirme gibi alanlarda adalet ve fırsat eşitliğinin uygulandığına dair örnekler görülmüştür.
- ✓ Tüm çalışanların kuruluşun vizyon, misyon ve stratejisine yönelik yetkinliklerini arttırmaya yönelik faaliyetler eğitim prosedürü ile yönetilmektedir.
- ✓ Kuruluş'ta, yıllık eğitim planı doğrultusunda zorunlu&yasal eğitimler gerçekleştirilmektedir. Bu eğitimler; yasal yükümlülükler veya akreditasyon vb. diğer gerekliliklerde değişiklik olduğunda yeni ihtiyaçlara göre revize edilmektedir.
- ✓ Kuruluş, hizmet sürekliliğini sağlamak için personelini görev değişikliklerine hazırlamaktadır. Hemşireler, hasta hizmetleri, yardımcı sağlık ve temizlik çalışanlarına farklı birimler arasında rotasyon yaptırılarak tüm kurum genelindeki işleyişi öğrenmeleri sağlanmaktadır.
- ✓ Bilimsel Temelli Yenilikçilik adı altında kuruluş genelinde yaratıcılık ve yenileşim kültürünü yaratmak amacına yönelik, problem çözme ekipleri ile ekip çalışmaları yapılmaktadır. Yaratıcı düşüncelerin ortaya çıkması için ekip üyeleri her seferinde farklı kişilerden oluşmaktadır.
- ✓ Kuruluş, komite ve kurul toplantılarına yönelik toplantı gündemini ilgili çalışanları ile paylaşmakta ve önerilerini almaktadır.
- ✓ Kuruluşun, sosyal sorumluluk projeleri aracılığı ile çalışanlarının topluma katkı sağlamaya yönelik faaliyetlerine katılımlarını sağlamaktadır.
- ✓ Kuruluşta, etkili iletişim kurabilmek için, periyodik toplantılar yapılmaktadır. (aylık personel toplantıları, hekim toplantıları, icra kurulu toplantıları vb.)
- ✓ Değer zincirinin tamamında iş birliği ve ekip çalışmasının etkililiğini sürekli artırmak amacıyla kuruluş genelinde kurul/konsey/komite oluşturulduğu görülmektedir.
- ✓ Kuruluşta, çalışanların bilgi birikimleri ve en iyi uygulama deneyimlerini paylaşmalarını sağlayacak iletişim ortamlarının oluşturulduğuna dair örnekler görülmüştür.

- ✓ Çalışanlara özel bir ödüllendirme sistemi oluşturulmuştur. Her ay bir birim çalışanı oy birliği ile "Ayın Çalışanı" seçilerek ödüllendirilmektedir. "Gülen Yüzler" projesi kapsamında Pazarlama Departmanı tarafından hastane içerisinde çalışanlar fotoğraflanarak ilk üç belirlenmekte ve personel toplantısında oylama yapılarak Ayın Gülen Yüzü seçilmektedir.
- ✓ Çalışan Güvenliği Programı kapsamında ve İşyeri Hekimliği Prosedürü doğrultusunda çalışanların sağlığının korunması için sağlıklı ve güvenli bir çalışma ortamı oluşturulmuştur.
- ✓ Kurumda dil, din, ırk, mezhep, cinsiyet ayrımı yapılmadığına dair örnekler görülmüştür.
- ✓ Kuruluşta, bireyler ve ekipler arasında karşılıklı desteği birbirine gözetmeyi içeren bir kültürün benimsendiğine dair örnekler görülmüştür.
- ✓ Kuruluşta, iş-yaşam dengesinin gözetildiğine dair örnekler görülmüştür. (çalışanların nöbet listeleri, çalışma saatleri ders ve sınav programlarına göre planlanması vb.)

4. İş Birlikleri ve Kaynaklar;

- ✓ Kuruluş'un iş birlikleri; Stratejik İşbirlikleri, Hizmet Tedarikçileri ve Tıbbi Süreç Tedarikçileri olmak üzere üçe ayrılmaktadır.
- ✓ Hizmet alımı ile ilgili Kuruluş tarafından belirlenmiş kişi/bölümler tarafından denetimler düzenli yapılmakta ve alınan hizmetin kalitesi güvence altına alınmaktadır. Belirlenen periyotlarda oluşturulan denetim ekipleri tarafından değerlendirilen hizmet tedarikçilerinde denetim esnasında tespit edilen uygunsuzluklar raporlanmakta ve belirlenen süre içerisinde yapılıp/yapılmadığı ara denetim ile kontrol edilmekte ve elde edilen sonuçlar doğrultusunda aksiyonlar alınmaktadır
- ✓ Kuruluş ile üniversitelerin tıp ve sağlık bilimleri fakülteleri arasında eğitim hizmetleri, danışmanlık, personel desteği (mezun istihdamı, stajyer öğrenci desteği), tıbbi destek (laboratuvar testleri, kan ışınlama, vb.), kariyer günü organizasyonları gibi konularda iş birliği yürütülmektedir.
- ✓ Kuruluş, tedarikçilerini düzenli olarak denetlemekte ve "Tedarikçi Firma Performans Değerlendirme Formu" ile takip etmekte ve aksiyonlar almaktadır. Terminlere uyum, sipariş miktarına uyum, ürün standart ve kalitesine uyum vb.. değerlendirme kriterlerinin bu kapsamda dikkate alındığına ilişkin örnekler görülmüştür.

- Hizmet Tedarikçileri tarafından, "Tedarikçi Hizmetleri Müşteri Memnuniyet Anketi" uygulamasının yapıldığı ve değerlendirildiği görülmüştür.
- Kurumda ilk kez kullanılacak olan malzemeler için "Numune Malzeme Deneme / Değerlendirme Formu" aracılığı ile kaliteye uygunluğu ilgili birim tarafından test edilmekte ve onaylanması durumda satın alımı gerçekleştirilmektedir.
- Kuruluş'da finansal kaynaklar İdari ve Mali İşlerden Sorumlu Genel Müdür Yardımcılığı tarafından yönetilmektedir. Gerçekleşen sonuçlar İş Geliştirme ve Analiz departmanı tarafından düzenli ölçülmekte, bütçe karşılaştırılması yapılmakta, gelir gider kaynakları incelenmekte ve alt süreçler geliştirilmektedir. Bu sonuçlar aylık olarak yapılan üst yönetim toplantılarında da görüşülmektedir.
- Faturaların takibinin sürdürülebilir olması adına üç farklı faturalandırma birimi tarafından işlemler yürütülmektedir. Bunlar SGK faturaları, özel sağlık sigorta/anlaşmalı kurumlar faturaları ve yabancı hasta faturalarıdır.
- İlgili aya ait faturalandırma sistem aracılığıyla zamanında yapılarak kuruma iletilmekte ve ödemenin sözleşme şartlarına uygun zamanda yapılmasının takibi sağlanmaktadır.
- Finansal stratejiler, politikalar ve süreçlerin ana stratejiyi desteklediğine dair yaklaşımlar görülmektedir.
- Kuruluş, bütçesini tüm mevcut birimleri kapsamında değerlendirmekte ve yapılandırmaktadır. Finansal raporlama, kontrol, gözden geçirme uygulamalarının sistematik yaklaşımla ele alındığına ilişkin örnekler görülmektedir.
- Hastane kuruluş aşamasında, kurum vizyonu doğrultusunda akıllı bina olarak tasarlamıştır. Olası riskler hesaplanarak UPS ile desteklenmesi gereken kritik bölümler tespit edilmiştir. Kalem ve konu bazında belirlenen periyotlarla bakım ve kontrol işlemleri yapılmaktadır. Anında müdahale edilmesi gereken teknik arızalar için acil ibaresi ile aramanın yapıldığı hat bulunmaktadır.
- Yenileme yatırımları üst yönetimce kurum stratejisi ve planlar doğrultusunda hazırlanmaktadır. Teknik hizmetler bütçesi belirlenirken yıl içerisinde tadilat yapılması gereken birimler ve yeni açılması planla-

nan birimler göz önünde bulundurularak yapılmaktadır. Bu çalışmalar çeşitli (KOPEX ve OPEX) yatırım bütçeleri ile takip edilmektedir.

- ✓ Hastane binası 24 saat kamera sistemi (CCTV) ile izlenmektedir. Kuruluşta gece görüşlü ve yüksek çözünürlüklü teknolojik kamera sistemleri kullanılmaktadır.
- ✓ Tüm bina ve altyapı teknik cihaz sigortası yaptırılarak güvence altına alınmıştır.
- ✓ Kuruluş'da atıklar atık kodlarına uygun kaynağında ayrıştırılmakta, çevre ve toplum sağlığına zarar vermeyecek şekilde anlaşmalı lisanslı kuruluşlar tarafından alınmaktadır.
- ✓ Tıbbi malzemelerin depo yönetiminde, kullanım adetlerine göre kritik stok seviyeleri belirlenmiş ve satın alma süreci buna göre işletilmektedir.
- ✓ Kuruluş'da vizyon ve misyon doğrultusunda stratejik planlara paralel olarak tüm dünyada sağlık alanında gelinen son teknolojileri yerinde incelenmesi ve konunun uzmanlarından gerekli bilgilerin alınması amacıyla çalışanlar çeşitli fuar, panel ve kongrelere düzenli olarak katılmakta ve elde edilen bilgiler, öğrenilen teknolojiler kuruluşa aktarılmaktadır.
- ✓ Yeni teknoloji ürünü tıbbi malzeme alımları hekimlerin görüş ve önerileri dikkate alınarak yapılmaktadır.
- ✓ Kuruluşta hekimler tarafından mesleki alanlardaki gelişmelerin ve son uygulamaların izlenmesi amacıyla güncel yayınlar takibi desteklenmektedir.
- ✓ Stratejik hedefleri desteklemek amacıyla, tıbbi alandaki yeni teknolojik özellikleri barındıran cihazlar kuruluş bünyesine kazandırılmaktadır.
- ✓ Kuruluş'da hastane bilgi yönetim sistemi tüm alanlar için bilgi güvenliği esaslarıyla kayıtlar oluşturulmaktadır. Kayıtlar operasyonel ve yönetsel bilgiler olarak iki grupta toplanmaktadır.
- ✓ Kuruluş genelinde farklı faaliyetlerin etkin şekilde yürütülebilmesi için komite, komisyon ve ekipler kurulmuş ve işleyişi " Kurul / Konsey / Komite El Kitabı"nda tanımlanmıştır.
- ✓ Kuruluş, yaratıcılık, yenileşim ve iyileşme için fırsatları değerlendirmekte ve bu fırsatlar üzerine iletişim ağlarını güçlendirecek

planlar ve stratejiler oluşturmaktadır. Yurt dışı merkezlerle afiliasyon çalışmaları devam etmektedir. Aynı şekilde genetik çalışmalar için oluşturulan bir proje kapsamında Stanford Üniversitesi ile İş birliği devam etmektedir.

- ✓ Hastane bilgi yönetim sistemine belirlenen güvenlik seviyeleri çerçevesinde erişim sağlanabilmektedir (dijital görüntüleme sistemi üzerinde oluşturulan röntgen görüntüleri, hasta ve hasta yakınlarının mevzuat gereği ihtiyaç duyabileceği bilgiler vb.).

5. Süreçler, Ürünler ve Hizmetler

- ✓ Kuruluşta süreçler prosedürler aracılığıyla paydaşlara değer oluşturacak şekilde tanımlanmıştır.
- ✓ Süreçlerin, performans göstergeleri indikatörler aracılığı ile takip edilmektedir ve kalite bölümü süreç sahipleri ile indikatör değerlendirmelerine yönelik bilgilendirmeler yaparak sapmalar üzerinde görüşmektedir.
- ✓ Kuruluş, vizyonu ve misyonu doğrultusunda kısa, orta ve uzun vadeli hedeflerini belirlemekte ve stratejik planında yer vermektedir.
- ✓ Kuruluşta, gelişmelere yol gösterecek çalışmalar önem derecesine göre; "hasta güvenliğini etkileyecek süreç iyileştirmeleri", "yeni teknolojiye gereksinim duyulan büyük ölçekli kapasite ve gelir artırımına yönelik iyileştirmeler", "orta ve küçük ölçekli kapasite ve gelir artırımına yönelik iyileştirmeler" olarak 3 grup altında toplanmış ve yetkiler tanımlanmıştır.
- ✓ Kuruluş'da hizmet alıcılara sunulacak hizmetin değerini arttırmak ve uygun hizmetin belirlenmesi için ihtiyaç duyulan kaynakları kullanmaktadır. (iç ve dış paydaş geri bildirimlerini almaya yönelik uygulamalar)
- ✓ Mevcut ve potansiyel müşteri gruplarının ihtiyaçları için, ihtiyaç analizleri, performans analizleri, fizibilite çalışmaları süreç sahipleri tarafından yapılmaktadır.
- ✓ Kuruluş sunmuş olduğu ürün ve hizmetleri mevcut ve potansiyel müşteri gruplarının değişen ihtiyaçlarını da dikkate alarak geliştirmekte ve öncülük etmektedir.(Kemik iliği nakli, Tüp Bebek Merkezi aşılaması, Kardiyoloji, simülasyon laboratuvar çalışmalar vb.)

- ✓ Kuruluş pazarlama stratejilerinde, fark yaratan özelliklerini tanımlamaktadır. (en iyi teknolojilerle çalışmak, Türkiye ve komşuları arasında en iyi teknolojilerle öncülük etmek vb.)
- ✓ Kuruluş, nitelikli sağlık hizmeti verebilmek için, hedef kitlelerini; SGK anlaşmalı, özel/uluslararası sigortalar, anlaşmalı kurumlar ve yabancı hastalar olarak tanımlayarak toplumun büyük kesimine ulaşmayı hedeflemektedir.
- ✓ Pazarlama stratejilerini, kuruluş hedefleri doğrultusunda planlamakta, "Sağlıkta Her Şey Dâhil" ve "Sağlık Turizmi", gibi uygulamaları ile bütünsel bir sağlık hizmeti vermektedir.
- ✓ Pazarlama faaliyetleri, yıllık pazarlama planı kapsamında ele alınmaktadır.
- ✓ Kuruluşta, müşteri beklenti ve gereksinimlerini karşılayacak şekilde genel sağlık sigortalı hastaları, özel sağlık sigortaları, anlaşmalı kurumlar, asistan firmalar, yurt dışı sigorta şirketlerine farklı anlaşmalar kapsamında ürün ve hizmetler sunulmaktadır.
- ✓ Ürün ve hizmetler sunulurken, çalışan ve hasta güvenliği ön planda tutulmakta, tehlikeli kimyasalların yönetimi, atık yönetimi, ve geri dönüşüme katkı, radyasyon güvenliği, çevre dostu cihaz ve ekipman kullanımı ile kamu sağlığı göz önünde bulundurulmaktadır.
- ✓ Çalışanların, hasta güvenliği ve hasta memnuniyetini sağlamaya yönelik yetke ve yetkinlikleri, eğitimler ile sağlanmakta ve yetkiler ilgili çalışanlar tarafından kullanılabilmektedir.
- ✓ Ürün ve hizmetlerin performansının, uygun kuruluş sonuçlarıyla karşılaştırıldığına dair örnekler görülmüştür.
- ✓ Hasta ve hasta yakınlarının hakları, Hasta İletişim Birimi tarafından yönetilmektedir. Bu kapsamda, geribildirimlerin alınması, sınıflandırılması, şikâyetlere yönelik düzeltici faaliyetlerin yapılması, sonuçlar hakkında hastanın ve çalışanın bilgilendirilmesine yönelik çalışmalar yürütülmektedir.
- ✓ ISO 10002 Müşteri Şikâyetleri Yönetim Sistemi çalışmaları başlatılmıştır.
- ✓ Kuruluş, hasta ve hasta yakınlarının almakta olduğu hizmetler ve sorumlulukları hakkında bilgilendirmeleri "Hasta ve Ailesinin Eğitimi"

ve "Hasta Hakları ve Sorumlulukları" prosedürleri doğrultusunda yapmakta, ayrıca hastalara yönelik tüm tıbbi girişimler ve tedavilerde gerekli bilgilendirmeleri yaparak onay almaktadır.

- ✓ Kuruluş, 2016 yılı sonu itibariyle, KYS sistemine geçerek; "Geri Bildirim, "DÖF yönetimi", "Anket Yönetimi", "Kalite Dokümanları", "Olay Bildirimleri" modüllerini kullanarak sürekli iyileştirme yapmaya yönelik çalışmalar başlatmıştır.
- ✓ Kuruluşta; çeşitli iletişim kanallarının kullanıldığı görülmüştür.(Med-in, KYS, Oracle, Intranet, e-mail vb.)

6. Müşterilerle İlgili Sonuçlar:

- ✓ Kuruluş göstergelerini temel ve ikincil olarak sınıflandırılmış ve stratejileri ile ilişkilendirilmiştir.
- ✓ Temel gösterge olarak belirlenen hasta memnuniyet anket göstergesi için yıllar bazında hedef tanımlanmıştır. Hasta memnuniyet anket sonuçlarında üç yıllık veri ve iki yıllık olumlu eğilim görülmektedir. Son iki yılda hedefin üzerinde sonuçlar elde edildiği görülmüştür. Kat Ziyaretleri Hasta Memnuniyet Oranları gerçekleşmeleri hedef değerlerin üzerinde gerçekleşmiş olup olumlu eğilim görülmektedir.
- ✓ Sunulan göstergelerin kırılımlandırıldığı görülmüştür.
- ✓ Performans göstergeleri Med-in ve KYS ile takip edildiği görülmüştür. KYS'ye düşen bildirimler konusuna göre kırılımlandırılmış, majör, minör ve kritik olarak segmente edilmiştir.
- ✓ Hasta Memnuniyet Oranı müşteri ilişkileri hizmeti ve desteği kapsamında ölçümlenmektedir.
- ✓ Temel gösterge olarak belirlenen şikâyet oranları göstergesi için yıllar bazında iyileşme görülmektedir. Sunulan diğer göstergelerde, dalgalı eğilim görülmektedir.
- ✓ Kuruluşta izlenen göstergelerde kırılımlandırma yapıldığı görülmektedir.

7. Çalışanlarla İlgili Sonuçlar:

- ✓ Kuruluş göstergelerini temel ve ikincil olarak sınıflandırılmış ve stratejileri ile ilişkilendirilmiştir.
- ✓ Sunulan temel göstergelerin tamamında hedef değer verilmiştir.

- ✓ Sunulan temel performans göstergelerinde, 2016 yılı hariç geçmiş tüm yıllarda hedef değerin üzerinde olduğu görülmektedir.
- ✓ Sunulan temel göstergelerin hepsinde, 2016 yılında düşüş görülmekle birlikte genel olarak yıllar itibariyle olumlu eğilim görülmektedir.
- ✓ Tüm temel performans göstergeleri için karşılaştırma verileri kullanılmıştır ve sonuçların çoğunda karşılaştırma verilerinden daha iyi performans gösterilmiştir
- ✓ Kuruluş göstergelerini temel ve ikincil olarak sınıflandırılmış ve stratejileri ile ilişkilendirilmiştir.

8. Toplumla İlgili Sonuçlar:

- ✓ Bağımsız bir kuruluş tarafından 2016 yılında "Toplumsal Algı Anketi" uygulanmıştır.
- ✓ İkincil göstergeler stratejiler ve değerler ile ilişkilendirilmiştir.
- ✓ Haber Sayıları / Seminer Etkinlik ve Toplantı göstergeleri yıllar bazında olumlu eğilim göstermektedir.
- ✓ Sunulan göstergelerin kırılımlandırıldığı görülmüştür.
- ✓ Kuruluşta yıllar bazında enerji tüketimleri elektrik, su, doğalgaz olmak üzere kırımlandırılarak takip edilmektedir.

9. İş Sonuçları:

- ✓ Sunulan veriler modelin 9a başlığı altında tariflenmiş olan model beklentilerinin tamamını karşıladığı görülmektedir
- ✓ Kuruluş model beklentilerini karşılayacak çoğunlukta performans göstergesini, temel ve ikincil olarak sınıflandırarak stratejileri ve değerleri ile ilişkilendirmiştir.
- ✓ Sunulan temel göstergelerin çoğunda 3 yıllık olumlu eğilim bulunmaktadır.
- ✓ Temel göstergelerin çoğu kırılımlandırılmıştır.
- ✓ Sunulan veriler modelin 9b başlığı altında tariflenmiş olan model beklentilerinin tamamını karşıladığı görülmektedir.
- ✓ Kuruluş model beklentilerini karşılayacak çoğunlukta performans göstergesini, temel ve ikincil olarak sınıflandırarak stratejileri ve değerleri ile ilişkilendirmiştir.
- ✓ Temel olarak sunulan göstergelerin çoğunda olumlu eğilim görülmektedir

- ✓ Karşılaştırma verilerinin sunulduğu göstergelerinde, karşılaştırma yapılan kuruluşlara göre daha üstün performans sonuçlarına sahiptir.
- ✓ Sunulan göstergelerin çoğu kırılımlandırılmıştır.

İzmir Medical Park Hastanesi'nin EFQM MM'ne yönelik girdi ve sonuç kriterlerinden oluşan başlıklar kapsamında iyi uygulama örneklerini sizlerle paylaştıktan sonra, yukarıda belirtilen adımları temel kavramlar üzerinden aşağıdaki tablodaki gibi özetlemek mümkündür.

Tablo 8: Türkiye Örneği; İzmir Medical Park Hastanesi İyi Uygulama Örnekleri

EFQM MM Temel Kavramları	Türkiye Örneği; İzmir Medical Park Hastanesi İyi Uygulama Örnekleri
1-Vizyoner, esin veren bütünsel liderlikle ilerleme	✓ Kuruluşun vizyon ve misyonunu tanımlaması ve tüm paydaşları ile paylaşması ✓ Liderlik yapısının "Kurumsal Liderlik" ve "Durumsal Liderlik" yapısıyla kurumun bütününde sağlam temelli bir yapıda olması ✓ Her düzeyde liderin sosyal sorumluluk çalışmalarına örnek teşkil eden davranışlar sergilemesi ✓ Liderlerin kalite çalışmalarına öncülük ederek kurum çalışanlarına örnek teşkil etmesi ✓ Liderlerin üstün performansı sağlamada kalite yolculuğuna devam etmesi, bu yönde ilgili akreditasyon, standart ve kalite yönetim sistemlerini kurumda uygulamaları ✓ Liderlerin çalışan motivasyonunu sağlamaya yönelik girişimler sergilemesi (dışarıdan alım yerine iç terfi süreçlerini sağlamak, çeşitli eğitimlerin finansal olarak desteklenmesi vs.) ✓ Liderlerin risk yönetimini ve esnekliği sağlamada hızlı ve çeviklikle aksiyon almaları, günlük olarak toplantılara katılım sağlamaları ✓ Liderlerin yenilik ve yaratıcılığı çeşitli uygulamalarla desteklemeleri (Stanford Üniversitesi ile yapılan genetik çalışmalar gibi)
2-Mükemmel Sonuçları Sürdürmeye Odaklanma	✓ Kuruluşun göstergelerini temel ve ikincil düzeyde sınıflandırması ve stratejileri ile ilişkilendirmesi ✓ Sunulan göstergelerin kırılımlandırılması ✓ Temel göstergelerde yıllar içinde belirgin iyileşmelerin görülmesi ✓ Bağımsız bir kuruluş ile İş birliği gerçekleştirilerek "Topumsal Algı Anketi" uygulanması ✓ Kurumun temel göstergelerin çoğunda 3 yıllık olumlu eğilim göstermesi ✓ Sunulan karşılaştırma verilerinin çoğunda karşılaştırılan kurumdan daha üstün performans göstermesi
3-Müşteri değeri yaratılması	✓ Hasta ve yakınlarının hakları için çeşitli çalışmaların yönetilmesi ✓ ISO 10002 Müşteri Şikâyet Yönetim Sistemi çalışmalarının başlatılması ✓ Çalışanların hasta ve hasta yakınlarının memnuniyetini sağlamaya yönekik yetkelendirilmesinin sağlanması, yetkinliklerinin geliştirilmesi. ✓ "Sağlıkta Her Şey Dâhil" ve "Sağlık Turizmi" gibi uygulamaların varlığı ile hasta ve yakınlarına bütünsel bir hizmet sunumunun sağlanması. ✓ Hastalarının değişen ihtiyaçlarına göre yenilikçi yaklaşımları hayata geçirmek (Kardiyoloji ssimülasyon laboratuvarı, Kemik iliği nakli vs.)

4-Hastanenin Kurumsal yeteneklerinin ve performansının geliştirilmesi	✓ Kuruluşun üniversitelerin tıp ve sağlık bilimleri fakülteleri ile çeşitli iş birlikleri kurması ✓ Kuruluşun tedarikçilerini düzenli olarak "Tedarikçi Firma Performans Değerlendirme Formu" ile takip etmesi ✓ Kuruluşun "Tedarikçi Hizmetleri Müşteri Memnuniyet Anketi" uygulaması
5-Çalışanların yetenek ve yetkinlikleri ile başarma	✓ İnsan Kaynakları strateji ve politikalarının oluşturulması ✓ Yılda bir kez olmak üzere tüm çalışanların yetkinlikleri performans değerlendirmesi ile yönetilmesi ✓ Kuruluşta çalışanlara adalet ve fırsat eşitliği sağlanması, kariyer geliştirme çalışmalarının yapılması ✓ Kuruluşta hizmet sürekliliğinin sağlamasına yönelik rotasyonların yapılması ✓ Çalışanlara özel bir ödüllendirme sisteminin (Ayın Çalışanı, Gülen Yüzler projeleri) yapılandırılması. ✓ Çalışanların etkili iletişim kurabilmelerinin sağlanmasına yönelik uygulamaların varlığı
6-Yaratıcılık ve yeniliğin temel alınması	✓ Bilimsel Temelli Yenilikçilik adı altında yaratıcılık ve yenileşim kültürün destekleyen ekiplerin kurulması ✓ Kuruluşu yenileşim, yaratıcılık ve iyileştirme fırsatları sağlamak için yurt dışı merkezli afiliasyon çalışmaları yapması, genetik çalışmalar kapsamında Stanford Üniversitesi ile İş birliği içinde olması ✓ Yaratıcı düşüncelerin ortaya çıkmasını sağlamak üzere ekip çalışmalarının yapılması ve bu ekibe her seferinde farklı çalışanların dâhil edilmesi ✓ Günlük, 15 günlük, aylık olarak yapılan toplantıların yanısıra eğitim, konferans ve kongreler ile yaratıcı ve yenilikçi düşüncelerin desteklenmesi
7-Çeviklikle yönetin	✓ Kuruluşun en dinamik yönetim sistemlerinden biri olan JCI 'ı benimsemesi ve 2014 yılında akredite olması ✓ Liderlerin çeviklikle yönetimi sağlamak için düzenli olarak (günlük, on beş günlük, aylık toplantılar) toplanması, ✓ Liderlerin, değişimi anlık yönetebilmek için, günlük toplantılarda karar alması ve kurum içinde ilgili çalışanlar ile paylaşılması, ✓ Hastane Yönetiminin, stratejilerini belirlerken yasa ve yönetmelik gerekliliklerini, Sağlıkta Kalite Standardı, JCI ve ilgili Sağlık Bakanlığı veri ve istatistiklerini izleyerek bölgesel ve lokal sağlık hizmeti gerekliliklerini göz önünde bulundurması ile çeviklikle yönetimi sağlaması
8-Sürdürülebilir bir gelecek yaratma hedefinin olması	✓ Hastanenin kuruluş vizyonu doğrultusunda akıllı bina olarak tasarlanması ✓ Kuruluşun atıkların ayrıştırılmasına yönelik çevre ve toplum sağlığına zarar vermeyecek şekilde lisanslı kuruluşlar ile anlaşma sağlaması ✓ Kuruluş tarafından yıllar bazında enerji tüketimi, elektrik, su, doğalgaz olmak üzere kırılımlandırmaların yapılması ve takip edilmesi. ✓ Hastane yönetiminin toplum sağlığı yönünden Sağlık Bakanlığı veri ve istatistikleriyle uyumlu bir şekilde bölgesel ve lokal olarak toplumun sağlık hizmeti gereksinimlerini göz önünde bulundurması ✓ Kuruluşun İnsan, Çevre ve Kazanç dengesi çerçeveinde yönetilmesi ✓ Liderlerin sosyal sorumluluk projelerine katılım sağlayarak çalışanları bu faaliyetlere katılım konusunda teşvik etmesi

Kaynak: Kurumun paylaştığı bilgiler çerçevesinde 27.07.2020 tarihinde derlenmiştir.

Her ne kadar kurumun birçok iyi uygulama örneği mevcut olsa da dikkate alınması gereken iyileştirme alanları vardır. Kurumun bu alanları dikkate alması ile kalite yolculuğu üstün performansı sağlamaya doğru emin adımlarla ilerlemesini sağlayacaktır.

Bu bağlamda aşağıdaki tabloda dikkate alınması gereken iyileştirme alanları EFQM MM'nin kriterleri çerçevesinde özetlenmiştir. Önemle hatırlatmak istediğimiz husus ise bu iyileştirme alanlarının kurum açısından daha üstün performansa götürülmesini sağlamak üzere hedeflenen performansa ulaşması için olduğudur.

Kuruluşun EFQM MM kapsamında 9 kriterine yönelik (liderlik, strateji, çalışanlar, iş birlikleri ve kaynaklar, süreçler-ürünler-hizmetler, müşteri sonuçları, çalışan sonuçları, toplum sonuçları, iş sonuçları) geliştirmiş olduğu süreç yönetiminin tüm paydaşlarını dâhil edecek şekilde takibinin, göstergelerin iyileştirme bütünselliğinin rasyonel olarak ele alınmadığı görülmüştür.

Örneğin;

Tablo 9: Türkiye Özel Hastane Örneği; İzmir Medical Park Hastanesi Dikkate Alınacak İyileştirme Alanları

EFQM MM Kriterleri	Türkiye Özel Hastane Örneği; İzmir Medical Park Hastanesi Dikkate Alınacak İyileştirme Alanları
1. Liderlik	➢ Çalışan Memnuniyeti Anketi sonuçları doğrultusunda kalite liderliğinin üst yönetim ile sınırlı kaldığı görülmektedir. Liderliğin hastanenin her kademesi ve tüm pozisyonlarında olması gerektiği ve bu yönde çalışanların güçlendirilmesi gerektiği anlaşılmaktadır.
2. Strateji	➢ Kuruluşun gelecekte dış çevredeki değişimlere karşı fırsat ve tehdit alanlarını dikkate alarak stratejiler geliştirdiği görülmektedir. Bununla birlikte tehdit ve belirsizliklerin ortaya çıkarabileceği senaryoların daha fazla üretilip proaktif olarak hazırlıklı olunması önerilmektedir.
3. Çalışanlar	➢ Çalışanarın karar verme süreçlerine daha fazla katılımları desteklenmelidir. Bu anlamda öğrenme ve yenilikçi fikir geliştirmede öneri ve geri bildirim mekanizmaları daha çok geliştirilmedir.
4. İşbirlikleri ve Kaynaklar	➢ Paydaş yönetimi çerçevesinde teklif usülü çalışanlara ve hizmet tedarikçilerine "Tedarikçi Memnuniyet Anketi" uygulanarak iş birlikleri geliştirilebilir.
5. Süreçler, Ürünler ve Hizmetler	➢ Süreç performans göstergeleri stratejik öncelik ve temel performans göstergeleriyle ilişkilendirilerek takip ediliyor olmakla birlikte, aralarındaki ilişkinin bütünsel olarak ele alındığını doğrulayan örnekler arttırılabilir.
6. Müşterilerle ilgili Sonuçlar	➢ Temel müşteri uygulamalarına yönelik hedefler belirlenmiştir ve çıktılar takip edilmektedir. Bununla birlikte tüm hedef çıktılarının karşılaştırılması önerilmektedir. Örneğin müşeri algılamalarının ölçülmesine ilişkin karşılaştırmalar ve iyileştirme örnekleri sınırlıdır.
7. Çalışanlarla İlgili Sonuçlar:	➢ Çalışan Memnuniyetinin ölçülmesine yönelik son 2 yıldır dışarıdan hizmet alınmaktadır. Çalışan memnuniyetine dikkat edilmekle beraber çalışan performansıyla ilişkisi açısından değerlendirmelerin yapılması uygundur.
8.Toplumla İlgili sonuçlar	➢ Toplum Algı Anketi henüz yenidir, bu nedenle performansın gelecekte de sürdürülebileceğine dair değerlendirme yapılamamaktadır.
9. İş Sonuçları:	➢ İş sonuçları açısından göstergeler incelendiğinde eğilimlerin artırılmasına yönelik karşılaştırma verilerinden daha fazla yararlanılması uygundur.

Kaynak: Kurumun paylaştığı bilgiler çerçevesinde 27.07.2020 tarihinde derlenmiştir.

Hastanenin EFQM MM değerlendirilmesi kapsamında gerçekleştirdiği iyi uygulamaları oldukça kayda değerdir. Bu anlamda çalışma yapacak sağlık yöneticileri için sunulan tablolar örnek alındığında, bu örnekler uygulamaya katkı sağlayacaktır.

EFQM MM kapsamında verilen örneklere bakıldığında "Kuruluşun üstün performans göstermesindeki en büyük faktörler nedir?" sorusunun cevabını aşağıdaki şekilde görmek mümkün olacaktır.

Güçlü olunan alanlar incelendiğinde;

- Liderlik faaliyetlerinin bir plan dâhilinde vizyoner, ilham veren ve bütünsellik çerçevesinde yürütülmesi
- Müşteri değeri yaratmaya yönelik uygulama örneklerinin varlığı
- Süreçlere yönelik hedeflerin somutlaşmış, ölçülebilen bir yapıda olması, iyileştirme hedeflerinin net olarak belirlenmesi ve tutarlılık göstermesi,
- Yenilik ve yaratıcılık faaliyetlerinin bütünsel bir süreç çerçevesinde gerçekleştirilmesi gibi uygulamaların güçlü yönler için kanıt teşkil ettiğini söylemek mümkündür.

İyileştirilmesi ve geliştirilmesi gereken alanlar incelendiğinde ise;

- İyi uygulamaların kurumun bütününe yayılım göstermesi için zamana ihtiyaç duyulması
- Hedeflerden alınan tüm sonuçların en az üç yıllık olumlu eğilim göstermemesi

gibi durumların iyileştirme alanları olarak belirlendiğini söylememiz mümkündür. Özellikle iyileştirme alanlarından beklenen üstün performansa kanıt teşkil edecek sonuçların değerlendirilmesinde en az üç yıllık olumlu eğilim gerekmesi kurumun EFQM modeli çalışmalarının başında olması bakımından dikkate alınması gereken bir durumdur.

Dolayısıyla bir kurumun iyi uygulama örneklerinden bahsedebilmek için üzerinde hemfikir olunabilecek güçlü kanıtlara ihtiyacımız bulunmaktadır. Bu uygulama örnekleri ile EFQM MM'nin bir kurumu nasıl mükemmellik yolculuğunda geliştirdiğini de detayları ile inceleme fırsatımız olduğu kanaatindeyiz.

EFQM MM'ni uygulamış olan bu iki sağlık kuruluşu özel ve kamu kuruluşu olmaları ve ülkeler bakımından farklılık göstermektedir. Bu bakımdan kamu kurumlarının birçok özel kuruma göre stratejik açıdan ilgili bakanlığa bağlı olduğu göz önünde bulundurulmalıdır. Ayrıca farklı ülkeler EFQM MM'nin sahip olduğu kriterleri gereksinimleri doğrultusunda önceliklendirebilmektedirler. Örneğin İngiltere'deki kamu kurumlarında kalite göstergesi olarak hasta odaklılık ön plana çıkarken, Almanya yönetim süreçlerinin güçlendirilmesini sağlamak için modeli kullanmayı tercih edilebilmektedir (EFQM, 2003).

Her ne kadar EFQM gibi yönetim modelleri özel sektör göz önüne alınarak geliştirilse de Danimarka'da EFQM MM'nin; ISO, Dengeli Skor Kart ve diğer kalite yönetim araçlarına kıyasla Türkiye'den farklı olarak kamu kurumlarında daha yaygın kullanıldığı görülmüştür. Bunun sebebinin ise finans bakanlığı tarafından modelin kullanımının teşvik edilmesi olduğu ifade edilmiştir (Eskildsen vd., 2004). EFQM modelinin küresel ölçekte ve Türkiye'de "kamu kuruluşlarını çağdaşlaştırma" kavramına dikkat çektiği görülmektedir (Ökmen Dönmez 2005;65).

3.2. Türkiye Kamu Hastanesi Örneği: B Grubu Genel Kamu Hastanesi

İspanya'da bulunan bir kamu hastanesi ve İzmir'de bulunan bir özel hastaneye yönelik yapılan sunumlardan sonra iyi uygulama açısından Türkiye'de bulunan kamu hastanelerinin de örneklendirmeye dâhil edilmesinin uygun olacağı düşünülmüştür. Bu bakımdan nitel araştırma sonucunda ortaya çıkan 3 kamu hastanesinin araştırma sonuçlarına değinmekte fayda vardır. Kalite yönetiminde iyi uygulama örneklerine yer vermeyi hedeflediğimizden, amaçlı örneklem oluşturulmuştur. Kısaca araştırmanın kapsamına değinilecek olursa; araştırmanın örneklemini amaçlı örnekleme yöntemlerinden ölçüt örnekleme tekniği ile belirlenen 3 kamu hastanesinin üst düzey yöneticileri olmak üzere (Başhekimi, Kalite Direktörü, Sağlık Hizmetleri Müdürü, İdari ve Mali İşler Müdürü) toplamda 9 yönetici oluşturmaktadır. Amaçlı örneklem, araştırmacı tarafından belirlenmiş olan bir örneklem listesinde, araştırılan tüm ölçütleri karşılayan tüm durumların çalışılabilmesini ifade eder. (Yıldırım ve Şimşek 2013, 135). Bu kapsamda çalışmaya dâhil olan hastanelerin belirlenmesinde 9 kamu hastanesi ile görüşme hedeflenmiş bu hastanelerden 3 kamu hastanesi olumlu dönüş yapmıştır. Üç kamu hastanesinin genel özellikleri A, B ve C grubu hastaneleridir.

Kısaca bilgi vermek gerekirse;

A I Grubu Genel Hastane; Bakanlığın belirlemiş olduğu ilgili mevzuat kapsamında en az beş branşta olmak üzere eğitim yetkisi verilmiş ve bu bağlamda eğitim verecek çalışanlarını belirlemiş, bunun yanı sıra tedavi ve rehabilitasyon hizmeti veren, eğitim ve araştırma süreçlerini yürüten, buna bağlı olarak uzman ve yan dal uzman hekim yetiştiren, genel dal yataklı tedavi kurumları bu gruba girerler.

B Grubu Genel Hastane; A grubunu temsil eden tüm hastanelerin dışında kalan, il merkezine bağlı genel hastaneler ile güçlendirilmek suretiyle ilçelerde faaliyetini sürdüren, dâhili branşta 24 saat hizmet veren, acil ve cerrahi branş acil havuz nöbeti tutabilen, kurumda en az ikinci seviye acil servis ve ikinci basamak yoğun bakım ünitesi bulunması yönündeki kriterleri karşılayan genel hastanelerdir.

C Grubu Genel Hastane; güçlendirilmiş ilçelerde veya bu ilçelerle bağlantı hâlindeki ilçelerde faaliyet göstermek suretiyle, dört ana branşta hekimin hizmet sunması ve ek olarak diğer branşlardan en az ikisi için uzman hekim bulundurması, kurumda en az birinci basamak yoğun bakım ünitesi bulundurmak ve birinci seviye acil servis bulunduran hastanelerdir. (Hastane Rolleri 2009, https://www.saglik.gov.tr/TR,11024/saglik-bolge-planlamasi-hakkinda-genelge-ile-hastane-yatak-ve-rolleri-tescil-onayi-201050.html, erişim tarihi 31.08.2019).

Hastane seçiminde ise ölçüt örneklemin ön koşulları; SKS puanı 85 ve üzeri olup, ilgili puanı web sitesinde yayımlanmış olmak; Hastanenin Kalite Yönetim Birimi'nin bulunması olarak belirlenmiştir. Tercihen kalite belgesinin bulunması da istenen kriterler olarak belirlenmiştir.

Tablo 10. Araştırmaya Dâhil olan Kamu Hastanelerinin Özellikleri

Kurum Özellikleri	Kurumlar		
	A-I Grubu Genel Hastane	B Grubu Genel Hastane	C Grubu Genel Hastane
SKS PUANI-2018	94/100	97/100	97/100
Kalite Biriminin Kuruluşu	2007	2001	2001
Kurumun Grubu	A Grubu Genel Hastane	B Grubu Hastane	C Grubu Hastane
Ek Kalite Belgeleri	Yok	TSE-2001	Yok

Kaynak: Yurtseven F.M (2019) T.C. Sağlık Bakanlığı Tarafından Uygulanan Sağlıkta Kalite Standartları Hastane Versiyon 5'in EFQM Mükemmellik Modeli (EFQM MM) ile Karşılaştırılmasına Yönelik Durum Çalışması, Doktora Tezi, Beykent Üniversitesi. s.81.

Yüz yüze görüşmelerin haricinde çalışmamızın veri toplama araçlarını ise görüşme tekniği; doküman inceleme; gözlemler oluşturmuştur. Görüşmeler gerçekleştirilirken EFQM MM'nin 9 ana kriteri ve onların sahip olduğu 32 alt kriter dikkate alınmıştır. Görüşme sırasında konuyu daha iyi aydınlatabilmek adına ek sorular yöneltilmiş ve görüşmeler ses kayıt cihazına kaydedilmiştir. Her bir yönetici ile yapılan görüşmeler ortalama 35 dk sürmüştür. Görüşmeler ve gözlemler hastanelerin Kalite Direktörü, Başhekim, Sağlık Hizmetleri Müdürü, İdari ve Mali İşler Müdürü), ile gerçekleştirilmiştir. Görüşmelere başlamadan önce EFQM MM ve kriterler üzerinden ön bilgilendirme yapılmıştır. Buna göre EFQM MM'nde geçen Paydaş ve Müşteri kavramlarının araştırmacı ve katılımcılar arasında fikir birliği olduğu gözlemlenmiştir. Bu çerçevede Müşteri kavramının hastane yöneticileri için hasta/vatandaş kavramı olarak algılandığı, Paydaş kavramının ise; hizmet alınan tüm iş birlikçiler olarak tanımlandığı görülmüştür. Üç hastanede de Kalite Direktörleri ile EFQM MM'de yer alan 32 kriterin tamamının değerlendirilmesi yönünde fikir birliği sağlanmıştır. Daha sonra 32 kriter konu başlıklarına göre bölümlere ayrılarak ilgilisi olduğu düşünülen diğer yöneticilere de (Başhekim, İdari ve Mali İşler Müdürü, Sağlık Hizmetleri Müdürü) ayrıca aktarılmıştır.

Üç kamu hastanenin yöneticileri ile görüşmelerin tamamlanmasının ardından yapılan görüşmeler doküman hâline getirilmiştir. Ses kayıtlarının yazıya dökümü sürecinde tutarlılığın sağlanmasında, ses kayıtlarını iki farklı zamanda çözümlenmesine dikkat edilmiştir (Bakeman ve Gottman 1997, 60).

Ses kayıtları yardımıyla ve doküman incelemeleriyle elde edilen bulgular her bir hastane için ortalama 7 günde rapor hâline dönüştürülmüş ve hastane yöneticilerinin teyitleri alınmıştır. Ses kayıtlarını kâğıda geçirme aşamasında görüşme verileri analiz edilirken SKS Hastane V5 kapsamında yapılan uygulamaların ne derecede EFQM MM kriterlerini karşıladığı anlaşılmaya çalışılmış ve kâğıda bu bütünlük bağlamında aktarılmıştır. Görüşme verileri olabildiğince en ham şekliyle kâğıda aktarılmıştır. Kâğıda aktarılma işleminde ses kayıtları en az iki kere dinlenmek kaydıyla analiz edilme sürecinden geçirilmiştir. Bu bağlamda nitel araştırmalarda güvenilirlikle ilgili bir basamak olan ses kayıtlarının yazıya dökümü sürecindeki tutarlılığa Kvale (1996, 236) dikkat çekmektedir. Bu tutarlılığı sağlamada ses kayıtlarının bir bölümü iki farklı zamanda çözümlenerek her iki çözümleme sürecindeki tutarlılığa bakılması gerekmektedir. (Croll 1986, 152; Robson 1993, 222; Bakeman ve Gottman 1997, 60). Kâğıda aktarılan verilerin analizi kısmında ise EFQM MM'nin özdeğerlendirme ve puanlandırma aracı olan RADAR kriterleri dikkate alınmıştır.

Üç kamu hastanesi kalite yönetimi kapsamında SKS Hastane V5 uygulamalarını gerçekleştirdiğinden EFQM MM kriterleri kapsamında değerlendirildikleri takdirde sonuçların bir biriyle ne derece uyumlu olduğu veya farklılıkların hangi kriterler açısından ortaya çıktığı analiz edilmiştir.

Elde edilen bulgular sonucunda üç kamu hastanesinin birbirine yakın puanlar almasından dolayı kitapta yalnızca B grubu Genel Hastane'ye yer verilmiştir.

Bu kapsamda aşağıdaki bölümde EFQM MM'nde yer alan dokuz kriterin (liderlik, strateji, çalışanlar, iş birlikleri ve kaynaklar, süreçler ürünler hizmetler, müşteri sonuçları, çalışan sonuçları, toplumla ilgili sonuçlar, iş sonuçları) tamamı için yapılan görüşmeler aktarılmıştır. Sunum akışında ise öncelikle kurum yöneticilerinin görüşmede verdikleri cevaplar EFQM MM kriterleri ışığında sırasıyla aktarılacak ve kriterlerin karşılanma düzeyinin özeti bir tablo hâlinde sunulacaktır. Daha sonra ise tüm cevapların tamamlanmasının ardından iyi uygulama örnekleri ve dikkat edilmesi gereken iyileştirme alanları tabloda açıklanacaktır. Öncelikle B Grubu Hastanenin kurum yöneticilerinin EFQM MM kriterleri ışığında SKS H V5 kapsamında yaptıkları uygulamalara değinelim.

1. LİDERLİK

Görüşme formunda yer alan liderlik tanımı yapıldıktan sonra kurumun liderleriyle ilgili katılımcıların olumlu görüşleri alınmış olup konuyu derinleştirebilmek adına alt kriterlere geçilmiştir. Aşağıda okuyacağınız ifadeler kuruluşun Kalite Direktörü ve Başhekiminin vermiş olduğu söylemlerden özetlenmiştir.

1a. Liderler kuruluşun misyon, vizyon, değerler ve etik kurallarını oluşturur ve davranışlarıyla örnek olur mu?

"Hastanemizin misyon, vizyon ve değerleri tanımlıdır ve web sitemizde de yayınlanmış durumdadır. Yöneticilerimiz hastane misyon, vizyon ve değerlerini bilirler. Bu söylediklerimizi de her düzeydeki yöneticilerimizle uyguluyoruz. Bizim için en önemlisi hastanın mağdur olmamasıdır ve tüm çalışanlarımız da bu inanışla hizmetlerini sürdürmektedir. Aslında bu görüşle alanda çalışıyorlar. Tüm bunları oluşturduk ve yayınladık. Liderler bunları düşünür, tanımlar ama kurum kültürüne tamamen yansır mı dersek orası açık alan."

1b. Liderler kuruluşun yönetim sistemi ve performansına ilişkin iyileştirmeleri tanımlar, izler ve gözden geçirir mi?

"Hastane yönetimi tüm süreçlerdeki hizmet performansını düzenli izlemektedir. Bir önceki yıla ait olan faaliyet raporlarımız gelecek hedeflerimizi belirlemektedir. Örneğin yatak doluluk oranında bir düşüş gözlemlendiği takdirde bu düşüşün neden kaynaklandığını anlamak için kök neden analizi yapıyoruz. Biz bunları ölçtüğümüz için geliştirebiliyoruz. Tabi ki bakanlığın istediği ve belirlediği bazı uygulamalar var. SKS ve Verimlilik kriterleri kapsamında 400 e yakın gösterge var. Bu göstergeler yazılım desteği ve yetkin bir ekiple sürekli takip edilmektedir. Göstergelerle alakalı yapılan sürekli güncellemelerin daha standardize olmasını isteriz. Şu aşamada performans ölçüm kriterleri oldukça yoğun ve bu anlamda zaman zaman bilgi işlem desteği yetersiz kalabiliyor.

1c. Liderler dış paydaşlarla ilişkileri nasıl yürütür?

"Aslında SKS için tedarikçilerle ilişkiler son versiyonda dikkate alınmış yeni bir konu. Bizim ağırlıklı olarak hem Sağlık Bakanlığı'na bağlı kamu kuruluşlarıyla hem de diğer kamu kuruluşlarıyla bir şekilde il ve ilçe bazında ilişkimiz vardır. Yaklaşık 35 civarında "dış paydaşımız" var. Tedarikçilerle ilişkilerimizi düzenli ziyaretlerle ve değerlendirme formlarıyla sürekli iyileştirmeye ça-

lışarak yönetiyoruz. Tedarikçilerimizle ilişkilerde bir performans ölçümü yapabilmek ise oldukça zor. Yasal mevzuatların bize verdiği kurallara göre işleri yürütmek her zaman kolay olmayabiliyor. Bu sebeple ortalama memnuniyet mantığı ile ilişkilerimizi sürdürüyoruz. Hastane performansı kriterlerini ölçerken kullandığımız kriterlerin bir o kadarıyla da tedarikçilerimizin performansının ölçülmesi gerekir diye düşünüyorum.

1d. Liderler mükemmellik kültürünü kuruluşun çalışanlarıyla nasıl güçlendirirler?

"Genel olarak ilgili bir çalışan kadromuz var ve eleştirilerini de iletirler. Süreç iyileştirmeye katılım sağlarlar. Bizim de gözümüzden kaçan durumları bizlere aktarırlar. Onlardan gelen yorumlar bizim için çok değerlidir. Çoğu arkadaşımız da eski ve iş gücü devir oranımız düşük olduğu için örgütsel hafızamız mevcut. Hizmetlerimiz mevzuatlarla ve hiyerarşik disiplin çerçevesinde verilmeye çalışılıyor."

1e. Liderler kuruluşun esnek olmasını ve değişimi etkili biçimde yönetmesini sağlar mı?

"Esneklik gerektiren süreçleri yukarıda belirttiğimiz sebeplerden dolayı tecrübelerimizle yönetebiliyoruz."

Hastane yöneticilerinin vermiş oldukları bilgiler doğrultusunda uygulamakta oldukları liderlik süreci EFQM MM açısından değerlendirildiğinde aşağıdaki tablo ortaya çıkmaktadır.

Tablo 11. B Grubu Kamu Hastanesi- Liderlik Kriterlerinin Karşılanma Düzeyi

LİDERLİK	Alt Kriterler	Özellikler	Görülmemekte	Kısmen Görülmekte	Görülmekte
	1a	Misyon, vizyon, değerler, etik kurallar			X
	1b	Yönetim sistemi ve performans			X
	1c	Dış paydaşlarla ilişkiler		X	
	1d	Mükemmellik kültürünü çalışanlarla sağlamlaştırma		X	
	1e	Kurumsal değişimin belirlenmesi, esnek olunması, değişimin yönetilmesi		X	

2. STRATEJİ

Görüşme formunda yer alan strateji tanımı yapıldıktan sonra katılımcıların kurumlarının stratejileri hakkındaki olumlu görüşleri alınmış olup konuyu derinleştirebilmek için alt kriterlere geçilmiştir. Aşağıda okuyacağınız ifadeler kuruluşun Kalite Direktörü ve İdari Mali İşler Müdürü'nün vermiş olduğu söylemlerden özetlenmiştir.

Alt Sorular:

2a. Strateji, paydaşların ve dış çevrenin gereksinim ve beklentilerinin anlaşılmasını temel alır mı?

"Biz bu konuda faaliyet raporumuzda beklentiler ve gereksinimlere uygun olarak neler yaptığımızı web sitemizde yayınladık. Bu süreci başhekimimizin

SAS'a başvuru sürecindeki çalışmalarımız kapsamında başlattık. SKS'den bağımsız olarak ele aldığımızı söyleyebiliriz. Tabii sonra SAS için çalışmalara mali kaynakların yetersizliğinden devam edemedik ama dediğim gibi başhekimimiz faaliyet raporunda tüm bunların çalışmasının yapılmasına çok önem verdiği için biz neler yaptığımızı faaliyet raporumuzda yayınlıyoruz. Ayrıca Stratejik planlar hastanelerden toplanan verilerle Bakanlık tarafından oluşturulduğundan biz de o plana uymak durumundayız. Bakanlığın stratejik planları çerçevesinde hastanemizin stratejik planlarını belirliyoruz."

2b. Strateji, iç performans ve yeteneklerin anlaşılmasını temel alır mı?

"SKS'de iç performans ve yetenekler konusu opsiyonel durumdadır. Biz bu konuyu bir dönem çalışmış olsak da süreç içerisinde ek personel ihtiyacı doğduğundan ve bu tür çalışmaları yapabilmek için kaynak gerektiğinden bunu sürdüremedik. Performans ölçümleri sadece hekimler için yapılıyor. Bunu başhekimimiz tüm hekimlere her ay uyguluyor. Hangi hekim kaç hasta bakmış, kaç ameliyat yapmış, kaç yatış yapmış hepsi mevcut. Başhekimimizin bu konuda bir değerlendirme, geri bildirim raporu var. Bunu hemşireler için yapmak zor çünkü sistemde ölçme değerlendirme yapabileceğimiz veri yok."

2c. Stratejiyi destekleyen politikalar sürekli gözden geçirilir ve güncellenir mi?

"Bu politikalar mevcut ve stratejilerimizi sürekli ve düzenli olarak gözden geçirip güncelliyoruz. Bunlarla ilgili düzenli uygulamalarımız var. Biz ölçme ve değerlendirme yaparak şu anki durumdan ileriyi öngörebiliyoruz. Politikalarımızı da sürekli gözden geçiriyor ve revizyonlar gerçekleştirebiliyoruz. Topluma fayda sağlayacak hizmetler bizim önceliğimiz."

2d. Stratejiyi destekleyen politikalar düzenli olarak duyurulur, uygulanır ve izlenir mi?

"Web sitemizde ve intranette yayınlıyoruz, duyurularımız mevcuttur. Hedeflerimizi belirlerken bizimle eş değer olan hastanelerle karşılaştırma yapabiliyoruz. Girdi ve çıktılarla ilgili sebep-sonuç ilişkisi kurabiliyoruz. Örneğin 2017 yılının temel sonuçlarına bakarak 2018 yılının stratejik planlarını yapıyoruz.

"Bir kamu kurumu hastanesi olarak sektördeki fırsatları, yenilikleri değerlendirmede nasıl bir yol izliyorsunuz? Bu değerlendirmeleri amaç ve hedeflerinize nasıl yansıtıyorsunuz?"

"Kimi zaman hastanemizde uygulamalarımızı tanıtmak için stand açıyoruz ve hastaların beklentilerini görüşmeler ve anketlerle belirleyebiliyoruz. Bu geri bildirimler bizler için faydalı oluyor. Bu tür yenilikçi kalite odaklı hizmette

hastaya fayda sağlıyor. Daha büyük ölçekli yenilikler için alt yapı ve bütçe gerektiğinden Sağlık Bakalığı'na bağlıyız."

Strateji kriterinin SKS HV5 uygulamalı kapsamında EFQM MM açısından ne düzeyde karşılandığını aşağıdaki tabloda özetlemek mümkündür.

Tablo 12. B Grubu Kamu Hastanesi- Strateji Kriterlerinin Karşılanma Düzeyi

	Alt Kriterler	Özellikler	Görülmemekte	Kısmen Görülmekte	Görülmekte
STRATEJİ	**2a**	Şimdiki ve gelecekteki paydaş beklentileri			X
	2b	İç performansın ve yeteneklerin anlaşılması, veri ve bilgi analizi, karşılaştırma			X
	2c	Geliştirme, gözden geçirme ve güncelleştirme			X
	2d	Duyurma, uygulama ve izleme		**X**	

3. ANA SORU

ÇALIŞANLAR

Görüşme formunda geçen çalışanlara yönelik tanım yapıldıktan sonra katılımcıların tanıma katıldıkları yönünde olumlu görüşleri alınmış ve konuyu derinleştirmek adına alt sorulara geçilmiştir. Aşağıda okuyacağınız ifadeler kuruluşun Kalite Direktörü ve Sağlık Hizmetleri Müdürü'nün vermiş olduğu söylemlerden özetlenmiştir.

3a. Çalışanlara ilişkin planlar kuruluşun stratejisini destekler mi?

"Çalışanlarla görüşlerini alabileceğimiz birim toplantıları düzenliyoruz. SKS kapsamında da bunların yapılması zaten gerekiyor. Çalışanlarımızla mümkün olduğu kadar uyumlu çalışmalar yapıyoruz. Bütün süreçlerimiz tanımlı ve organizasyon şema ve yapımız detaylı olarak bilinmektedir. Özellikle personel temin planıyla ilgili yaklaşık 35 sayfalık dokümantasyonumuz mevcuttur ve çok detaylıdır, her hastanede bu kadar kapsamlı olmayabilir. Ayrıca sendikalar vasıtasıyla toplantılarımızda çalışanlarımız temsil edilmektedir. Kapımız tüm çalışanlarımıza açık olup yöneticilerine kolaylıkla erişebilmektedirler."

3b. Çalışanların bilgi birikimleri ve yetenekleri geliştirilir mi?

"SKS kapsamında yaptığımız bölüm ve birey bazlı birçok eğitim içeriğine sahibiz. Ayrıca sempozyumlar, eğitimler de bize bu konuda yardımcı oluyor. Misyon ve vizyonumuz hasta ve çalışanların memnuniyeti ve güven odaklı olduğundan oryantasyon eğitimlerimizde de mutlaka bu misyon ve vizyonumuzu çalışanlarımızla paylaşıyoruz ve bunu geliştirecek eğitimler yapıyoruz. Performans değerlendirmesi kapsamında SKS'de herhangi bir uygulama olmadığından buna yönelik bir uygulamamız yok. Çalışanların yönetim süreçlerine katılımı ile ilgili hem SKS hem de Verimlilik kriterleri değerlendirmesi uygulamalarımız mevcut. Aslında bu iki uygulamanın birleşmesini istiyoruz. Çünkü iki ayrı kanaldan bu sürecin takibi hem çalışanlar hem de yöneticiler açısından yorucu oluyor. Hastanemiz küçük ölçekli bir hastane olduğundan temizlik personelinden tutun da hekime kadar yüz yüze geri bildirim sistemimiz var. Ayrıca talep edilen iyileştirmelerle ilgili talep formumuz var. Bu sebeple yetkelendirme, uyumlu çalışma gibi süreçlerde çalışanlarımızla sıkıntı yaşamıyoruz.

3d. Çalışanlar kuruluşun tümünde etkili iletişim kurar mı?

"Yatay ve dikey iletişimde hiçbir sorun yaşamıyoruz. Genel olarak iyi bir ekip çalışmasından bahsedebiliriz. Tabii burada hem küçük bir hastane olmanın hem de uzun süredir değişmeyen bir ekiple çalışmanın etkisi büyük. Bu sayede

iletişim sağlamamız daha kolay oluyor. Aynı zamanda iletişimde teknoloji işimize çok yarıyor."

3e. Çalışanlar takdir edilir, tanınır, gözetilir mi?

"Çalışan memnuniyetiyle alakalı öneri şikâyet değerlendirmelerimiz oluyor ve bu kapsamda teşekkür belgeleri düzenleyerek çalışanlarımıza takdim ediyoruz. Maddi olarak verilen döner sermaye ve ek ödüllendirmeler ise maalesef çalışanlara çok yetmiyor, bu anlamda memnuniyet sağlayamıyoruz. Kamu kurumunda herhangi bir uygulama yasal olunca ya da bir standardı var ise dikkate alınıyor. Aksi takdirde bir iyileştirme yapmak zor olabiliyor. Bu sebeple SKS revizyonuyla kalite direktörlüğünün kurulması puanlandırmaya dâhil edildiğinde kaliteye yönelik uygulamalar daha da derinleştirilebilecektir. Motivasyon için kahvaltı organizasyonları, akşam yemekleri gibi sosyal faaliyetlerimiz olabiliyor. Mutlaka her yıl ödül törenlerimiz oluyor. "

Çalışanlar kriterinin SKS HV5 uygulamaları kapsamında EFQM MM açısından ne düzeyde karşılandığını aşağıdaki tabloda özetlemek mümkündür.

Tablo 13. B Grubu Kamu Hastanesi Örneği- Çalışanlar Kriterlerinin Karşılanma Düzeyi

	Alt Kriterler	Özellikler	Görülmemekte	Kısmen görülmekte	Görülmekte
ÇALIŞANLAR	3a	Planlama,yönetme, iyileştirme		X	
	3b	Bilgi birikimi ve yetenekler		X	
	3c	Yönbirliği, katılım, yetkelendirme			X
	3d	Çok yönlü etkili iletişim			X
	3e	Takdir, tanıma ve gözetme		X	

4. ANA SORU

İŞ BİRLİKLERİ VE KAYNAKLAR

Görüşme formunda yer alan tanım yapıldıktan sonra katılımcıların tanım hakkında olumlu geri dönüşleri alınmış olup konuyu derinleştirmek adına alt sorulara geçilmiştir. Aşağıda okuyacağınız ifadeler kuruluşun Kalite Direktörü ve İdari ve Mali İşler Müdürü'nün vermiş olduğu söylemlerden özetlenmiştir.

4a. İş birliği yapılan kuruluşlar ve tedarikçiler sürdürülebilir yarar sağlama doğrultusunda yönetilir mi?

"İş birliği yapacağımız kurumları belirlerken yasal mevzuatlar çerçevesinde hareket ediyoruz. Belirlemiş olduğumuz ulaşılabilir hedefleri koyarken de yine yasal mevzuat çerçevesinde ayrılan bütçeyi kullanarak o hedeflere ulaşmaya çalışıyoruz. Kamu hastanelerinde işin başlangıç ve bitiş tarihi bellidir ve firmayla sözleşme şartları net olarak belirlendiğinden ve caydırıcı maddeler olduğundan sorun çok nadir yaşanır. Tedarikçi firmalarımızı belirlerken tüm bu süreçleri göz önünde bulunduruyoruz. Stratejik planlar hastanelerden toplanan verilerle Bakanlık tarafından oluşturulduğu için, biz de o plana uymak durumundayız. Süreç de iş birlikleri anlamında buna göre şekilleniyor.

4b. Finansal kaynaklar sürdürülebilir başarıyı güvence altına alacak biçimde yönetilir mi?

"SKS'de kurumsal stratejiler kısmında "mali kaynaklar yönetilir" diye bir ibare var. Ama asıl verimlilik kriterlerinde ölçümünü yapıyoruz. Biz Sağlık Bakanlığının hedefleri doğrultusunda hizmet kapsamını belirliyoruz. Örneğin "Evde Sağlık Hizmeti" vermemiz konusunda bir hedef verildi. Evde sağlık hizmetinin hastanemiz bünyesinde gerçekleştirilmesi giderlerimizi arttırmış olmasına rağmen kamu kurumlarının sorumluluğu topluma olan hizmet sunumunun öncelikli olması sebebiyle mali açıdan oluşan bu yükleri Bakanlıkla birlikte etkin biçimde yönetiyoruz.

4c. Binalar, donanım, malzemeler ve doğal kaynaklar sürdürülebilirlik çerçevesinde yönetilmekte midir?

"Sağlıkta Dönüşüm Programı çerçevesinde bu konuya bakabiliriz. Bu konular Bakanlığın stratejileri gereği de çok önemli. Binalar, donanım, tüm malzemeler dönüşüm programı çerçevesinde ele alınmaktadır ve hizmet öncelikli olarak değerlendirilmektedir. Buradaki bakış açımız en iyi, en kaliteli hizmet için tüm donanımın bu bakış açısıyla temin edilmesi ve kullanılmasıdır.

4d. Teknoloji, stratejiyi desteleyecek alt yapıda mıdır?

Kalite Direktörü:

"HBYS, elektronik belge sistemi uygulamalarımıza kolaylık sağlamaktadır. Teknolojinin en hızlı geliştiği alanlardan biri sağlık sektörüdür. 10 yıl önce kullanılan cihaz teknolojisi şu anda kullanılmamaktadır. Bizler alımları yaparken Bakanlık onayı sonrasında cihazlarımızı kullanabiliyoruz. Yine yazılımla ilgili hastane uygulamaları açısından yararlandığımız; MKYS: Malzeme Kaynakları Yönetim Sistemi, TDMS: Tek Düzen Muhasebe Sistemi, KMS: Kamu Mali Yönetim Sistemlerini kullanıyoruz. Böylece iletişimimiz güncel ve kesintisiz olarak devam ediyor.

4e. Bilgi etkili kararlar verilebilmesine destek olacak ve kurumsal yetenekleri geliştirecek biçimde yönetilir mi?

"Bilgi yönetimi açısından elde edilen verilerin tamamını değerlendiren bir birimimiz var. Aynı zamanda yönetim ve kalite ekibimiz de bu ekiple beraber çalışıyor. Bu bilgilerin analizi kamu ve özel sektör yazılımlarından bağımsız hastane intranetinde olmak üzere değerlendiriliyor. Ve kullanıcıların hizmetine sunuluyor. HBYS sistemleri de hastane süreçlerine daha iyi adapte olmuş durumda, hastanelerin iyileşme süreçleri ile paralel olarak HBYS'nin de iyileşme yapması gerekiyor ki çalışmalar verimli olsun."

İşbirlikleri ve Kaynaklar kriterinin SKS HV5 uygulamaları kapsamında EFQM MM açısından ne düzeyde karşılandığını aşağıdaki tabloda özetlemek mümkündür.

Tablo 14. B Grubu Kamu Hastanesi- İşbirlikleri ve Kaynaklar Kriterlerinin Karşılanma Düzeyi

İŞBİRLİKLERİ VE KAYNAKLAR	Alt Kriterler	Özellikler	Görülmemekte	Kısmen Görülmekte	Görülmekte
	4a	Kuruluş dışı iş birlikler		X	
	4b	Finans			X
	4c	Bina, donanım, malzeme, doğal kaynaklar			X
	4d	Teknoloji		X	
	4e	Bilgi ve bilgi birikimi			X

5. ANA SORU

SÜREÇLER, ÜRÜNLER, HİZMETLER

Görüşme formunda yer alan tanım yapıldıktan sonra katılımcıların kurumları adına tanıma katıldıkları yönünde olumlu geri dönüşleri alınmış ve konuyu derinleştirmek adına alt sorulara geçilmiştir. Aşağıda okuyacağınız ifadeler kuruluşun Kalite Direktörü ve Sağlık Hizmetleri Müdürü'nün vermiş olduğu söylemlerden özetlenmiştir.

5a. Süreçler paydaşlara en uygun değeri sağlamak amacıyla tasarlanmakta ve yönetilmekte midir?

"SKS yapı itibariyle süreç bazlı bir değerlendirmeye sahiptir. Süreç yönetimi açısından bu uygulamalar çoğunlukla opsiyonel değil de zorunlu alanlar olduğundan uygulamada bize kolaylık sağlamakta. Tüm bu süreçleri tasarlayıp kurmak için SKS'nin yanı sıra "Yataklı Tedavi Kurumları Yönetmeliği"ni ve bölgenin ihtiyaçlarını da dikkate alıyoruz. Bunun dışında sunulan hizmetlerin hastaneye getirisi, karlılığı da hastanenin mali açıdan dikkate aldığı konulardır. SKS ile birlikte kullanılan tüm argümanlar süreçlerin hizmet kalitesini desteklemek üzere çalışıyor ve süreç yönetiminde yukarıda sayılan etkenler belirleyici oluyor. Süreçleri yönetirken de birim sorumlularımızla birlikte çalışanların sesini ve katkısını da dikkate alarak tüm süreçlerimizi kapsamlı bir şekilde yönetebiliyoruz. Şu anda kullanılan göstergeler tüm alanları ölçmüyor ve HBYS'den sonuçları çok hızlı alamayabiliyoruz. Bu sürecin oturması da zaman alacaktır. Eskiye kıyasla bazı verilerin ölçülmediği düşünüldüğünde SKS ve Verimlilik kriterleri çalışmalarıyla özellikle randevu süresi bilincinin oturduğunu söyleyebiliriz.

5b. Kuruluşa yönelik sağlık hizmetleriniz müşterilere en uygun değeri yaratmak amacıyla geliştirilmekte midir?

"SKS bu sürece çok katkı sağladı. Örneğin kayıtlar daha önce bu kadar dikkate alınmazken SKS ile yasal zorunluluk oldu. Ağrı skalası, hastanın risk skorlaması, nutrisyonel kayıt skalası alana SKS ile geldi ve bu tür uygulamalar ile süreçlerin geliştirilmesine olanak sağlıyoruz. Şu anda her işlem için ayrı onam alıyoruz, kimlik bilekliği olmadan hastayı hiçbir yere götüremiyorsunuz. Bu tür uygulamalar da gerek hastanın gerek çalışanın her türlü riskini azalttı. Bununla birlikte binamız da hastalarımıza en iyi değeri sunabilmek adına yenilendi. Hizmetlerin geliştirilmesinde de yine bölgedeki hastalarımızın ihtiyaçlarını dikkate alıyoruz Bu süreçleri ele alırken çevrenin analizini yapıyor ve hastaların taleplerini değerlendiriyoruz. Ayrıca sağlık hizmetlerini

yönetirken mevzuatlar ve yönetmeliklerle hareket ediyoruz. Bunun dışına çıkmamız çok mümkün olamıyor."

5c. Ürün ve hizmetler etkin bir biçimde tanıtılır ve pazarlanır mı?

"Web sitesinde kuruluşumuzla ilgili her türlü yeniliği yayınlıyoruz. Buradan aynı zamanda çalışanların da bilgilendirilmesi sağlanıyor. SKS kuruluşların web sitesinde olması gereken bildirimleri de standardize etmiş durumda. Kurumumuzda bu standartlara uygun olarak hareket ediyoruz. Bununla birlikte kalite kongrelerinde, bölgenin meydanlarında stant açarak da hizmetlerimizin tanıtımını yapabiliyoruz.

5d. Hizmet sunumunu iyileştirmeye yönelik uygulamalarınız var mıdır?

"Hizmetlerimizle alakalı iyileştirmelerde özellikle uyguladığımız anketlerin, öneri ve şikâyetlerin doğrultusunda bir süreç takip ediyoruz. Hasta şikâyetlerini en hızlı şekilde çözüme kavuşturuyoruz ancak fiziksel imkânlarla alakalı şikâyetleri çözmek zaman alabiliyor. Bununla birlikte hizmet sunumunda belediyelerden, diğer kamu kurumlarından, sivil toplum kuruluşlarından da destek alabiliyoruz. Bazı terminal dönemdeki hastalarımızın son arzularını yerine getirmek gibi hizmetler konusunda destek almamız gerekebiliyor. Bu tür hizmetleri sağlarken de çok hassas davranıyoruz. Ayrıca hizmetlerin sunumunda, yürütülmesinde çevreye olan sorumluluğumuz gereği de belediyeden ve diğer anlaşmalı kurumlardan hizmetler alıyoruz. Tüm süreçlerimizi ele aldığımızda hizmet performansına ilişkin olarak enfeksiyon sonuçları, doğum oranları gibi bazı alanlarda karşılaştırmalar yapabiliyoruz. Verimlilik kriterlerinde tüm Türkiye açısından bir karşılaştırma yapabiliyoruz, kamu birlikleri içerisinde var olan hastanelerle de karşılaştırmalar yapabiliyoruz ama bu sürecin daha da kapsamlı bir şekilde ele alınması, sürecin oturması zaman alacaktır.

5e. Müşteri ilişkileri yönetilir ve geliştirilir mi?

"Bununla ilgili hasta hakları birimimiz var. Hastaların hizmet aldığı alana göre gruplandırma söz konusu örneğin acile başvuran, polikliniğe başvuran hastalar gibi alanlara da memnuniyet anketleri uyguluyoruz, görüşlerini alıyoruz. Onun dışında da birçok kanaldan SABİM, CİMER gibi bize her türlü şikâyetlerini, önerilerini iletebiliyorlar. Hastalarla açık ve şeffaf bir iletişim sağlayabiliyoruz. Aynı şekilde çalışanlarımız(iç müşterilerimiz) için de bu durum geçerli. Onların da memnuniyetlerini anketlerle izleyebiliyoruz ve her türlü görüşlerini yine çeşitli kanallardan alabiliyoruz. Yine hasta haklarında bir çalışanımız var, o bire bir sorunları çözmeye çalışıyor. Hastaya da yapılan uygulama ile ilgili aksaklığın düzeltildiği ya da çalışanın uyarıldığı yönünde

geri dönüşler sağlıyoruz. Ayrıca hasta haklarını, çalışan haklarını içeren panolarımızı özellikle daha yoğun olan polikliniklerde daha çok bulunduruyoruz."

Süreçler, Ürünler, Hizmetler kriterinin SKS HV5 uygulamaları kapsamında EFQM MM açısından ne düzeyde karşılandığını aşağıdaki tabloda özetlemek mümkündür.

Tablo 15. B Grubu Kamu Hastanesi- Süreçler, Ürünler, Hizmetler Kriterlerinin Karşılanma Düzeyi

	Alt Kriterler	Özellikler	Görülmemekte	Kısmen Görülmekte	Görülmekte
SÜREÇLER, ÜRÜNLER, HİZMETLER	5a	Süreçleri tasarlama ve yönetme			X
	5b	Ürün ve hizmet tasarlama ve geliştirme			X
	5c	Ürün ve hizmet tanıtımı ve pazarlanması			X
	5d	Ürün ve hizmet üretme, sunma ve servis sağlama			X
	5e	Müşteri ilişkileri			X

B Grubu Kamu Hastanesinin girdi kriterlerine değindikten sonra bir sonraki bölüm olan sonuç kriterleri ile devam edeceğiz.

EFQM MM SONUÇ KRİTERLERİ

6. ANA SORU

MÜŞTERİLERLE İLGİLİ SONUÇLAR

EFQM MM'nin bu bölümünde iki alt boyut bulunmaktadır. Bu bölümler; algılamalar ve performans göstergeleri olarak sınıflandırılmıştır. Müşteri Algılamaları başlığı altında müşterilerin hizmete yönelik algıları (anketler, şikâyetler vs.) ölçülmektedir. Algılamaların ölçümü kapsam olarak kuruluşun itibar, imaj, müşteri hizmetleri yapısı ve müşteri bağlılığı gibi konuları içermektedir. Performans göstergeleri alt boyutunda ise (ürün ve hizmet sunumu, ürün ve süreç tasarımına paydaş katkılarının ne düzeyde olduğu, şikâyetlerin değerlendirilmesi, müşteri hizmetleri yapısı vs.) hizmetin sunumunda şikâyetlerin değerlendirilmesi ve müşteri hizmetleri yapısı gibi alanlara yönelik değerlendirmeler yapılmaktadır. Bu çerçevede kuruluşun Kalite Direktörü'nün uygulamalarla ilgili yanıtları aşağıdaki gibi olmuştur.

"Algılamaları ölçebilmek adına hasta memnuniyeti anketlerini her ay yapıyoruz. Anketlerdeki sorular sizin bahsettiğiniz kriterleri çok karşılamıyor. Genellikle hizmet değeri, sunumu kısımlarını karşılıyor. Anketler daha kapsamlı sorular içermeli diye düşünüyorum. Bölüm bazlı göstergelerimiz ise hastaya yönelik kapsamlı diyebiliriz. Bu göstergeleri de performans göstergeleri olarak kullanıyoruz"

Tablo 16. B Grubu Kamu Hastanesi- Müşterilerle İlgili Sonuçlar Kriterlerinin Karşılanma Düzeyi

MÜŞTERİLERLE İLGİLİ SONUÇLAR	Alt Kriterler	Özellikler	Görülmemekte	Kısmen Görülmekte	Görülmekte
	6a	Algılamalar			X
	6b	Performans Göstergeleri			X

7. ANA SORU

ÇALIŞANLARLA İLGİLİ SONUÇLAR

EFQM MM'nin bu bölümünde iki alt boyut bulunmaktadır. Bu bölümler; algılamalar ve performans göstergeleri olarak sınıflandırılmıştır. Çalışan Algılamaları başlığı altında kuruluşun çalışanlara yönelik algılamaları ölçülmektedir. Bunun için çalışan tatmini, bağlılığı, motivasyonu ve yetkenlendirilmesi durumu, performans süreçleri, kariyeri, eğitimi, iletişim becerileri, çalışma ortamının durumu, liderlik ve yönetim gibi alanlar kapsama alınabilir. Çalışanlarla ilgili algılamalar ölçülürken kuruluşa yönelik algılamalar ölçülmektedir. Çalışanların performans göstergeleri ise çalışan performansına aittir. Ölçümlerin içerdiği gösterge temaları; katılımcılık, bağlılık, yetkelendirme, performans süreçleri çıktıları, liderlik performansı, eğitim ve kariyer geliştirme faaliyetleri ve kurumsal iletişim gibi alanlarda yapılabilir. Bu çerçevede kuruluşun Sağlık Hizmetleri Müdürü'nün uygulamalarla ilgili yanıtları aşağıdaki gibi olmuştur.

"Çalışan algılamalarını ölçmek için anketleri 6 ayda bir uyguluyoruz. İçerik olarak bakacak olursak çalışan anketlerinde çalışma koşullarına ağırlık verildiğini söyleyebiliriz. Bu anketlerde kırılım da yapıyoruz hekim, hemşire, veri girişi gibi. Son üç yılın sonuçlarını değerlendirecek olursak çalışan memnuniyeti açısından olumlu bir eğilimdeyiz. Genellikle %80'lerdeyiz. 78-82 arasında sonuçlarımız oldu. Hedeflerimizi tutturduk. Biz aslında anketlerin altına yazılan görüş önerilere daha çok kıymet veriyoruz. Onları da mutlaka değerlendiriyoruz. Bölüm bazlı kriterleri ise çalışanın performans göstergesi olarak değerlendirebiliriz. Göstergelere sadece güvenlik odaklı diyebiliriz. Bunun dışında bağlılık, liderlik performansı, yetkinlik performansı gibi göstergeler yok. Göstergeler açısından EFQM ve SKS kriterlerini, SAS ve TSE'yi karşılaştıracak olursak EFQM'in daha kapsamlı oluğunu söyleyebiliriz.

Çalışanlarla İlgili Sonuçlar kriterinin SKS HV5 uygulamaları kapsamında EFQM MM açısından ne düzeyde karşılandığını aşağıdaki tabloda özetlemek mümkündür.

Tablo 17. B Grubu Kamu Hastanesi- Çalışanlarla İlgili Sonuçlar Kriterlerinin Karşılanma Düzeyi

ÇALIŞANLARLA İLGİLİ SONUÇLAR	Alt Kriterler	Özellikler	Görülmemekte	Kısmen Görülmekte	Görülmekte
	7a	Algılamalar		X	
	7b	Performans Göstergeleri		X	

8. ANA SORU

TOPLUMLA İLGİLİ SONUÇLAR

EFQM MM'nin bu bölümünde iki alt boyut bulunmaktadır. Bu bölümler; algılamalar ve performans göstergeleri olarak sınıflandırılmıştır. Görüşme formunda yer alan tanım yapıldıktan sonra katılımcıların kurumları adına bu tanıma yönelik bir algılama yöntemi ve performans göstergesi kullanmadıkları yönünde görüşleri alınmıştır. Araştırmaya dâhil olan kamu hastanelerinin temel görevi bulunduğu topluma hizmettir ve bu misyon ile ilgili hastaneler çalışmalarını gerçekleştirmektedirler. Ancak EFQM MM'nde "Toplumla İlgili Sonuçlar" kriterinde yer alan birtakım önerilen uygulamaların SKS HV5 kapsamında yapılmıyor olması kurumun "Toplumla İlgili Sonuçlar" tablosuna olumlu yönde yansımamıştır.

Toplumla İlgili Sonuçlar kriterinin SKS HV5 uygulamaları kapsamında EFQM MM açısından ne düzeyde karşılandığını aşağıdaki tabloda özetlemek mümkündür.

Tablo 18. B Grubu Kamu Hastanesi Toplumla İlgili Kriterlerinin Karşılanma Düzeyi

TOPLUMLA İLGİLİ SONUÇLAR	Alt Kriterler	Özellikler	Görülmemekte	Kısmen Görülmekte	Görülmekte
	8a	**Algılamalar**	X		
	8b	**Performans Göstergeleri**	X		

9. İŞ SONUÇLARI

EFQM MM'nin bu bölümünde iki alt boyut bulunmaktadır. Bu bölümler; algılamalar ve performans göstergeleri olarak sınıflandırılmıştır. İş çıktılarıyla alakalı bir anket uygulaması modelde beklenmemekle birlikte finansal ve finansal olmayan ölçümlerin iş paydaşlarıyla mutabık kalınarak birlikte belirlenmesi söz konusudur. İş performans göstergeleri ise kurumsal operasyonel performansa yöneliktir. Ölçümlerin içerdiği gösterge temaları; finansal, dış paydaşların performansı ve teknolojik göstergeler ve proje maliyetleri ve temel süreç performans göstergeleri gibi alanlarda yapılabilir. Bu çerçevede kuruluşun İdari ve Mali İşler Müdürü'nün uygulamalarla ilgili yanıtları aşağıdaki gibi olmuştur.

"Bakanlık tüm kamu hastanelerinin mali sonuçlarını inceliyor ve iyileştirme yapılacaksa bu sonuçlar çerçevesinde yapılıyor. Sonuçları iyi olan kurum örnek gösterilirken, sonucu beklenileni karşılamayan kurumun da hangi süreçlerini iyileştirmesi gerektiğinin analizini yapabiliyor. İyi kurumlar ise örnek uygulamalarını gönderiyor ve yayınlıyor. Tüm bu süreçleri bakanlık sağlıyor. Biz bir karşılaştırma yapıyor muyuz dersek bunu yapmıyoruz ama istediğimiz zaman karşılaştırma sonuçlarını alabiliyoruz. Her kurumun verimlilik puanı, SKS puanı, mali durumu yayınlanıyor ve kitapçık olarak raporlaştırılıp sunuluyor. Bu bilgiler ışığında kurum olarak bizler dezavantajlarımızı nasıl avantaja çevirebileceğimize bakıyor ve yolumuza devam ediyoruz. Biz gösterge olarak finansal göstergeleri, maliyet analizlerimizi dikkate aldığımızı söyleye-

biliriz. Bununla birlikte hem verimlilik kriterleri hem SKS kapsamında da tedarikçilerimizin performansıyla ilgili belirlenmiş göstergelerimiz var. Bu sayede onların da performans göstergelerini takip edebiliyoruz. Burada asıl bağlayıcı olan tabiki mevzuatlardır. Tedarikçileri mevzuatlar çerçevesinde değerlendiriyoruz. Biz bu ihale kanunu dışında bir kriter belirleyip onları değerlendiremiyoruz."

İş Sonuçları kriterinin SKS HV5 uygulamaları kapsamında EFQM MM açısından ne düzeyde karşılandığını aşağıdaki tabloda özetlemek mümkündür.

Tablo 19. B Grubu Kamu Hastanesi İş Sonuçları ile İlgili Kriterlerinin Karşılanma Düzeyi

İŞ SONUÇLARI İLE İLGİLİ SONUÇLAR	Alt Kriterler	Özellikler	Görülmemekte	Kısmen Görülmekte	Görülmekte
	9a	**Algılamalar**			X
	9b	**Performans Göstergeleri**			X

Kuruluşun yöneticileriyle gerçekleştirilen mülakatlar sonucunda beyan edilen iyi uygulama örnekleri aşağıdaki gibi özetlenebilir;

LİDERLİK

- ✓ Kurum vizyon, misyon, değerler konusunda bir çalışma yapıp, gerekli revizyon süreçlerini uygulamakta ve duyurularını yapmaktadır. Kurumun liderleri bizzat bu çalışmalara katılarak süreçte aktif rol almışlardır.
- ✓ Kurumun stratejik planına uygun olarak sosyal sorumluluk projeleri mevcuttur (Örneğin; Toplum ve Ruh Sağlığı Merkezi (TRSM)'nin yapmış olduğu sosyal sorumluluk projeleri gibi).

- ✓ Bununla birlikte kuruluş TSE belgesini 2001 yılında almıştır ve SAS başvuru aşaması için hazırlıklar yapmıştır ve başvurusu kabul edilmiştir.
- ✓ Hastanede açık bir yön ve stratejik odak olarak "hasta ve çalışan güvenliği ve memnuniyeti" hedefi belirlenmiş ve bu amaç çalışanlar ile SKS çalışmaları kapsamında da paylaşılmıştır.
- ✓ ÇMA (Çalışan Memnuniyeti Anketi) ve HMA (Hasta Memnuniyeti Anketi) sonuçlarına bakıldığında hedeflerine ulaşıldığı ifade edilmektedir. Kuruluşun stratejik planları ve faaliyet raporları mevcuttur, bu yönde şeffaflık ve hesap verebilirlik ilkeleri kapsamında web sitesinde faaliyet raporunu yayınlamakta ve her yıl revize etmektedir.
- ✓ SKS'nin belirlemiş olduğu bölüm bazlı göstergeleri ve klinik bazlı göstergeleri özellikle denetimlerden önce değerlendirmektedir. Bununla birlikte denetimlerden sonra da gerekli düzeltici önleyici faaliyetlerle süreç iyileştirilme faaliyetleri yönetilmektedir.
- ✓ Liderlerin SKS kapsamında kurum vizyonunu gerçekleştirmek üzere haftalık toplantılara katılmaları ve performans göstergelerinin temel amaçlarla ilişkilendirilerek önceliklendirme yapıldığına dair kanıtlar mevcuttur.
- ✓ Liderlik yaklaşımı sağlam temelli olup yayılımı vardır. Gerekli değerlendirme ve iyileştirme çalışmalarının da gerek birim yöneticileri gerek daha üst düzey yöneticiler tarafından takip edildiği görülmektedir.
- ✓ Temel yetenekleri açısından TRSM ve Palyatif Tedavi Merkezi açarak bölgenin ihtiyacını karşılamak için yapmış olduğu yeni uygulamalarla geliştirme ve iyileştirme çalışmaları örneği sergilemektedir.
- ✓ Kurumda gelecekteki performansın iyileştirme çalışmaları liderler tarafından takip edilmekte ve ana hedefi gerçekleştirmek üzere bazı yan hedeflerin de çalışmasının yapıldığı ve bu çalışmalar için komisyonların kurulduğu ifade edilmektedir.
- ✓ Aylık, haftalık ve gerekli hâllerde yönetim toplantıları yapılmaktadır. Bu toplantılarda kök neden analizi kullanılmakta ve "Düzeltici Önleyici Faaliyetler" geliştirilmektedir. Kalite odaklı iyileştirme çalışmalarının liderler tarafından desteklendiği görülmektedir.

- ✓ Kurumda başhekim ve başhekim yardımcıları klinik şefleri hekimlerine, sağlık hizmetleri müdürü ise sorumlu hemşirelere birtakım yetkilerini devrettiği ve bu konuda karşılıklı bir yapıcı iletişim olduğu görülmektedir. Bu yetkelendirme sisteminin şeffaflık, hesap verebilirlik ve sahiplenme kültürü yarattığı anlaşılmaktadır.
- ✓ Sürekli öğrenme kültürü olduğu ve bu yapının da gerek hizmet içi eğitimler gerek büyük çaplı kongreler, seminerler vasıtasıyla yapıldığı görülmektedir. Eğitime gidecek personel saha liderleri tarafından belirlenmekte, gerektiğinde çalışanlardan gelen taleplerle de hizmet içi eğitimler yapılabilmektedir.
- ✓ Personelin başarıları teşekkür belgesi sunulmak suretiyle ödüllendirilmekte ve takdir edilmektedir. Çalışanın başarılarını destekleyen bir kurum kültürü mevcuttur.
- ✓ Yenileşimi ve kurumsal gelişimi özendirmek amacıyla kurum, çalışanlardan gelen geliştirici fikirleri desteklemektedir. Kurumda TRSM'nin sosyal sorumluluk projesi kapsamında geliştirdiği bir proje mevcuttur.
- ✓ Kurum esnek olabilmek adına komite toplantılarında tespit edilen sorunların çözümünü ararken herkesin fikrini alarak, beyin fırtınası ve kök neden analizleri yaparak çözüm üretme yolunu tercih etmektedir.
- ✓ Alınan kararların özellikle hasta odaklı ve çalışan odaklı olarak önceliklendirildiği anlaşılmaktadır.
- ✓ Gerek çalışan öneri formları aracılığıyla, gerek komite toplantıları gerek kişisel bildirimler aracılığıyla birtakım yaratıcı fikirler geliştirilmektedir. Bu tür uygulamalar kurumun şartları dâhilinde maddi olarak da desteklenmektedir. Birtakım uygulamalar diğer hastanelere de örnek teşkil edebilmektedir.

2. STRATEJİ

✓ Kurum Sağlık Bakanlığı'nın ana stratejisini temel alarak kendi stratejini oluşturmakta ve bu yönde tüm paydaş beklentilerine göre bir stratejik plan belirlemektedir. Stratejik plan kapsamında politikalar geliştirmekte, planlama süreci, swot analizi gibi stratejiye yönelik çalışmaları yapmaktadır.

- ✓ Kurumlarda hasta anketleri, öneri-şikâyet bildirimleri, doğrudan hastalar tarafından yöneticilere bildirilen isteklerin değerlendirilmesi ile yerel düzeydeki toplumsal eğilimlerin analizi yapılmaktadır.
- ✓ Kurumlar mevcut ve potansiyel yeteneğini ve kapasitesini anlamak amacıyla operasyonel performans hedeflerini analiz etmekte, tüm süreçlerin analizi bu bağlamda yapılmaktadır.
- ✓ Kurumlar özellikle yeni iş modellerinin kuruluşun performansına olası etkilerini belirlemek amacıyla veri ve bilgileri analiz etmektedir. Kurumlar kuvvetli yönlerini ve iyileştirmeye açık alanlarını anlamak amacıyla performansını uygun kuruluşlarla ihtiyaçlar doğrultusunda karşılaştırmaktadır.
- ✓ Kurum misyonu ve vizyonu gerçekleştirmek amacıyla açıkça ifade edilmiş strateji ve stratejiyi destekleyen politikalar oluşturmuştur. Sürdürülebilirlik kavramlarını dikkate almaya çalıştıklarını ve bunu stratejilerine, süreç tasarımlarına kısmen de olsa dâhil ettikleri görülmektedir.
- ✓ Kurum, hasta ve çalışan güvenliği ve memnuniyetine odaklanarak temel sonuçlarını takip etmektedir. Kurumlar iş sonuçlarını takip ederek geleceğe ilişkin senaryolar doğrultusunda etkili yöntemlerin uygulanması gerekliliğinin farkındadır. Bu bağlamda özellikle somut girişimlerde bulunduğu görülmüştür (TSE belgesi, SAS başvurusu vb.).
- ✓ Kurumun bütçe performansını yönetmede başarılı olduğu gözlemlenmiştir. Kurum temel yetkinlikleri kapsamında hizmetler sunabilmekte ve kurumun bu hizmetleri daha geniş bir topluma yayma girişimleri mevcuttur.
- ✓ Kuruluşta uygulanan TRSM ve Palyatif Bakım Merkezi yenileşim çalışmaları için örnek teşkil etmektedir.

3. ÇALIŞANLAR

- ✓ Kurum performansıyla ilgili gerek hasta şikâyet ve beklentileri gerek çalışanların istek ve beklentileri gerek birim sorumlularının değerlendirmelerini performans takibinde kullanmaktadır.
- ✓ Çalışanlara ilişkin planlarını SKS kriterlerine ve Verimlilik kriterlerine uyumlu olarak tahsis etmek suretiyle gerekli eğitim ve oryan-

tasyon çalışmaları yürütülmektedir. Kurumların eğitim hedeflerini gerçekleştirdiği görülmektedir.

- ✓ Çalışanların ve temsilcilerinin; çalışanlara yönelik strateji, politika ve planları geliştirme ve gözden geçirme, fikir bildiriminde bulunma ve yenilikçi süreçlere katılımı sağlanmaktadır. Bu süreçler komiteler aracılığı ile yapılmaktadır.
- ✓ Çalışan memnuniyeti vb. uygulamalar ile geri bildirimler alınmaktadır.
- ✓ Kurumda Sağlık Bakanlığı'nın rutin eğitim takvimine uygun olarak hareket edilmektedir. Ancak gerektiğinde ya da talep olduğunda ek olarak hizmet içi eğitimler de iç kaynaklar vasıtası ile yapılabilmektedir. Eğitim süreçlerinin kilit bir faktör ve yetkinlik, beceri geliştirme konusunda temel araç olduğu gözlenmektedir.
- ✓ Çalışanların bağlılıklarını arttırmada kamu kurumu olmasının avantajını yaşamaktadır.
- ✓ Çalışanların bireysel hedefleri ile ekip hedeflerinin uyumlu olduğu görülmüştür. Hastanede tüm operasyonel süreçlerin iş birliği ve ekip ruhu içinde gerçekleştiği yönünde kanıtlar mevcuttur.
- ✓ Kurumda görev paylaşımında, görev tanımlarında tam bir netlik olması, tüm süreçlerin talimatlar, prosedürlerle tanımlı olması bu duruma olumlu katkı sağlamaktadır. Öneri-şikâyet kutuları aracılığıyla çalışanların katılımı sağlanmaktadır. Çalışanlara yönelik personel temin planı yapılmakta ve güncellenmektedir. Bu sayede çalışanların yedekleri belirlenmiş durumdadır. Ayrıca SKS kapsamında gerçekleştirilen alan ziyaretlerinde ekipler kurulmakta ve her birimden çalışanların katılımının sağlanması teşvik edilmektedir.
- ✓ Kurumun çalışanlarını topluma katkı faaliyetlerine teşvik ettiğine dair kanıtlar mevcuttur.
- ✓ Hastanelerde etkili bir hizmet sunumu için etkili iletişim kanallarının teknolojik imkânlar vasıtasıyla etkili bir şekilde kullanıldığı görülmüştür. Kurumda gerek yatay gerek dikey olsun her seviyede iletişim kanallarının kullanıldığı ifade edilmiştir. Bu yönde kanıtlar gözlemlenmiştir.

- ✓ Çalışanların bilgi ve bilgi birikimlerini paylaşabilecekleri komiteler mevcuttur. Çalışanların İş birliği ve ekip çalışması ile hareket ettiği yönünde geri bildirim alınmış ve bu yönde kanıtlar sunulmuştur. Örneğin çalışanların gönüllülük esasıyla ve ek görevlendirme ile katıldıkları komite çalışmaları yönetim tarafından da desteklenmekte, saha bu yönde teşvik edilmektedir.
- ✓ Kurumlar çalışanların takdir edilmesi için teşekkür belgesi sunumu, sözlü teşekkür, ödül, plaket verme gibi motivasyon unsurları kullanmaktadır.

4. İŞBİRLİKLERİ VE KAYNAKLAR

- ✓ Hastane hizmet aldığı tedarikçi firmaları ve iş birliği içinde bulunduğu diğer kurumları, ilişkilerin geliştirilmesi ve aldığı hizmetin kalitesini değerlendirmek amacıyla saha ziyaretlerinde bulunabildiklerini ifade etmiştir. Bununla birlikte hizmet aldıkları kurumları değerlendirmek için kullanılan bir değerlendirme formlarının olduğu belirtilmiştir.
- ✓ Kurum hangi alana yatırım yapacağını, hangi envanter taleplerinin karşılanacağını yıllık hedefler ışığında belirlemektedir.
- ✓ Kurumun var olan kaynaklarını sürdürülebilir bir biçimde yürüttüğü açıktır. Temel seviyede sağlam temelli ve bütünleşik bir yaklaşımı söz konusudur. Yayılım ve değerlendirme ölçme faaliyetleri yapılmaktadır. Örnek verecek olursak bina turları her üç ayda bir yapılmaktadır. Bu sayede donanım, malzemeler yerinde değerlendirilebilmektedir. Bununla birlikte öncelikli olan birtakım fiziksel önlemlerin alınması gündemdedir.
- ✓ Hastanelerin dijital hastane olma hedefleri mevcuttur. Bu yönde bazı servisler HIMSS 6 sertifikası almıştır.
- ✓ Hastanelerde teknoloji portföyünün yönetilmesi söz konusudur. Özellikle yoğun olarak kullanılan HBYS ile dijital hastanecilik çalışmalarının entegrasyonunu sağlayan olumlu iş birlikleri sağladıkları belirlenmiştir.
- ✓ Kurum liderleri yönetici ekranlarından her an performans göstergelerini inceleyebiliyorlar. Bu konuda bir teknolojik alt yapı mevcuttur.

✓ İlgili paydaşların katkılarının alındığı toplantılar İl Sağlık Müdürlüğü, Kamu Birliği yetkilileri, bölgedeki diğer hastane yöneticileri ile yeni fikirler yaratmak ve yenileşimi geliştirmek amacıyla yapılmaktadır. Kuruluş çalışan ve dış kullanıcıların uygun bilgi ve bilgi birikimine erişimini web sitesi ile sağlamaktadır. Kurum içinde de çalışanların yetkileri doğrultusunda bilgiye erişimi çeşitli iletişim kanallarıyla (pano, duyuru, intranet vs.) sağlanmaktadır.

5. SÜREÇLER, ÜRÜNLER, HİZMETLER

✓ Kurumlarda her türlü hizmet için süreçler, süreçlerin ilgilisi, iyileştirme faaliyetleri standardize edilmiştir. Bu açıdan kurumun da bu süreçlerin yürütülmesini sağladığı açıkça görülmektedir.

✓ Kurumlarda gerek hizmet sunumu gerek çözüm sunumu geliştirilmesine, tasarımına yönelik yeni yaklaşımlar için öneri ve şikâyetler rutin olarak değerlendirilmekte ve hizmeti geliştirme ve iyileştirme çalışmaları yapılmaktadır.

✓ Bu konuda kurumlarda çeşitli iletişim kanalları mevcut ve potansiyel müşterilerin ihtiyaç, beklenti ve istekleri dikkate alınacak şekilde gerçekleştirilmektedir. Gerek özellikli hizmetlerin tanıtımının yapılması gerek mevcut hizmetleri tanıtmak amacıyla Sağlık Bakanlığı'ndan destek alınmakla birlikte afiş, internet sitesinden duyuru gibi kanalların etkin biçimde kullanıldığı görülmektedir.

✓ Kurumlar stratejileri ile uyumlu olarak müşterilerini gruplandırmakta ve bu yönde uygun politikalar hayata geçirilmektedir. Müşteri ilişkilerinin yönetimi bütünsellik göstermekte olup sağlam temellidir.

6. MÜŞTERİLERLE İLGİLİ SONUÇLAR

✓ Anketlerin cevaplanma oranının istenilen düzeyde olduğu ifade edilmiştir. Anketlerin son üç yıldır olumlu eğilim gösterdiği ve oranların %80'ler civarında olduğu ifade edilmiştir. Kurum müşteri kırılımını standart olan anket formları bağlamında; Yatan Hasta, Ayaktan Hasta ve Acil Hasta Memnuniyet Anketleri formları kapsamında uygulamaktadır.

- ✓ Hastalar için belirlenmiş temel strateji ve hedeflerin SKS Hastane V5'te ifade edilen bölüm bazlı göstergelerle ilgili olduğunu gösteren gerekçeler bulunmaktadır.

7. ÇALIŞANLARLA İLGİLİ SONUÇLAR

- ✓ Çalışan memnuniyeti anketlerine bakıldığında hekim, hemşire, diğer sağlık personeli gibi kırılım yapıldığı görülmektedir. Sonuçların en az üç yıldır olumlu eğilim gösterdiği ve hedeflerin tutturulduğu görülmüştür.
- ✓ Kurumlarda yapılan anketlerin son üç yıllık sonuçlarının %80-%85 aralığında memnuniyet oranı olduğu ifade edilmiştir.
- ✓ Çalışanlar için belirlenmiş temel strateji ve hedeflerin SKS Hastane V5'te ifade edilen bölüm bazlı göstergelerle ilgili olduğunu gösteren gerekçeler mevcuttur. Göstergelerin analizleri yapılarak, üst yönetimle paylaşılmaktadır.

8. TOPLUMLA İLGİLİ SONUÇLAR

- ✓ Kurumda; SKS Hastane V5 kapsamında toplum gereksinim ve beklentilerine yönelik olarak anket uygulaması yapılmamaktadır.
- ✓ SKS Hastane V5 kapsamında topluma yönelik performans göstergeleri ölçülmemektedir.

9. İŞ SONUÇLARI

- ✓ Kurumda SKS Hastane V5'e göre kurumsal amaç ve hedef kapsamında belirledikleri mali hedefleri bulunmaktadır ve takibi yapılmaktadır.
- ✓ İş performans göstergeleri, temel süreçlere yönelik performans göstergeleri verimlilik kriterleri kapsamında ve diğer performans yönetim sistemleri kapsamında günlük olarak takip edilip, değerlendirilmektedir. Olumlu performans göstergelerine sahip kurum için güven veren bir eğilim gösterdiği görülmektedir.

B Grubu Genel Kamu Hastanesinin EFQM MM'ne yönelik girdi ve sonuç kriterlerinden oluşan başlıklar kapsamında iyi uygulama örneklerini sizlerle paylaştıktan sonra, yukarıda belirtilen adımları EFQM MM temel kavramları üzerinden aşağıda yer alan tablodaki gibi özetlemek mümkündür;

Tablo 20: Türkiye Örneği; B Grubu Genel Kamu Hastanesi İyi Uygulama Örnekleri

EFQM MM Temel Kavramları	Türkiye Örneği; B Grubu Genel Kamu Hastanesi İyi Uygulama Örnekleri
1-Vizyoner, esin veren bütünsel liderlikle ilerleme	✓ Kurumun vizyon, misyon, değerler konusunda bir çalışma yapması, gerekli revizyon süreçlerini uygulaması ve duyurularını yapması, kurumun liderlerinin bu çalışmalara katılarak süreçte aktif rol almaları ✓ Kurumun stratejik planına uygun olarak sosyal sorumluluk projelerinin varlığı (Toplum ve Ruh Sağlığı Merkezi (TRSM)'nin yapmış olduğu sosyal sorumluluk projeleri gibi). ✓ Kurumun kalite yönetim sistemlerini uygulaması (2001 yılında almış olduğu TSE belgesi, SAS'a yapılan başvurunun kabul edilmesi) ✓ Kurumun Çalışan Memnuniyet Anketi ve Hasta Memnuniyet Anketlerinde hedeflerine ulaşması, şeffaflık ve hesap verebilirlik kültürü oluşturmada stratejik planlarını ve faaliyet raporunu oluşturması ve faaliyet raporunu kurumun web sitesinde yayınlaması ✓ Kalite odaklı yönetim toplantılarının günlük, haftalık, aylık olarak yapılması ve bu toplantılara liderlerin katılması ✓ Başhekim ve başhekim yardımcılarının birtakım yetkilerini saha liderlerine devretmesi ile yetkelendirme sisteminin kurulması ✓ Liderlerin sürekli öğrenme kültürü oluşturduğu (hizmet içi eğitimler, seminerler, kongreler vs.) ✓ Liderlerin çalışanlardan gelen yenilikçi fikirleri desteklemesi (TRSM'nin sosyal sorumluluk projesi kapsamındaki uygulamaları) ✓ Liderlerin esnekliği sağlamak için tespit edilen bir sorunun çözümünü komite toplantıları aracılığıyla araması ve katılımcı bir yaklaşım ile herkesin fikrine danışması, beyin fırtınası uygulamalarının yapılması
2-Mükemmel Sonuçları Sürdürmeye Odaklanma	✓ Kuruluşun temel göstergelerini temel ve ikincil düzeyde sınıflandırması ve stratejileri ile ilişkilendirmesi ✓ Sunulan temel göstergelerin kırılımlandırılması ✓ Temel göstergelerde yıllar içinde belirgin iyileşmelerin görülmesi ✓ Kurumun temel göstergelerin çoğunda 3 yıllık olumlu eğilim göstermesi ✓ Sunulan karşılaştırma verilerinin bir kısmında karşılaştırılan kurumdan daha üstün performans göstermesi
3-Müşteri değeri yaratılması	✓ Hasta ve yakınlarına daha iyi hizmet sunabilmek için öneri ve şikâyetlerin değerlendirilmesine yönelik bir sistemin varlığı ve bu kapsamda iyileştirme çalılmalarının uygulamaya yansıması ✓ Kurumun hizmet kalitesini arttırmaya yönelik TSE belgesi alması ve SAS başvurusunda bulunması ✓ Bölgenin ihtiyaçlarını doğru tespit ederek ihtiyaçlar doğrultusunda hizmet sunumu yapılan TRSM ve Palyatif Bakım merkezinin varlığı ile kurumun örnek teşkil etmesi ✓ Hastalara sunulan hizmetin şeffaflığının sağlanması ve hesap verebilirliğinin garanti edilmesi için Faaliyet Raporunu web sitesinde yayınlaması, ✓ Hastalara değer yaratmak için öneri ve şikâyet formlarının değerlendirilip analiz edilmesi ve bu yönde iyileştirme çalışmalarının yapılması, yaratıcı fikirlerin geliştirilmesini sağlamak için komisyonların kurulması, diğer hastanelere de örnek teşkil eden

	özellikli hizmetlerin duyurulmasında tanıtım standlarının kurulmasına yönelik uygulamaların yapılması
4-Hastanenin Kurumsal yeteneklerinin ve performansının geliştirilmesi	✓ Hastanenin hizmet aldığı bazı tedarikçilerini ve İş birliği yaptığı kuruluşları değerlendirmek üzere bir değerlendirme formu hazırlayıp kullanılıyor olması ve denetim ziyaretlerinin düzenlenmesi ✓ Kurumun HBYS teknolojisiyle alakalı anlamlı destek aldığı ve bu yönde kaynak ayırması ✓ Dijital-kâğıtsız hastane olmak iççin HIMMS 6 sertifikasını bazı alanlar için alması ve bu yönde çalışmalarına devam etmesi ✓ Kurumun performans göstergelerini daha iyi analiz edebilmek için iç kaynaklarını kullanarak örnek teşkil eden yazılım uygulamalarını oluşturması
5-Çalışanların yetenek ve yetkinlikleri ile başarma	✓ Kuruluşta yetkinliklere göre görevlendirmenin yapılması yönünde politikaların varlığı (sertifika, yüksek lisans, doktora eğitimlerinin dikkate alınmasının sağlanması) ✓ Kuruluşun hizmetin aksamadan sürekliliğini sağamak üzere personel temin planları oluşturması ✓ Çalışanları motive etmeye yönelik bir ödüllendirme sisteminin (Teşekkür Belgesi sunumu, plaket sunumu, sözlü teşekkür, para ödülü vs.) varlığı ✓ Çalışanların etkili bir iletişim ağı kurabilmesinin sağlanmasına yönelik uygulamaların varlığı
6-Yaratıcılık ve yeniliğin temel alınması	✓ Kurum içinde kurulan komiteler aracılığıyla yaratıcı ve yenilikçi fikirerin desteklenmesi ✓ Kurum içinde yapılan toplantılar, eğitimler, konferanslar ve kurum dışında yapılan İş birliği ağları ile oluşturulan kongreler ile yaratıcılık ve yenileşimin desteklenmesi
7-Çeviklikle yönetin	✓ Liderlerin, değişimi anlık yönetebilmek için, günlük toplantılarda karar alması ve kurum içinde ilgili çalışanlar ile paylaşılması, ✓ Hastane Yönetiminin, stratejilerini belirlerken yasa ve yönetmelik gerekliliklerini, Sağlıkta Kalite Standardı, JCI ve ilgili Sağlık Bakanlığı veri ve istatistiklerini izleyerek bölgesel ve lokal sağlık hizmeti gerekliliklerini göz önünde bulundurması ile çeviklikle yönetimi sağlaması ✓ Kuruluşta sürekli olarak verilerin izlendiği, analiz edildiği ve intranet ortamda bu verilerin kurumun ihtiyaç ve öncelikleri kapsamında kırılımlandırılarak paylaşıldığı bir yapılanmanın olması ✓ Kuruluşun TSE belgesini alması ve SAS için başvuru yapıp kabul alması ✓ Kuruluşun liderlerinin birim yöneticilerine sunduğu yetkelendirme ile gerekli kararları alması için zemin hazırlaması ✓ Kuruluşun düzenli toplantılar ile gerekli kararları alabilmesi ve alınan kararların duyurulmasının sağlanması
8-Sürdürülebilir bir gelecek yaratma hedefinin olması	✓ Kuruluşun Dijital-kâğıtsız hastane olabilmek için belirli birimlerde HIMMS 6 sertifikasını alması ve bu sertifikanın tüm hastane için yaygınlaştırılması çalışmalarına devam etmesi ✓ Kuruluşun atıklarının yasal düzenlemeler çerçevesinde atılmasının sağlanması ✓ Kuruluşun toplum sağlığını göz önünde bulundurarak Sağlık Bakanlığı yetkelendirmesi ile Evde Bakım Hizmetini sunuyor olması ✓ Kuruluşun EFQM MM'nde yer alan "İnsan, Çevre ve Kazanç" dengesi çerçevesinde yönetilmesi ✓ Kuruluşun liderlerinin sosyal sorumluluk projelerine katkı sağlaması ve bu tür projeleri desteklemesi

Kuruluşun yukarıda yer alan yöneticilerle gerçekleştirilmiş mülakatların özetleri doğrultusunda EFQM MM çerçevesinde kalite performansının yükseltilmesi ve arttırılmasına yönelik önerilerimiz aşağıda tablo hâlinde sunulmaktadır. Bu tablo tıpkı İspanya ve İzmir örneklerinde olduğu gibi EFQM değerlendirmecilerinin kurumlara sunduğu raporlarla benzerdir. Bu çerçevede B Grubu Kamu Hastanesinin sunmuş olduğu hizmetler EFQM MM'nin kriterleri kapsamında iyileştirmeye açık olan yönleri sunulmaktadır.

Tablo 21: Türkiye Örneği; B Grubu Genel Kamu Hastanesi Dikkate Alınacak İyileştirme Alanları

EFQM MM Kriterleri	Türkiye Örneği; B Grubu Genel Kamu Hastanesi Dikkate Alınacak İyileştirme Alanları
1.Liderlik	➢ Üst yönetimin liderlik becerileri sayesinde komiteler aracılığıyla kararlara katılımın sağlandığı gözlenmiştir. Ancak EFQM MM kapsamında önerilen yazılı olarak liderlik sürecinin alt kademelerde uygulanmasıyla ilgili bir liderlik planının kurumda kullanılmadığı tespit edilmiştir. ➢ Yapılan araştırmada hastane yöneticileri her ne kadar yenilikçi girişimleri arzu etse de mali kaynak ve personel istihdamı açısından sınırlı imkânları olduğunu ifade etmişlerdir. Bu yönde çalımalarını sürdürmekle birlikte desteklendikleri takdirde çok daha iyi sonuçlar ortaya çıkarabileceklerini ifade etmişlerdir. ➢ Hastanenin hastalar ve hasta yakınları, çalışanlar, tedarikçilerle (yüklenici firmalar) ilgili geri bildirim alma süreci vardır. Bunun yanında özellikle tedarikçiler ve toplumla ilgili ilişkileri daha geliştirecek ve geri bildirim sağlayacak daha güçlü mekanizmalar önerilmektedir.
2.Strateji	➢ Kurum swot analizi çalışmalarıyla geleceğe yönelik tehdit ve fırsatları öngörmeye çalışmaktadır. Bununla beraber işletmenin güçlü olduğu yönlerine ilişkin uzmanlık alanlarına yönelik iyileştirmelere daha fazla ağırlık vermesinin gelecekte yaratabileceği fısatlar açısından uygun olduğu düşünülmektedir. ➢ İş birliği yapılan kuruluşlara yönelik olarak belirli performans göstergeleri vardır. Bununla birlikte bu göstergelerin kapsamının genişletilebileceği EFQM MM'ne göre önerilmektedir.
3.Çalışanlar	➢ Kurum tüm çalışanlarının performans düzeylerini açıkça tanımlayarak stratejik amaçları gerçekleştirme yoluna gidememektedir. Sadece hekim bazlı performans göstergeleri tanımlıdır. Diğer çalışanlar için böyle bir performans yönetimi çalışması yapılmasının uygun olduğu düşünülmektedir. ➢ Çalışan memnuniyeti anketi vb. uygulamalar ile geri bildirimler alınmaktadır. Ancak sağlık hizmet kalitesinin daha da geliştirilmesi için anketlerdeki soruların kapsam olarak geliştirilmesi önerilmektedir. Hastane, çalışanların bağlılıklarını arttırmada kamu kurumu olmasının avantajını yaşamaktadır. Ancak her çalışanın en üst düzeyde katılımını sağlamanın istenilen seviyede olmadığına dair kanıtlara ulaşılmıştır. Özellikle kalite çalışmalarında İş birliğinde eskiye oranla az da olsa yapılan görüşmeler neticesinde sıkıntıların olduğu ifade edilmiştir. Bunun nedeninin SKS puanının ek ödemeden çıkarılması olarak belirtilmiştir. Kalite uygulamalarına her düzeyde çalışan katkısının arttırılması için maddi destek sağlanması önerilmektedir.

	➢ Çalışan motivasyonunu arttırmaya yönelik teşvik ve takdir mekanizmaları bulunsa da bakanlığın çalışan motivasyonunu arttırıcı uygulamalara daha fazla ödenek ayırması mümkün olabilir. ➢ Çalışanlara yönelik gelecekteki görevlerinin planlanması ve bu yönde uygunluklarının güvenceye alınması gibi bir çalışmanın yapılamadığı ifade edilmiştir. Kurum yöneticileri kısıtlı kaynaklara sahip olduğu için bu çalışmayı yapamadıklarını ifade etmişlerdir. ➢ Çalışanların yetkelendirilmesi saha liderleri, kurum müdürleri tarafından yönetim süreçleri takip edilerek yapılmaktadır. Ancak operasyonel süreçlere ilişkin yapılan iyileştirmelerin direkt olarak başhekimlik kararıyla gerçekleştirildiği ifade edilmiştir.
4.İşbirlikleri ve Kaynaklar	➢ Kurum yöneticileri hizmet aldığı firmaları değerlendirmek için bir değerlendirme formu kullanmaktadır. Bu formun standardizasyonu için daha detaylı çalışmalar yapılması önerilmektedir. ➢ Kurumun teknolojik alt yapısı güçlendirmeye açıktır. Kurum içi veri akışının yoğunluğu nedeniyle, verilerin işlenmesi ve değerlendirilmesinde dönem dönem sıkıntılar görüldüğü ifade edilmiştir. Bu sürecin geliştirilmesine yönelik çalışmaların yapılması önerilmektedir. ➢ Kurumun İş birliği içinde olduğu dış paydaşlarıyla (tedarikçiler) daha yaratıcı ve yenilikçi uygulamaları yaygınlaştırmasına yönelik çalışmalarını arttırması önerilmektedir.
5.Süreçler, Ürünler ve Hizmetler	➢ Kurumun fiziksel alanlarda yenilik yapılmasına dair hasta taleplerini daha etkin biçimde karşılamak üzere sürdürdükleri bina güçlendirme projeleri devam ettiği ifade edilmiştir. Bu yöndeki çalışmaların daha da güçlendirilmesi önerilmektedir. ➢ Kurumun stratejik planlardaki hedeflerinde gerçekleştirdikleri bir Hastane Hizmetleri Sözleşmesi olduğu ifade edilmiştir. Kurumun bu sözleşmenin taahütlerini web sayfasında ya da diğer iletişim kanallarında yayınlaması önerilmektedir. Böylece ilgili taahütlerin hizmet sunduğu toplum ile analizi sürecini değerlendirilebileceği sonucuna varılmıştır.
6. Müşterilerle ilgili Sonuçlar	➢ Kurumun her ay uyguladığı "Hasta Memnuniyeti Anketi"nin içerik olarak daha kapsamlı planlanması sağlanabilir. Aynı zamanda değerlendirme sonuçları hasta ve hastane performansı açısından karşılaştırmalar da yapılarak daha kapsamlı incelenmesi önerilmektedir.
7. Çalışanlarla İlgili Sonuçlar:	➢ Kurumun her ay uyguladığı "Çalışan Memnuniyeti Anketi"nin içerik olarak daha kapsamlı planlanması sağlanabilir. Aynı zamanda değerlendirme sonuçları çalışan ve hastane performansı açısından karşılaştırmalar da yapılarak daha detaylı incelenmesi önerilmektedir.
8.Toplumla İlgili Sonuçlar	➢ Kurumun "toplum" paydaşları gözünde nasıl algılandığı daha sıklıkla anketler yoluyla sorgulanabilir. Elde edilen geri dönüşler çerçevesinde hem ilişkiler hem de kurum imajına yönelik algılar daha da güçlendirilebilir.
9. İş Sonuçları:	➢ Tanımlanan tüm temel sonuçlar açısından sürekli olarak kurum performansının daha da yukarıya çekilmesinde düzenli olarak tüm alanlardaki iş sonuçlarının takibi EFQM MM açısından önemlidir. Takip edilen iş sonuçlarının SKS çalışmalarının verimliliğinin arttırılması için kapsamı genişletilebilir, bu yönde düzenli olarak karşılaştırmalar yapılması önerilmektedir.

Tüm bu değerlendirmeler neticesinde kuruluşun ne düzeyde EFQM MM kriterlerini karşıladığını aşağıdaki tabloda özetlemek mümkündür. Bu tablo aynı zamanda her ne kadar kitabımızda çalışmaya dâhil olan diğer iki hastaneye yönelik verileri ve betimsel analiz tablolarına yer vermesek de sonuçlar bakımından aynı şekilde EFQM MM kriterlerini karşıladığını tespit ettik. Dolayısıyla aşağıda sunulan tablo nitel çalışmaya dâhil olan üç hastane için de geçerlidir.

Tablo 22. B Grubu Kamu Hastanesinin EFQM MM Girdi ve Sonuç Kriterlerinin Karşılanma Düzeyi

GİRDİ KRİTERLERİ	Kriterler	Görülmemekte	Kısmen Görülmekte	Görülmekte
	1.Liderlik		X	
	2.Strateji			X
	3.Çalışanlar		X	
	4.İşbirlikleri ve Kaynaklar		X	
	5.Süreçler, Ürünler ve Hizmetler			X
SONUÇ KRİTERLERİ	6.Müşterilerle ilgili Sonuçlar			X
	7. Çalışanlarla İlgili Sonuçlar		X	
	8.Toplumla İlgili Sonuçlar	X		
	9. İş Sonuçları			X

Yukarıda yer alan tabloda her ne kadar sadece B grubu Genel Hastane örneği sonuçları yer alsa da yapılan nitel araştırma neticesinde üç hastane için de aynı sonuçlara ulaşılmıştır.

Tüm bu sonuçlar ek olarak üç kamu hastanesinin yöneticileri ile yapılan görüşmeler sırasında elde ettiğimiz ortak kanılarına ilişkin bulgulara da aşağıda yer verilmiştir.

Hastanenin yöneticilerinin ortak kanısı;

- SKS Hastane V5 ile birçok alanda iyileşmenin sağlandığı ve bu sayede sürekli iyileşmeyi teşvik ettiği,
- Ortak bir kalite kültürü oluşturduğu,
- Standartların uygulanmasıyla birlikte çalışanlar açısından yasal bir koruma sağladığı,

- Diğer kurumlarla sonuçların karşılaştırılması imkânı sunduğu,
- En iyi uygulamaların paylaşılabildiği,
- Uygulamada temel bir rehber kaynak sunduğu,
- Analitik düşünmeyi sağladığı,
- Hasta ve çalışan memnuniyetine olumlu katkı sağladığı yönünde olmuştur. Kısaca SKS Hastane V5'in alana kazandırdığı faydaları aşağıdaki şekilde özetlemek mümkündür.

Tablo 23. SKS Hastane V5'in Olumlu Yönleri

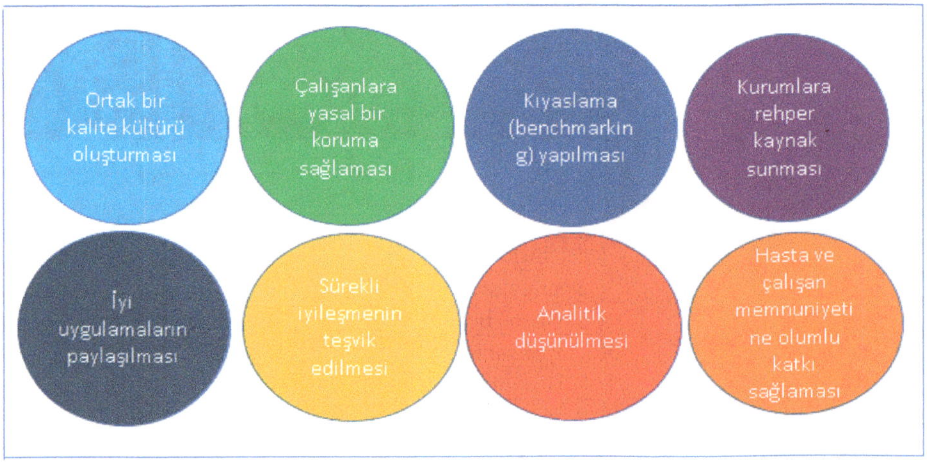

Kaynak: "Yurtseven F.M (2019) T.C. Sağlık Bakanlığı Tarafından Uygulanan Sağlıkta Kalite Standartları Hastane Versiyon 5'in EFQM Mükemmellik Modeli (EFQM MM) ile Karşılaştırılmasına Yönelik Durum Çalışması, Doktora Tezi, Beykent Üniversitesi." doktora tezinden 27.07.2020 tarihinde derlenmiştir.

3.4. Hastane Yöneticilerinin İfadeleri Doğrultusunda SKS HV 5'in Geliştirilmesini Talep Ettikleri Hususlar

Bu bölüm özellikle görüşme yapılan hastane yetkililerinin paylaşılmasını istediği bölümlerdir. Her bir yönetici özellikle sorun yaşadıkları alanları ifade etmişlerdir. Üç hastanenin kamu hastanesi olması sebebiyle sorunları benzerdir.

Üç hastane için de ortak olarak ifade edilen sorunların başında;

- SKS Hastane V5'in maddi ödüllendirme ile desteklenmemesine bağlı olarak alanda daha fazla defans yaşandığı,
- Hastanelerdeki yetersiz fiziksel kapasite ile ilgili güçlüklerin varlığı,
- Yönetim sistemlerinde kullanılan farklı programların (SKS Hastane ve Verimlilik Kriterleri gibi) birbiriyle entegrasyonunun istenilen seviyede sağlanamadığı,
- Bilgi işlem desteğinin yeteri kadar alınamadığı,
- Hekim ve hemşirelerin artan iş yüküne bağlı olarak birtakım veri girişlerinde sorunlar yaşandığı,
- Özellikli işlemlerin yapılması suretiyle gelir artışı için bir yönetim motivasyonu olmasına rağmen malpraktis, çekinik tıp uygulamaları nedeniyle istenen hedeflerin nispeten elde edilememesi,
- Hasta güvenliği ve çalışan güvenliği konusunda yaşanan birtakım zorluklar (personel yetersizliği, binaya yönelik fiziksel yetersizlikler gibi),
- Sık aralıklarla güncellenen SKS Hastane standartlarının yöneticileri uygulamalar açısından zorlaması,
- Verimlilik kriterleri gibi uygulamaların SKS Hastane V5'den farklı takvimlerde denetimlerinin olması, birçok farklı uygulamanın ayrı olarak revizyonlarının yapılması,
- Günlük iş yükünün fazlalığı nedeniyle yenileşim, yaratıcılık gibi çalışan motivasyonunu sağlayan birtakım unsurların arzu edilen seviyede değerlendirilememesi,

- Kalite çalışmalarına tüm çalışanların katılımının istenen seviyede sağlanamaması (SKS Hastane uygulamasının ek ödemeden çıkarılması gibi nedenlerle)
- Tüm birimlerde yaygın kalite takımlarının bulunamaması (personel sıkıntısı, motivasyon eksikliği gibi nedenlerle),
- Kalite direktörlerine ve diğer yöneticilere istenen düzeyde kalite eğitimleri verilmemesi,
- Bazı standartların uygulanmasında personel yetersizliğine bağlı olarak zorluklar yaşanması,
- Kalite Direktörlerinin görev alanlarına daha çok aidiyet hissetmelerini sağlayacak serfikasyon, kadro gibi motivasyon unsurlarının henüz değerlendirilmemesi olarak ifade edilmiştir.

KAYNAKÇA

Bakeman, R. ve Gottman, J.M. (1997). Observing Interaction: Introduction to Sequential Analysis, Cambrige University Press, Cambrige.

Croll, P. (1986). Systematic Classroom Observation, The Farmer Press, London.

İnforme de Evaluacion EFQM para Hospital de Guadarrama, Guadarrama -2014-Informe Evaluacion Estandar – Julio 2014.doc. p:1-31.

Kvale, S. (1996). Interviews: An Introduction To Qualitative Research Interviewing, Sage Publications, Thousand Oaks.

Robson, C. (1993). Real Research, Blackwell Publiser, Oxford.

Russell, S. (2000). ISO 9000: 2000 and the EFQM Excellence Model: competition or co-operation?, *Total Quality Management*, 11(4/5&6), 657-665.

Yurtseven F.M (2019) T.C. Sağlık Bakanlığı Tarafından Uygulanan Sağlıkta Kalite Standartları Hastane Versiyon 5'in EFQM Mükemmellik Modeli (EFQM MM) ile Karşılaştırılmasına Yönelik Durum Çalışması, Doktora Tezi, Beykent Üniversitesi.

DÖRDÜNCÜ BÖLÜM

SAĞLIK PROFESYONELLERİNE UYGULAMAYA YÖNELİK ÖNERİLER

Bu bölümde kamu hastanelerine yönelik yapılmış olan çalışmanın sonuçlarına değinilecek olup sonrasında sağlık profesyonellerine sahada uygulayabilecekleri bir yol haritası sunulacaktır.

4.1. SKS HV5 ve EFQM MM'nin Karşılaştırılması Sonucu Ulaşılan Sonuçlar

Kitabımızda yalnızca bir kamu hastanesi örneği vermemize rağmen esasen İstanbul ili sınırları içerisinde üç kamu hastanesi yöneticileri ile görüşmeler gerçekleşmiştir. Gerçekleştirilen görüşmeler, doküman incelemeleri ve gözlemler neticesinde SKS Hastane V5 puanları 94-97/100 aralığında bulunan üç kamu hastanesinin EFQM MM'nin RADAR puanlandırma kriterlerine göre "Mükemmellikte Yetkinlik" aşamasının başında oldukları saptanmıştır.

Kitabın özet bölümünde de ifade edildiği gibi nitel araştırma bulguları sonucunda elde ettiğimiz puantajlarla ilgili olarak KalDer'de görevli iki uzmandan görüşleri alınmış ve değerlendirmemizde mutabakat sağlanmıştır. Belirlediğimiz puanlar RADAR'da yer alan dört aşamalı puanlandırma sisteminin ikinci aşamasını temsil etmektedir. Kurumların ulaşmış oldukları bu aşama, her üç hastanenin kalite mükemmelliği yolunda ilerlediklerini, sürekli iyileştirmeyi kurum kültürüne yerleştirmeye başladıklarını, kalite yönetimini iş süreçlerine yansıttıklarını paydaşları arasındaki ilişkilere yönelik olumlu adımlar attıklarının göstergeleridir.

Bilindiği gibi RADAR puanlandırmasının dört seviyesi mevcuttur. Aşağıdaki şemadan da görülebileceği gibi kamu hastanelerinin bulunduğu saffa mükemmellikte yetkinlik aşamasıdır. Bu aşamaya ulaşmış olan kamu hastanelerinin 2. basamakta daha fazla yetkinlik kazanmaları ve bir üst seviyeye çıkabilmeleri için geliştirilmesi gereken alanlara yönelmeleri önerilmektedir.

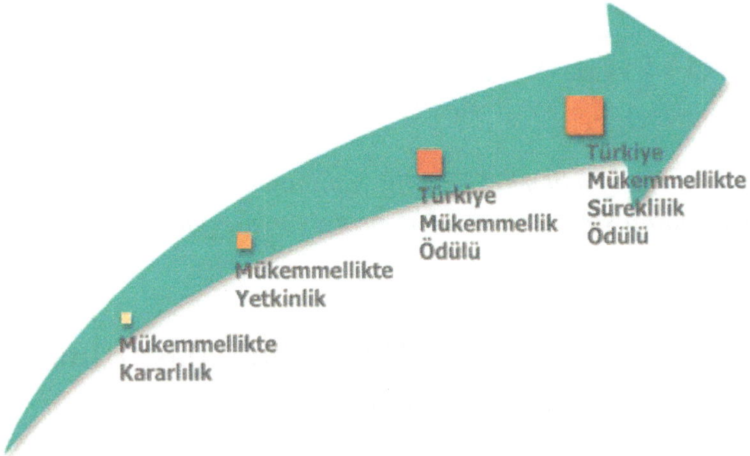

Şekil 16. RADAR Puanlandırması Seviyeleri

Kaynak: Kalder, Mükemmellikte Tanıma Programı Küresel Rol Model Olmak http://www.kalder.org/efqm_mukemmellikte_tanima_programi Erişim Tarihi:23.07.2019.

Kısaca RADAR Puanlandırma seviyelerine değinmekte fayda vardır:

Mükemmellikte Kararlılık (puan < 300): Mükemmellik yolculuğunun henüz başındadır ve iyileştirme faaliyetlerine başlamıştır.

Mükemmellikte Yetkinlik (300 < puan < 600) : Sürekli iyileştirme bir yaşam tarzı olmuştur. Başarılı bir biçimde yönetilen ve mükemmel olma yolunda ilerleyen kuruluşlar anlaşılır.

Türkiye Mükemmellik Ödülü (puan> 600): Bir kuruluşun ödüllendirildiği en üst seviyedeki Mükemmellik Aşamasıdır (Türkiye Kalite Derneği, EFQM MM Eğitim Notları 2013).

Türkiye Mükemmellikte Süreklilik Ödülü (650 > Puan): En az 3 yıllık süreçte gösterdiği başarıyı sürdürebilen ve sürekli performansını iyileştirdiğini tartışmasız olarak ortaya koyan kuruluşlar anlaşılır (TÜSİAD, http://www.kalder. org/upload/files/PDF/winco_2016_Sunumlar/bercingun. pdf, 23.07.2019).

Üç kamu hastanesinin doküman incelemeleri, mülakatları ve kurum içi gözlemleri neticesinde, SKS Hastane V5 dokümanında yer alan bazı opsiyonel standartların özellikle finansal göstergelerin ve süreç performansına ait göstergelerin "Verimlilik Kriterleri" başlığı altında uygulamada yer bulduğu tespit edilmiştir. Bu bakış açısıyla, "Verimlilik Kriterleri"nin SKS HV5 kriterleri ile kalite iyileştirme çalışmalarına olumlu yönde katkısı görülmektedir. Aşağıdaki şekilde B Grubu Genel Kamu Hastanesi'nin EFQM MM kriterlerini karşılama düzeyine göre aldığı puana yönelik örümcek ağı matrisi görülmektedir. Matrise göre, kurumun özellikle Çalışanlarla ilgili sonuçlar ve toplumla İlgili sonuçlar kriterlerine ağırlık vermeleri ve kalite liderliği boyutunu kurumun içerisinde olan takım liderlerine ve tüm çalışanlarına ulaşacak şekilde yaymalarının ve kalite performansını geliştirme anlayışını daha bütüncül bir bakış açısıyla zenginleştirmeleri uygun olacaktır.

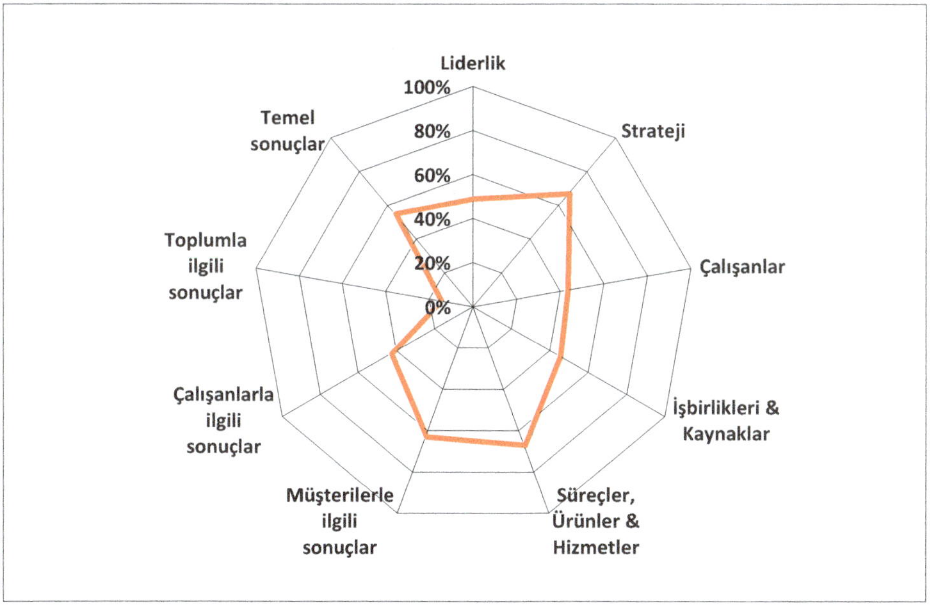

Şekil 17. B Grubu Kamu Hastanesi-EFQM Kriterleri Örümcek Ağı Matrisi

Sonuç olarak; SKS Hastane V5'in süreç odaklı yaklaşımı ile hasta ve çalışan güvenliği ve sağlığına yönelik standartları daha fazla öne çıkardığını, bu bağlamda daha çok operasyonel (taktiksel) düzeyde iyileştirmeleri öne çıkaran stratejiler izlediklerini ifade etmek mümkündür.

İzmir Medical Park Hastanesi'nin kalite performansını arttırmada geliştirilmesi gereken EFQM boyutları dikkate alındığında ise kalite liderliğinin üst yönetim ile sınırlı kaldığı görülmektedir. Kalite liderliğinin kamu hastanelerine önerildiği gibi tüm pozisyonları kapsaması uygun olacaktır. Kurumun üst yönetiminin çalışanlarının kararlara katılımını destekleyerek, yerinde ve hatayı önleyici adımları alabilmeleri mümkün olabilecektir. Kurumun hizmet alımlarında gerçekleştirdikleri iş birliklerinin ve ortaklıklarının başarı ile sürdürülmesinde ve kalitenin devamlılığında, paydaşlarından edindikleri geri dönüşlerin önemi ortaya çıkmaktadır. Bu bağlamda, ilişkilerin iyileştirilmesi ve karşılıklı beklentilerin etkin yönetiminin değeri ortaya çıkmaktadır.

İster kamu isterse özel hastaneler olsun, kalite performansının arttırılmasında dikkate alınması gereken yerlerin ortak noktalar olduğunu söylemek mümkündür. Hastanelerin, tüm paydaşlarını uygulamaya katarak süreçlerinde yenileşim, yaratıcılık, esneklik ve çeviklik kavramlarına henüz yeni yeni yer vermeye başladıkları görülmektedir. Bu alanların en zayıf alanları olduğunu söylemek mümkündür. Mükemmelliği hedeflemiş olan bir sağlık kurumu, ISQua akreditasyonu sağlamış olan SKS Hastane V5 standartları ile çok iyi bir başlangıç yapabilse de mükemmellik yolculuğunda sadece standartların gerçekleştirilmesi ile üstün kalite performansının yakalanması zor görünmektedir. Bu açıdan kurumların kalite güvencesinden kalite yönetimine, başka bir deyişle ne yapıldığından çok nasıl yapıldığına odaklanmaları gerekmektedir. Bu bakış açısıyla, EFQM Mükemmellik Modeli gibi araçların daha bütünsel bir bakış açısı sağlama potansiyeli göz önünde bulunduran kurumların standartların ötesine geçebilmesi mümkündür (Russell 2000, 663; EFQM Model Kitabı 2013; SKS Hastane V5). EFQM Mükemmellik Modeli iş kalitesini değerlendirmede kullanılabilecek en kapsamlı modeldir. Bu anlayış, iş kalitesini değerlendirmenin ötesinde daha üstün bir kalite anlayışının gelişmesinde sürekli iyileşmeye ilişkin bir garanti niteliği de sunmaktadır (Hastanelerde Sağlığın Geliştirilmesi Kanıt ve Kalite Yönetimi, , Eylül 18, 2019 tarihinde https://dosyamerkez.saglik.gov.tr/Eklenti/4110,kanitkalitepdf.pdf?0 sayfasından uyarlanmıştır).

Sağlıkta kalite çalışmalarının duayeni olarak kabul edilen Donabedian, sağlık kurumları yöneticilerinin hizmet kalitesini yükseltme hedeflerini gerçekleştirirken öncelikle kaliteyi nasıl tanımlanacaklarına karar vermelerinin önemine vurgu yapmaktadır. Ardından, üç önemli unsurun dikkatle incelenmesi ve planlanması gerektiğini eklemektedir. Bunlar; bakımın gerçekleştiği ortamların yapısal özellikleri, bakımın süreçleri ve bakımın sonuçlarıdır (Donabedian 1988, 1743). EFQM modeli sisteme bütünsel bakış açısı sunan yapısı ile Donabeian'ın sağlık hizmetlerinde formüle ettiği yapı, süreç ve sonuç boyutlarına tam olarak uymaktadır (Performans Yönetimi Kalite Geliştirme Daire Başkanlığı, https://dosyamerkez.saglik.gov.tr/ Eklenti/4110,kanitkalitepdf.pdf?0, 23.07.2019).

Bilindiği gibi sağlık kuruluşları için en temel rekabet avantajı unsuru hizmet kalitesidir. Sağlık sektöründe rekabette öne geçebilmek hedefinde olan sağlık kuruluşları, mevcut kaynaklarıyla ve toplam kalite yönetimi anlayışını SKS kriterleri ve EFQM bakış açısıyla bütünleştirerek bakım kalitesini, hasta güvenliği ve memnuniyetini arttırabilirler, hem ulusal hem de uluslararası arenada rekabet avantajını daha da arttırabilirler. Aynı zamanda bir özdeğerlendirme döngüsü yaratan EFQM MM uygulamaları, kurumun performansının arttırılmasında önemli bir yönetim aracı olarak kabul edilmektedir (Moreno-Rodriquez 2013, 2792; Nabitz, Klazinga ve Walburg 2000, 191; Ferrándiz Santos vd. 2018, 298).

Kitaba konu olan SKS HV5 ve EFQM MM'nin birbirini tamamlayıcı unsurları, yönetilmesi birçok zorluk içeren kompleks yapıdaki matris organizasyonlar olan hastanelerin yönetim çıkmazlarını paydaşlar arasında sinerji yaratarak daha etkin bir şekilde çözebilmektedir. Önleyici bakış açısı kazanmayı ve kalite felsefesinin her uygulamada dikkate alınmasını kolaylaştırmaktadır. Kalite odaklı yönetim modellerin kullanımı üstün performansa ulaşmada bir anahtar rolü görmektedir. Bu modellerin bütüncül bakış açısı ile kuruluşlarda uygulanması başarıya ulaşmada önemli bir kriterdir. Tıpkı iç içe geçmiş balonlar gibi düşünülürse bağlı olunan birimler ne kadar potansiyelini gerçekleştirip yükselirse diğer birimlerin de yükselmesi o kadar mümkün olabilecektir. Bu bakımdan, aşağıda sunulan ve EFQM 2020 kriterleri dikkate alınarak oluşturulmuş olan model göz önünde bulundurulabilir. Bu basamaklar sadece kurum liderleri için değil, her bir çalışanın uygulaması için de önerilmektedir çünkü her çalışan kendi işinin hem lideri hem de bir ekibin değerli bir üyesidir.

Her kurumda görebileceğimiz reklamı yapılan, kurumsal dokümanlarda ifade edilen birçok değer önermesi (vizyon, misyon, amaçlar, değerler, hedefler vs.) dışarıdan gayet dikkat çekici, doğru ve etkileyici görünebilir. Ancak, bir "iceberg" gibi görünürde olanın altındaki etmenlerin de hangi motivasyonla ortaya çıktığından emin olunmalıdır. Bir başka deyişle, amaca yönelik hareket edildiğinden emin olunmalıdır. Bu sebeple ne yapıldığından çok nasıl yapıldığı ve neden yapıldığı önemlidir. Modelde yer alan çizginin üstünde görünenler kadar çizginin altında kalan temalar da bir kurumun sürdürülebilirliği açısından dikkatle ve özenle değerlendirilmelidir.

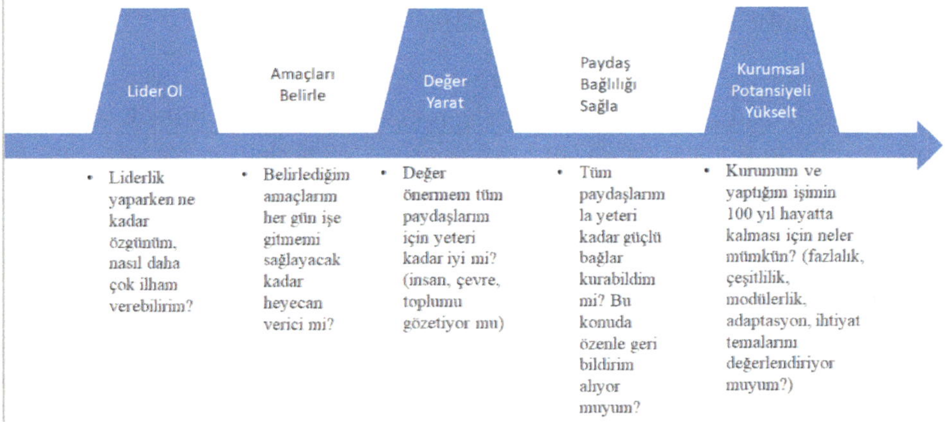

Şekil 18: EFQM 2020 Modeli Yol Haritası

Kaynak: EFQM 2020 Model kitapçığından 27.07.2020 tarihinde derlenmiştir.

Modelde kurum yöneticilerinin ve paydaşlarının dikkate alması gereken sorulara biraz daha değinmek istersek;

Lider Ol: Kalite odaklı yönetim modelleri hiç şüphesiz kurum liderlerinin desteği olmadan varlık gösteremez. Bu açıdan kurumun her düzeydeki liderleri ve çalışanları kendilerine şu soruları sormalıdır; "*liderlik yaparken ne kadar özgünüm, çalışma arkadaşlarıma nasıl daha çok ilham verebilirim?*" Bu ve bunun gibi birçok soru kurumun kültürü doğrultusunda bir liderlik anlayışının gelişmesine katkı sağlayacaktır.

Amaçlarını Belirle: Her birimiz çeşitli amaçlarla çalışmaktayız. Bu amaçlar çoğunlukla bizlere ilham vermeyebilir. Ancak amaçlarımız bize ne kadar ilham verirse o kadar üstün bir performans sergileme şansımız artacaktır. Bu sebeple amaçlarımızı tespit ederken şu soruları sormak önemlidir; *"Belirlediğim amaçlarım her gün işe gitmemi sağlayacak kadar heyecan verici mi?"*

Değer Yarat: Her kurum uzun vadeli başarı sağlamak için değer yaratmanın öneminin farkındadır. Bunun için sürdürülebilir değer yaratıldığından emin olunmalıdır. *"Değer önermem tüm paydaşlarım için yeteri kadar iyi mi? (insan, çevre, toplumu gözetiyor mu)"* sorusunu sormak başlangıç için iyi bir adım olacaktır. Değer yaratmanın en önemli gerekçesi kurumun performansını ve dönüşümünü gerekli kılacak iç ve dış değişiklikleri en iyi şekilde yönetmesidir. Bu açıdan liderler bugün en verimli şekilde çalışmaya odaklanırken öte yandan gelecekte yaşanabilecek olası riskleri ve senaryoları hesaba katarak eş zamanlı biçimde alternatif stratejiler de geliştirmelidirler.

Paydaş Bağlılığı Sağla: Değer sunumunu gerçekleştireceğimiz tüm paydaşlarımız kurumumuzun varlık sebebi olarak kabul edilmelidir. Bu açıdan şu temel soruya cevaplar aranmalıdır; *"Tüm paydaşlarımla (müşteriler, çalışanlar, iş ve yönetişim paydaşları, toplum, iş birlikleri ve tedarikçiler) yeteri kadar güçlü bağlar kurabiliyor muyum? Bu konuda özenle geri bildirim alıyor muyum?" Algı sonuçlarını özenle analiz ediyor muyum?"*

Kurumsal Potansiyeli Yükselt: *"Kurumum ve yaptığım işin 100 yıl hayatta kalması için neler mümkün? Üstün performans için potansiyelimi doğru kullanıyor muyum? Yeteri kadar modüler, adaptif, çeşitlilik odaklı, işlevsellikte fazlalık sağlayan, ihtiyatlı, gömülme (entegre sistemlere yerleşik olma) gibi günümüzün ekosistemlerinin yenilikçi temalarını değerlendiriyor muyum?"* Bu sorular gelecek senaryolarına hazır olmayı sağlamada etkili olacaktır. Özellikle kurumların kendi ekosistemlerine ait temaları çerçevesinde öngörülemez gelecek senaryolarına karşı hazırlıklı olmaları günümüzde çok önemli hâle gelmiştir. Bu açıdan günümüz liderlerinin geçmiş ve bugüne ait başarıları kadar gelecek odaklı bir plan dâhilinde çalışmaları da artık kaçınılmaz bir gerekliliktir (www.medium.com "İş ekosistemleri oluşumunda doğadan alınabilecek referanslar").

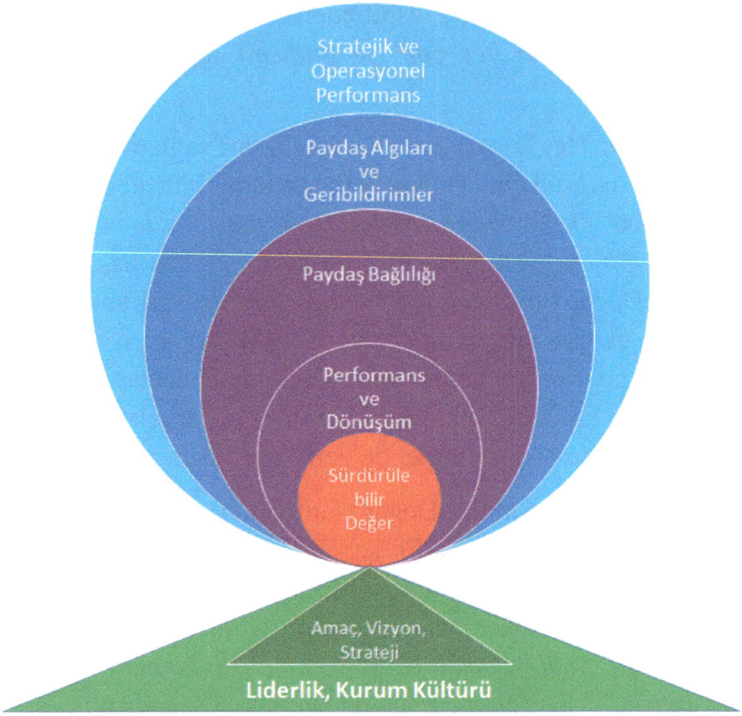

Şekil 19: Kalite Yönetim Modeli Anahtarı (EFQM 2020 Modeli bakış açısıyla)

Kaynak: EFQM 2020 Model kitapçığından 27.07.2020 tarihinde yazarlar tarafından şekillendirilmiştir.

Üstün performansın anahtarını her kurumun kendi kültürü ve ekosistemi içerisinde değerlendirebileceği temalar oluşturmaktadır. Sağlam bir liderlik ve bu çerçevede oluşturulan amaç üzerine inşa edilmiş bir yönetim modeli kurumların uzun vadeli başarılarını oluşturmada kilit bir öneme sahiptir. Kurumun her bir biriminin başarısı temel değerleri uygulayarak ne derece performans gösterdikleri ile ilintilidir ve her birimin başarısı kurumun diğer birimlerinin başarısına bağlıdır. EFQM 2020 modeline farklı bir bakış açısı geliştirerek oluşturulan bu model umarız tüm kurumlara ilham verir.

Günümüzün öngörülemeyen ve bilinmezliklerle dolu dünyasında hedeflerin her an değişip dönüşebileceği bilinciyle kaliteyi, tıpkı bir orkestranın icra ettiği müzik parçası gibi maharetle ve her parçanın bütünün bir yansıması olduğunu unutmadan sürdürebilmemizi sağlayacak iş felsefesiyle uygulayabilmemiz dileğiyle...

EKLER

Ek-1. Görüşme Protokolü

GÖRÜŞME PROTOKOLÜ

Tarih: ______________________

Görüşme Başlangıç Saati: ______________________

Görüşme Bitiş Saati: ______________________

Görüşülen Kişi: ______________________

Şirket İçindeki Pozisyonu/Görevi: ______________________

AÇIKLAMA

Öncelikle, görüşmeyi kabul ettiğiniz için çok teşekkür etmek isterim. Kısaca kendimi tanıtmak isterim; ismim Fatma Meltem Yurtseven, Beykent Üniversitesi İşletme bölümünde doktora yapıyorum. Doktora tezim kapsamında İstanbul ilinde faaliyette bulunan ve SKS Hastane V5'de iyi seviyede puan almış kamu hastanelerinin EFQM Mükemmellik Modeli kapsamında kaç puan alacağını araştırıyorum, ayrıca iki modelin karşılaştırmasını yapmak istiyorum. Araştırmanın temel konusunu Türkiye'de kamu hastanelerinde gerçekleşen kalite çalışmalarının çok boyutlu araştırmasını konu almaktadır. Bu kapsamda EFQM Mükemmellik Modelinin 32 kriteri üzerinden yapılandırılmış görüşmeler ve bunun yanı sıra ek sorular vasıtasıyla veri toplanması planlanmıştır. Yapılandırılmış görüşmeler yaparak dokuz ana soru üzerinden veri toplanması planlanmıştır. Görüşmelerin ortalama 45-60 dakika sürebileceği tahmin edilmektedir. İzin verilmesi durumunda verilerin sağlıklı bir şekilde kağıda aktarılmasını kolaylaştırabilmek için görüşmeler ses kayıt cihazına kaydedilecektir. Görüşmenin amacı EFQM Mükemmellik Modeli'ne ait 9 temel kriterin SKS Hastane V5 kapsamında ne derecede karşılandığının anlaşılmasıdır. Bu bağlamda kurum ve şahsınıza ait özel bilgilerden ziyade deneyimlerinize ve fikirlerinize ihtiyaç duyulmaktadır. Bu süreçte elde edilen bilgiler sadece akademik bir çalışma için kullanılacaktır. Bu çalışmaya katılımınız, sağlıkta kalite alanyazınına katkı sağlaması bakımından son derece değerli olacaktır. Bu sebeple değerli vaktinizi ayırıp çalışmaya dâhil olduğunuz için teşekkür eder, sizin için de uygunsa görüşmeye başlamak isterim.

GÖRÜŞME SORULARI

GİRİŞ

1. Hastane hakkında kısaca bilgi verebilir misiniz?

2. Kurumdaki görev ve sorumluluk alanınızdan bahsedebilir misiniz?

ANA SORU

1. LİDERLİK

Tanım: Mükemmel kuruluşlar; geleceği şekillendiren ve gerçekleştiren, kuruluşun değerleri ve etik anlayışı doğrultusunda örnek olan ve sürekli güven aşılayan liderlere sahiptir. Mükemmel kuruluşların liderleri esnektir, kuruluşun sürekli başarısını sağlayacak biçimde gerekenlerin zamanında öngörülmesini ve gerçekleştirilmesini güvence altına alır.

Alt Sorular:

1a. Liderler kuruluşun misyon, vizyon, değerler ve etik kurallarını oluşturur ve davranışlarıyla örnek olur. SKS uygulamaları kapsamında bu önermeyi nasıl değerlendirirsiniz?

***Alternatif soru:** Temel anlamda liderin amacı, yönü, etik kurallar ve mükemmellik kültürüne bakış açısı nedir? Örneğin kurumunuzun temel amacınızı, itibarınıza yönelik olarak toplumsal sorumluluk, etik davranışlarınızı, stratejik odağınızı ve bu amaçlarınızı çalışanlarınızla nasıl paylaştığınızı anlatabilir misiniz, kuruluş çapında paylaşılan liderlik kültürünüzü nasıl oluşturup desteklersiniz?

1b. Liderler kuruluşun yönetim sistemi ve performansına ilişkin iyileştirmeleri tanımlar, izler, gözden geçirir ve yönlendirir. SKS uygulamaları kapsamında bu önermeyi nasıl değerlendirirsiniz?

***Alternatif soru:** Yönetim sistemlerinin oluşturulması, yaşama geçirilmesi ve gözden geçirilmesine ilişkin uygulamalarınız nelerdir? Örneğin; ilerlemeyi gözden geçirmek, kısa ve uzun vadeli öncelikleri dikkate almak için ve temel paydaş beklentilerini anlamaya yönelik olarak sonuçlarınızı tanımladınız mı, temel yeteneklerinizin anlaşılması için çalışmalarınız mevcut mu, performans iyileştirme çalışmalarınızı, performansınızı anlamada bilgi birikiminizi, gelecek senaryoları anlamada, stratejik, operasyonel ve finansal riskleri yönetmedeki uygulamalarınızı nasıl tanımlarsınız?

1c. Liderler dış paydaşlarla ilişkileri yürütür. SKS uygulamaları kapsamında bu önermeyi nasıl değerlendirirsiniz?

***Alternatif soru:** Müşteriler, İş birliği yapılan kuruluşlar ve toplum ile ilişkileriniz nasıldır? Örneğin temel paydaşların beklentilerini anlamak için nasıl yaklaşımlarınız var, paylaşılan değerler hesap verebilirlik, açıklık ve güven kültürünü nasıl oluşturuyorsunuz, performansınızı ve finansal ve finansal olmayan raporlarınızı şeffaf olarak paylaşıyor musunuz, paydaşlarınızın topluma katkı faaliyetlerini destekliyor musunuz?

1d. Liderler mükemmellik kültürünü kuruluşun çalışanlarıyla sağlamlaştırır. SKS uygulamaları kapsamında bu önermeyi nasıl değerlendirirsiniz?

***Alternatif soru:** Tanınma ve takdir etmede mükemmellik kültürünü çalışanlarla sağlamlaştırma uygulamalarınız nasıldır? Örneğin; çalışanlarına davranışlarıyla esin verir mi, çabuk öğrenen, hızlı yanıt verebilen bir liderlik anlayışı mevcut mudur, çalışanları kendi amaçları istekleri, planları için destekler mi, çalışanların başarılarını takdir eder mi, yeni fikir ve düşünce biçimleri desteklenir mi, fırsat eşitliği ve çeşitliliği destekler mi?

1e. Liderler kuruluşun esnek olmasını ve değişimi esnek şekilde yönetmesini sağlar. SKS uygulamaları kapsamında bu önermeyi nasıl değerlendirirsiniz?

***Alternatif soru:** Kurumsal değişimin belirlenmesi; esnek olunması ve değişimin yönetilmesine dair uygulamalarınız var mıdır? Varsa nelerdir? Örneğin; liderler esnek şekilde sağlam temelli ve zamanında kararları nasıl alıyorlar, kararlarında "insan, çevre, kazanç" odaklılar mı, yapılacak değişikliklerde tüm paydaşların fikri alınıyor mu? Değişim yönetimi nasıl sağlanıyor, yaratıcı fikirlerin geliştirilmesinde yapısal bir yaklaşım mevcut mudur, en umut vadeden fikirlerin hayata geçirilmesi için gerekli kaynak ayırımı yapılıyor mu?

ANA SORU

2. STRATEJİ

Tanım: Mükemmel kuruluşlar misyon, vizyonlarını paydaş odaklı strateji oluşturarak gerçekleştirir. Stratejiyi yaşama geçirmek üzere; politikalar, planlar, amaçlar ve süreçler oluşturur ve uygulamaya alır.

Alt Sorular

2a. Strateji paydaşların ve dış çevrenin gereksinim ve beklentilerinin anlaşılmasını temel alır. SKS uygulamaları kapsamında bu önermeyi nasıl değerlendirirsiniz?

***Alternatif soru:** Şimdiki ve gelecekteki paydaş beklentileriniz nelerdir? Bu konuda çalışmalarınız var mıdır? Örneğin; paydaş beklenti ve isteklerini strateji belirlemede bir girdi olarak kullanılıyor mu, küresel ve yerel düzeydeki dış göstergelerin analizi yapılmakta mıdır, değişimlerin yasal, siyasi, düzenleyici yönetmeliklere göre küresel ve yerel etkilerini anlar mı, dış çevre değişimlerini belirleyici yöntemler kullanır mı?

2b. Strateji iç performans ve beklentilerin anlaşılmasını temel alır. SKS uygulamaları kapsamında bu önermeyi nasıl değerlendirirsiniz?

***Alternatif soru:** İç performansın ve yeteneklerin anlaşılmasına yönelik performans analizleri, veri ve bilgilerin analizi ve karşılaştırmalar yapıyor musunuz? Örneğin; yeteneklerin anlaşılmasında operasyonel performans analizi yapıyor musunuz, kuruluşun yetenekleri ile İş birliği yapılan kuruluşların yeteneklerinin nasıl bütünlük sağlayacağını anlamaya yönelik verileri analiz ediyor musunuz, yeni teknoloji ve iş modellerinin kuruluşa olası etkilerini analiz ediyor musunuz, performansınızı uygun kuruluşlarla karşılaştırıyor musunuz?

2c. Strateji ve stratejiyi destekleyen politikalar oluşturulur, gözden geçirilir ve güncellenir. SKS uygulamaları kapsamında bu önermeyi nasıl değerlendirirsiniz?

***Alternatif soru:** Geliştirme, gözden geçirme ve güncelleştirme yapıyor musunuz? Örneğin; misyon ve vizyon doğrultusunda belirlenmiş strateji politikaları oluşturulup sürdürülüyor mu, sürdürülebilirlik kavramını temel strateji, değer zinciri ve süreç tasarımlarına dâhil edebiliyor musunuz, misyonun gerçekleşmesinde gerekli olan temel sonuçlar belirlenmiş midir, geleceğe dair stratejik risk yönetimi yapılmakta mıdır,

2d. Strateji ve stratejiyi destekleyen politikalar duyurulur, uygulanır, izlenir. SKS uygulamaları kapsamında bu önermeyi nasıl değerlendirirsiniz?

***Alternatif soru:** Stratejinize yönelik duyurma, uygulama ve izleme çalışmalarınız nasıldır? Örneğin; stratejileri tüm süreçlere, kurumsal yapılara yansıtıp ve değer zinciri boyunca değişikliklerin uygun hızda uygulanmasını sağlayabiliyor musunuz, hedefleri belirlerken uygun kuruluşlarla yaptığınız karılaştırma sonuçlarını dikkate alıyor musunuz, kurumsal gelişimi destekleyebilecek kaynak ayırımı yapıyor musunuz, stratejiyi destekleyen politikaları sistematik şekilde yayabiliyor musunuz, pazar fırsatları doğrultusunda yenileşimi destekleyebiliyor musunuz, strateji ve politikalarınızı ilgili paydaşlara duyuruyor musunuz?

ANA SORU

3. ÇALIŞANLAR

Tanım: Mükemmel kuruluşlar çalışanlarına değer verir; bireysel ve kamusal amaçların karşılıklı yarar sağladığı bir kültür yaratır. Çalışanların yeteneklerini geliştirir; adalet ve eşitliği destekler. Çalışanlarını gözetir, onlarla iletişim kurar, onları motive edecek biçimde tanır ve takdir eder, katılımlarını sağlar; yetenek ve bilgi birikimlerini kuruluşa yarar sağlayacak yönde kullanmalarına olanak verir.

Alt Sorular:

3a. Çalışanlara ilişkin planlar kuruluşun stratejisini destekler. SKS uygulamaları kapsamında bu önermeyi nasıl değerlendirirsiniz?

***Alternatif soru:** Çalışanlara yönelik planlama, yönetme ve iyileştirme çalışmalarınız nasıldır? Örneğin; stratejik amaçlar doğrultusunda çalışanların performans tanımlarını yapabiliyor musunuz, çalışanlara ilişkin planlar kuruluşun tüm yapısıyla uyumlu hâle getirilebiliyor mu, stratejik amaçlar doğrultusunda organizasyonel yapı hızlı şekilde düzelenebiliyor mu, çalışan ve temsilcilerin strateji belirleme çalışmalarına katılımı sağlanabiliyor mu, kariyer geliştirme planları terfi gibi insan kaynakları uygulamaları yapılıyor mu, çalışan memnuniyeti ölçülüyor mu?

3b. Çalışanların bilgi birikimi ve yetenekleri geliştirilir. SKS uygulamaları kapsamında bu önermeyi nasıl değerlendirirsiniz?

***Alternatif soru:** Çalışan performansını nasıl değerlendiriyorsunuz, geribildirimleri nasıl alıyorsunuz, eğitim planlarını nasıl sağlıyorsunuz? Örneğin; stratejik amaçlar doğrultusunda gereken, yetkinlik, performans düzeyleri tanımlı mıdır, bu gereksinimler doğrultusunda yetenekleri geliştirmek, elde tutmak için neler yapılıyor, çalışan performansını değerlendirip, geliştirmek için neler yapıyorsunuz, çalışanların gelecekteki görev değişikliği ve istihdama uygunluklarını güvence altına almak üzere beceri ve yetenekleri geliştiriliyor mu, çalışan katkılarını üst düzeyde gerçekleştirebiliyor musunuz?

3c. Çalışanların yön birliği ve katılımı sağlanır, çalışanlar yetkelendirilir. SKS uygulamaları kapsamında bu önermeyi nasıl değerlendirirsiniz?

***Alternatif soru:** Yönbirliği, katılım ve yetkelendirme uygulamalarınız nasıldır? Örneğin; bireysel ve ekip hedeflerinin uyumunu sağlayabiliyormusunuz, yenileşimi tüm kurumsal yapıda uygulayabiliyor musunuz, çalışanlar yaratıcılık ve yenileşim kültürü içinde güçlükleri hızlıca aşabiliyorlar mı, çalışanlar kuruluşun itibar ve imajını temsil edebiliyor mu, çalışanların topluma katkı faaliyetleri nasıldır?

3d. Çalışanlar kuruluşun tümünde etkili iletişim kurarlar. SKS uygulamaları kapsamında bu önermeyi nasıl değerlendirirsiniz?

***Alternatif soru:** Çalışanların gerek yatay gerek dikey anlamda erişilebilirlikleri nasıldır? Örneğin; çalışanların iletişim gereksinimleri anlaşılabiliyor mu, çalışanların başarısını güvence altında tutacak açık bir yön ve stratejik odak belirlendi mi, çalışanlar bilgi, bilgi birikimi ve en iyi uygulamaları paylaşabiliyor mu, değer zincirinin tamamında İş birliği mevcut mu?

3e. Çalışanlar takdir edilir, tanınır ve gözetilir. SKS uygulamaları kapsamında bu önermeyi nasıl değerlendirirsiniz?

***Alternatif soru:** Çalışanların stratejik hedefler doğrultusunda takdir edilme, ödüllendirme süreçlerini nasıl organize ediyorsunuz? Örneğin; çalışanların istihdam, ücretlendirme ve olanakları konusunda şeffaf bir anlayış hâkim mi, çalışanlar iyileştirme ve yenileşim süreçlerine katılıyor mu, çalışanlar sağlıklı bir iş/yaşam dengesine sahip mi, çalışanların birbirini gözettiği bir kültür mevcut mu, hizmet sunulan pazar, topluluk ve çalışanlar arasında çeşitliliği benimseme nasıl yönetiliyor?

ANA SORU

4. İŞ BİRLİKLERİ VE KAYNAKLAR

Tanım: Mükemmel kuruluşlar; kuruluş dışı iş birliklerini, tedarikçilerini ve iç kaynaklarını strateji ve politikalarını ve süreçlerinin etkili çalışmasını destekleyecek biçimde planlar ve yönetir. Çevresel ve toplumsal etkilerinin etkili bir biçimde yönetilmesini güvence altına alır.

Alt Sorular:

4a. İş birliği yapılan kuruluşlar ve tedarikçiler sürdürülebilir yarar sağlama doğrultusunda yönetilir. SKS uygulamaları kapsamında bu önermeyi nasıl değerlendirirsiniz?

***Alternatif soru:** Kuruluş dışı iş birliklerinizi nasıl yönetiyorsunuz? Örneğin; İş birliği yapılan kuruluşlar stratejiye uyumlu olarak sınıflanıyor mu, İş birliği yapılan kuruluşlarla açık, güvene dayalı bir ilişki var mı, İş birliği yapılan kuruluşlar kuruluşun stratejisi ve değerleriyle uyumlu mu, kuruluşun yetenek ve becerilerini geliştirecek uygun İş birliği ağları kuruluyor mu ve paydaşlara artan bir değer sunumu gerçekleşebiliyor mu, İş birliği yapılan kuruluşlarla kurum uzmanlık, kaynak ve bilgi birikimi açısından birbirini destekliyor mu?

4b. Finansal kaynaklar sürdürülebilir başarıyı güvence altına alacak biçimde yönetilir. SKS uygulamaları kapsamında bu önermeyi nasıl değerlendirirsiniz?

***Alternatif soru:** Finansal anlamda maddi ve maddi olmayan tüm varlıklarınızın yönetimini nasıl değerlendirirsiniz? Örneğin; finansal strateji, politika ve süreçler ana stratejiyi destekliyor mu, kaynakların en uygun şekilde kullanımı için süreç yönetimi var mı, kaynak yönetimi uzun vadeli mi, kuruluşun bütün düzeyleriyle uyumlu bir finansal yönetişim süreci kullanılıyor mu, tüm varlıkları çevre, toplum, ekonomik açıdan değerlendiriyor musunuz?

4c. Binalar, donanım, malzemeler ve doğal kaynaklar sürdürülebilir bir biçimde yönetilir. SKS uygulamaları kapsamında bu önermeyi nasıl değerlendirirsiniz?

***Alternatif soru:** Binalar, donanım, malzemeler ve doğal kaynaklar konusunda nasıl uygulamalarınız var? Örneğin sıfır stok gibi fırsatları değerlendirebiliyor musunuz? Binalar, donanım ve malzemeler finansal ve çevresel açıdan sürdürülebilir şekilde yönetiliyor mu, tüm bu maddi varlıkların en uygun kullanımı, yönetimi fiziksel güvenliği sağlanıyor mu, faaliyetlerin toplumsal, çevresel ve güvenlik açısından ölçümü yapılıyor mu, optimizasyon sağlanıyor mu ve yasal standartlar karşılanıyor mu, sektörel ekonomi, çevre ve sosyal standartlar geliştiriliyor mu?

4d. Teknoloji stratejinin yaşama geçirilmesini destekleyecek biçimde yönetilir. SKS uygulamaları kapsamında bu önermeyi nasıl değerlendirirsiniz?

***Alternatif soru:** Teknoloji portföyünüzün yönetimini nasıl takip ediyorsunuz? Örneğin; teknoloji portföyü yönetilirken ana strateji destekleniyor mu, kuruluşun çevikliğini arttırmada teknoloji portföyünü değerlendiriyor musunuz, yeni teknolojilerin geliştirilmesinde paydaş katılımı sağlanıyor mu, alternatif ve yeni teknolojileri kurumsal yetenek, performans ve çevre etkisi bağlamında değerlendiriyor musunuz, teknoloji yenileşim ve yaratıcılık kültürünü destekliyor mu?

4e. Bilgi ve bilgi birikimi; etkili kararlar verilebilmesine destek olacak ve kurumsal yetenekleri geliştirecek biçimde yönetilir. SKS uygulamaları kapsamında bu önermeyi nasıl değerlendirirsiniz?

***Alternatif soru:** Örneğin; etkili karar alınmasında bilgi birikimi liderlere güvenli ve yeterli şekilde sağlanıyor mu, paydaş katkıları alınıyor mu, çalışanlar ve dış kullanıcıların bilgiye erişimini sağlayabiliyor musunuz, yaratıcılık, yenileşim ve iyileştirme için uygun ortam sağlanabiliyor mu, fikirleri uygun zaman diliminde gerçekleştirebiliyor musunuz?

ANA SORU

5. SÜREÇLER, ÜRÜNLER ve HİZMETLER

Tanım: Mükemmel kuruluşlar müşterilerine ve diğer paydaşlarına artan bir değer üretmek üzere süreçler, ürünler ve hizmetler tasarlar, bunları yönetir ve iyileştirir.

Alt Sorular

5a. Süreçler paydaşlara en uygun değeri sağlamak amacıyla tasarlanır ve yönetilir. SKS uygulamaları kapsamında bu önermeyi nasıl değerlendirirsiniz?

***Alternatif soru:** Süreçleri tasarlarken ve yönetirken süreç sahipliklerini belirlediniz mi, operasyonel ve yönetimsel süreçleriniz ayrılmış durumda mı? Örneğin; stratejileri hayata geçirecek temel süreçlerin çerçevesi belirli mi, süreçler kuruluş dışındaki süreçler de dâhil olarak uçtan uca yönetiliyor mu, süreç sahiplerinin görev ve sorumlulukları belirli ve anlaşılır mı, temel süreçlerin etkililiği, verimliliği ve stratejik amaçlara katkısı anlamlı performans göstergeleri ile ölçülüyor mu, süreç performans ve yeteneklere ilişkin verileri uygun karşılaştırmalarla değerlendirerek ve süreç performansını yenileşim, yaratıcılık ve iyileştirmelerin itici gücü olarak görüyor musunuz?

5b. Ürün ve hizmetler müşterilere en uygun değeri yaratmak amacıyla geliştirilir. SKS uygulamaları kapsamında bu önermeyi nasıl değerlendirirsiniz?

***Alternatif soru:** Ürün/hizmet iyileştirme süreçlerinizde AR-GE çalışmaları yapabiliyor musunuz? Örneğin; müşteriler için yenilişim ve değer yaratma odaklı mısınız ve bu sürece müşteriler dâhil ediliyor mu, hizmet/ürün portföyünü zenginleştirmek için geri bilirim araçları kullanılıyor mu, portföy geliştirilirken müşterilerin değişen ihtiyaçları dikkate alınıyor mu, ürün/hizmet portföyü tasarımı ve yönetimi ürünlerin yaşam çevrim sürelerince sorumlu şekilde mi yapılıyor?

5c. Ürün ve hizmetler etkin bir biçimde tanıtılır ve pazarlanır. SKS uygulamaları kapsamında bu önermeyi nasıl değerlendirirsiniz?

***Alternatif soru:** Hizmet sunumunda fark yaratan değer önermelerinizin tanıtımını etkin şekilde yapabiliyor musunuz? Örneğin; mevcut ve potansiyel müşteri grupları tanımlı mı, gereksinim ve beklentileri tahmin edilebiliyor mu, bunlar çekici değer önermelerine dönüştürülebiliyor mu, iş modeli ve değer önermesi yaşama geçirilirken pazar konumlandırması, hedef müşteri grupları ve dağıtım kanalları belirli mi, ürün ve hizmet tanıtımında pazarlama stratejileri oluşturuluyor mu?

5d. Ürün ve hizmetler üretilir, sunulur, yönetilir. SKS uygulamaları kapsamında bu önermeyi nasıl değerlendirirsiniz?

***Alternatif soru:** Ürün sunumunu gerçekleştirirken bunu nasıl hayata geçiriyorsunuz? Performans göstergelerinin karşılaştırmasını nasıl yapıyorsunuz? Örneğin; müşteri ihtiyaç ve beklentilerini karşılayan veya aşan ürün ve hizmetleri değer önermesi doğrultusunda kullanıyor musunuz ve değer önermesini tutarlı bir şekilde gerekleşitrebiliyor musunuz, çalışanların müşterilere en iyi hizmeti sunmasını sağlamayı güvence altına alabiliyor musunuz, ürün ve hizmetlerin yeniden kullanım ve geri dönüşümünü göz önünde bulunduruyor musunuz, ürün/hizmet sunum performansını uygun kuruluşlarla karşılaştırıyor musunuz?

5e. Müşteri ilişkileri yönetilir ve geliştirilir. SKS uygulamaları kapsamında bu önermeyi nasıl değerlendirirsiniz?

***Alternatif soru:** Müşteri algıları ölçümü ve müşteri gruplandırması yapılıyor mu, müşteri iletişimi nasıl sağlanıyor, açık, şeffaf bir şekilde hizmet listenizi web sitenizde yayınlıyor musunuz, müşteri deneyim ve algılamalarını sürekli olarak ölçerek süreçlerin müşteri geribildirimine uygun olarak yanıt vermesini sağlayabiliyor musunuz, müşterilerinizi hizmet kullanımı ile ilgili olarak bilgilendiriyor musunuz?

ANA SORU

6. MÜŞTERİLERLE İLGİLİ SONUÇLAR

Tanım: Mükemmel kuruluşlar müşterilerinin ihtiyaç ve beklentilerini karşılayan veya aşan mükemmel sonuçlara ulaşır ve bu sonuçları sürdürür.

Alt Sorular:

6a. Algılamalar

Bu veriler müşterilerin kuruluş hakkındaki algılamalarıdır. Algılamalar; anketler, odak grupları, derecelendirmeler, övgüler ve şikâyetler gibi çeşitli kaynaklardan elde edilebilir. Bu algılamalar; müşteriler açısından kuruluşun müşterilere yönelik stratejisinin, bu stratejiyi destekleyici politika ve süreçlerin çıktılarının ve yayılımının etkililiğinin açıkça anlaşılabilmesini sağlamalıdır. SKS uygulamaları kapsamında bu önermeyi nasıl değerlendirirsiniz?

***Alternatif soru:** Ölçümler; itibar, imaj, ürün ve hizmet değeri ile sunumu, müşteri hizmeti, ilişkisi ve desteği, müşteri bağlılığı ve adanmışlığı gibi konuları içerebilir. SKS uygulamaları kapsamında bu önermeyi nasıl değerlendirirsiniz?

6b. Performans Göstergeleri

Bu veriler kuruluş tarafından kuruluşun performansını izlemek, anlamak, öngörmek iyileştirmek ve bu performansın müşterilerin algılamasına etkilerini öngörmek amacıyla kullanılan iç ölçümlerdir. Bu göstergeler; kuruluşun müşterilere yönelik stratejisinin, destekleyici politikalar ve süreçlerin uygulanmasının ve etkisinin açıkça anlaşılabilmesini sağlamalıdır. SKS uygulamaları kapsamında bu önermeyi nasıl değerlendirirsiniz?

***Alternatif soru:** Ölçümler; ürünlerin ve hizmetin sunumu; müşteri hizmeti, ilişkileri ve desteği; şikâyetlerin değerlendirilmesi; müşteri ve İş birliği yapılan kuruluşların, ürünler, süreçler gibi ögelerin tasarım sürecine dâhil olmaları gibi konuları içerebilir. SKS uygulamaları kapsamında bu önermeyi nasıl değerlendirirsiniz?

ANA SORU

7. ÇALIŞANLARLA İLGİLİ SONUÇLAR

Tanım: Mükemmel kuruluşlar çalışanları gereksinimlerini ve beklentilerini karşılayan veya aşan mükemmel sonuçlara ulaşır ve bu sonuçları sürdürür. SKS uygulamaları kapsamında bu önermeyi nasıl değerlendirirsiniz?

Alt Sorular:

7a. Algılamalar

Bu veriler çalışanların kuruluş hakkındaki algılamalarıdır. Algılamalar; anketler, görüşmeler ve yapılandırılmış performans değerlendirmeleri gibi çeşitli kaynaklardan elde edilebilir. Bu algılamalar; çalışanlar açısından kuruluşun çalışanlarına yönelik stratejisinin, bu stratejiyi destekleyici politika ve süreçlerin çıktılarının ve yayılımının etkililiğinin açıkça anlaşılabilmesini sağlamalıdır. SKS uygulamaları kapsamında bu önermeyi nasıl değerlendirirsiniz?

***Alternatif soru:** Ölçümler; tatmin, katılım ve bağlılık; motivasyon ve yetkelendirme; liderlik ve yönetim; yetkinlik ve performans yönetimi; eğitim ve kariyer geliştirme; etkili iletişim; çalışma koşulları gibi konuları içerebilir. SKS uygulamaları kapsamında bu önermeyi nasıl değerlendirirsiniz?

7b. Performans Göstergeleri

Bu veriler kuruluş tarafından kuruluş çalışanlarının performansını izlemek, anlamak, öngörmek, iyileştirmek ve bu performansın algılamalara etkilerini öngörmek amacıyla kullanılan ölçümlerdir. Bu göstergeler; kuruluşun çalışanlara yönelik stratejisinin, bu stratejiyi destekleyen politikalar ve süreçlerin etkisinin ve yayılımının açıkça anlaşılabilmesini sağlamalıdır. SKS uygulamaları kapsamında bu önermeyi nasıl değerlendirirsiniz?

***Alternatif soru:** Ölçümler; katılım ve bağlılık; yetkinik, performans yönetimi faaliyetleri; liderlik performansı; eğitim ve kariyer geliştirme faaliyetleri; iç iletişim gibi konuları içerebilir. SKS uygulamaları kapsamında bu önermeyi nasıl değerlendirirsiniz?

ANA SORU

8. TOPLUMLA İLGİLİ SONUÇLAR

Tanım: Mükemmel kuruluşlar ilgili toplumsal paydaşlarının gereksinimlerini ve beklentilerini karşılayan veya aşan mükemmel sonuçlara ulaşır ve bu sonuçları sürdürür.

Alt Sorular:

8a. Algılamalar

Bu veriler toplumun kuruluş hakkındaki algılamasıdır. Algılamalar; anketler, raporlar, basın makaleleri, kamuya açık toplantılar, sivil toplum kuruluşları, kamuoyu temsilcileri ve resmi yetkililer gibi çeşitli kaynaklardan elde edilebilir. Bu algılamalar; toplum açısından kuruluşun toplum ve çevreye yönelik stratejisinin, bu stratejiyi destekleyen politika ve süreçlerinin çıktılarının ve yayılımının etkililiğinin açıkça anlaşılabilmesini sağlamalıdır. SKS uygulamaları kapsamında bu önermeyi nasıl değerlendirirsiniz?

***Alternatif soru:** Ölçümler; çevresel etki; imaj ve itibar; topuma etki; çalışma ortamının etkisi; ödüller ve basında yer alma gibi konuları içerebilir. SKS uygulamaları kapsamında bu önermeyi nasıl değerlendirirsiniz?

8b. Performans Göstergeleri

Bu veriler kuruluş tarafından kuruluşun performansını izlemek, anlamak, öngörmek, iyileştirmek ve bu performansın toplum içindeki ilgili paydaşların algılamalarına etkilerini öngörebilmek için kullanılan iç ölçümlerdir. Bu göstergeler; kuruluşun toplum ve çevreye yönelik stratejisinin, bu stratejiyi destekleyen politikalar ve süreçlerin etkisinin ve yayılımının etkililiğinin açıkça anlaşılabilmesini sağlamalıdır. SKS uygulamaları kapsamında bu önermeyi nasıl değerlendirirsiniz?

***Alternatif soru:** Ölçümler; çevresel, ekonomik ve toplumsal faaliyetler; yasal düzenlemelere ve yönetişim ilkelerine uyum; sağlık ve güvenlik performansı; sorumlu kaynak temini ve satın alma performansı gibi konuları içerebilir. SKS uygulamaları kapsamında bu önermeyi nasıl değerlendirirsiniz?

ANA SORU

9. İŞ SONUÇLARI

Tanım: Mükemmel kuruluşlar iş paydaşlarının gereksinimlerini ve beklentilerini karşılayan veya aşan çarpıcı sonuçlara ulaşır ve bu sonuçları sürdürür.

Alt Sorular

9a. İş Çıktıları

Bu veriler kuruluşun stratejisinin yaşama geçirilmesinde ne ölçüde başarılı olunduğunu gösteren finansal olan ve finansal olmayan iş çıktılarıdır. Ölçümler ve ilgili hedefler iş paydaşlarıyla görüş birliği içinde birlikte belirlenir. SKS uygulamaları kapsamında bu önermeyi nasıl değerlendirirsiniz?

***Alternatif soru:** Çıktılar; finansal çıktılar; iş paydaşlarının algılamaları; bütçe performansı; sunulan temel ürün ve hizmetlere ilişkin çıktılar; temel süreç çıktıları gibi konuları içerebilir. SKS uygulamaları kapsamında bu önermeyi nasıl değerlendirirsiniz?

9b. İş Performans Göstergeleri

Bu veriler kuruluşun operasyonel performansını ölçmek amacıyla kullanılan temel finansal ve finansal olmayan iş performans göstergeleridir. Bu göstergeler kuruluşun olası iş çıktılarını izlemeye, anlamaya, öngörmeye ve iyileştirmeye yardımcı olur. SKS uygulamaları kapsamında bu önermeyi nasıl değerlendirirsiniz?

***Alternatif soru:** Ölçümler; finansal göstergeler; proje maliyetleri; temel süreç performans göstergeleri; İş birliği yapılan kuruluşlar ve tedarikçilerin performansı; teknoloji, bilgi ve bilgi birikimine ilişkin göstergeler gibi konuları içerebilir. SKS uygulamaları kapsamında bu önermeyi nasıl değerlendirirsiniz?

YAZARLAR

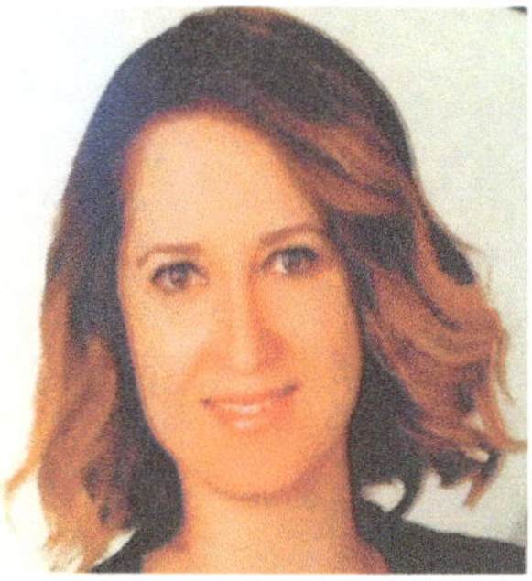

Öğr. Gör. Dr.
F.MeltemYurtseven

İstanbul Üniversitesi Hemşirelik bölümünden 2003 yılında mezun olmuştur. Lisans eğitimini tamamladıktan sonra 2003-2016 yılları arasında profesyonel meslek hayatına hastane ve sağlık sigortaları alanlarında çeşitli görevlerde bulunarak devam etmiştir. 2012 yılında Beykent Üniversitesi Hastane ve Sağlık Kurumları Yönetimi bölümünde yüksek lisansını bitirdikten sonra aynı üniversitenin İşletme Yönetimi Doktora Programını 2016-2019 yılları arasında tamamlamıştır. 2020 yılında Beykoz Üniversitesi MYO'nda Öğretim Görevlisi Dr. olarak akademik kariyerine başlamıştır. 2018 yılından itibaren EFQM Mükemmellik Modeli Değerlendiricisi (EAT) ve KalDer üyesidir. KalDer bünyesinde gerçekleştirilen gönüllü değerlendiricilik görevlerinin yanı sıra sağlık hizmetlerinde kalite üzerine ulusal ve uluslararası akademik çalışmalarına devam etmektedir.

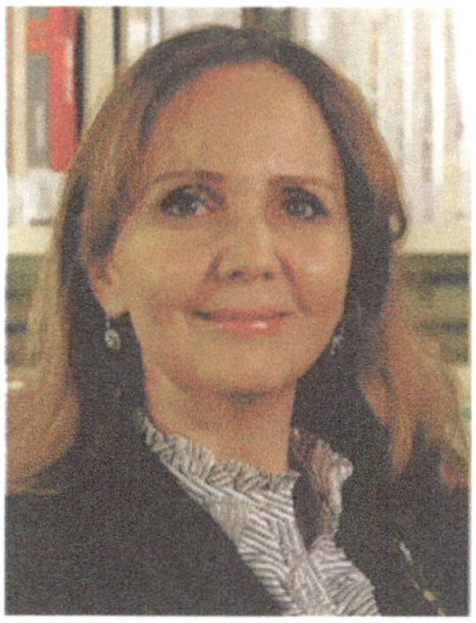

Doç. Dr.
Mine Afacan Fındıklı

Galatasaray Liselidir (122. Dönem). Anadolu Üniversitesi İşletme Fakültesi'nde İşletme- Yönetim ve Organizasyon alanında lisans eğitimini bitirdikten sonra, Bahçeşehir Üniversitesi'nde yüksek lisans eğitimini İşletme Yönetimi-Eğitim Yönetimi programında tamamladı. Yüksek lisans eğitiminin ardından özel sektördeki görevi ile birlikte, 2005-2009 yılları arasında Boğaziçi Üniversitesi MYO, Yıldız Teknik Üniversitesi MYO ve İTÜ MYO'da (2007-2008) yarı zamanlı öğretim görevlisi olarak akademik hayata adım attı. 2009-2010 yıllarında da Kavram MYO 'nda tam zamanlı öğretim görevlisi olarak çalıştı. Ardından, İstanbul Üniversitesi SBE – İşletme ABD / İşletme Yönetimi ve Organizasyon Bilim Dalı'nda (2009-2012 Aralık) doktor unvanına hak kazandı. 27 Nisan 2016'da Doçentlik unvanını Strateji ve Yönetim alanından aldı.
Hâlen, Beykent Üniversitesi İİBF İşletme (TR) bölümü öğretim üyesidir. PERYÖN Bilgi Yönetimi Grubu üyesidir. Akademik çalışmalarına İnsan Kaynakları Yönetimi, Stratejik Yönetim, Örgütsel Davranış ve Sosyal Girişimcilik konuları çerçevesinde devam etmektedir. İkisi üniversite mezunu, üç çocuk annesidir.